關於那些要人命的仙丹與妙術

荒誕醫學史

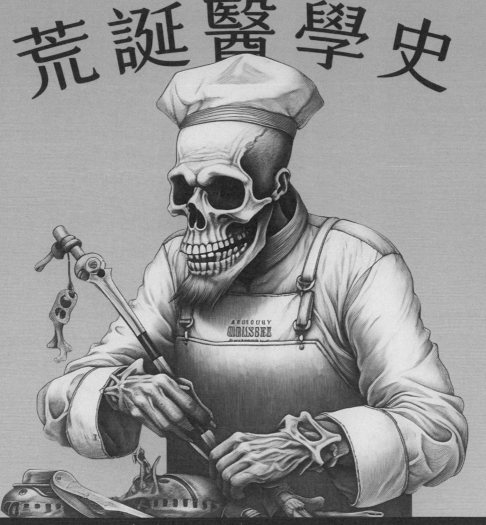

Science Friday 節目評選年度最佳科學書籍

QUACKERY
A BRIEF HISTORY OF THE WORST WAYS TO CURE EVERYTHING

姜允實 *Lydia Kang*、內特‧佩德森 *Nate Pederson* ◎著　王聖棻、魏婉琪◎譯

好讀出版

謹獻給爲此書開路的愛普爾（*April*）。

——內特・佩德森

獻給我的父親和兄弟，他們是我認識最好、最不庸醫的
醫生。還有我的母親，她的愛能夠治癒一切。

——姜允實

目錄　Table of Contents

5　致台灣讀者
7　前言
11　作者的話

13　元素—拿著週期表開藥方
14　汞
27　銻
37　砷
46　金
55　鐳與氡
65　女性健康恥辱殿堂

69　自然的恩賜—植物與泥土
70　鴉片
81　番木虌鹼
91　菸草
101　古柯鹼
110　酒精
119　土
126　解毒劑恥辱殿堂

131 手段—割開、切塊、浸泡與排空

132 放血

142 腦白質切除術

153 燒灼和起泡

164 灌腸

173 水療和冷水療法

183 手術

193 麻醉

203 男性健康恥辱殿堂

207 動物—爬蟲、死屍及人體的療癒力

208 水蛭

217 食人與屍藥

228 動物製藥

237 性

247 斷食

257 減重恥辱殿堂

261 神秘力量—波，射線和奇特氣體

262 電

271 動物磁力

281 光

290 無線電療法

300 國王的觸摸

309 眼睛保健恥辱殿堂

312 癌症療法恥辱殿堂

317 致謝

319 圖像來源

致台灣讀者

大家好！我們非常榮幸能把這本書帶到台灣！我們其中一位作者（姜允實）的另一半還是台裔美國人，而且曾經欣賞過令人驚嘆的台北、美麗的太魯閣國家公園，以及花蓮迷人的海灘。現在能和大家分享我們的作品，我們真的非常高興。

這本書從二〇一七年在美國初版之後，一直不斷在全球各地發行，至今已經翻譯成十二種語言了。

如果說，有什麼東西能夠把不同背景的人團結在一起，那就是我們對於「盡可能活下去」的共同渴望，即使有時候我們會選擇用庸醫的方法實現這一點。但是，我們可以一起回顧歷史，更瞭解現在的自己。

希望大家能在書頁中找到具有啟發性、教育性和娛樂性的醫療史之旅。

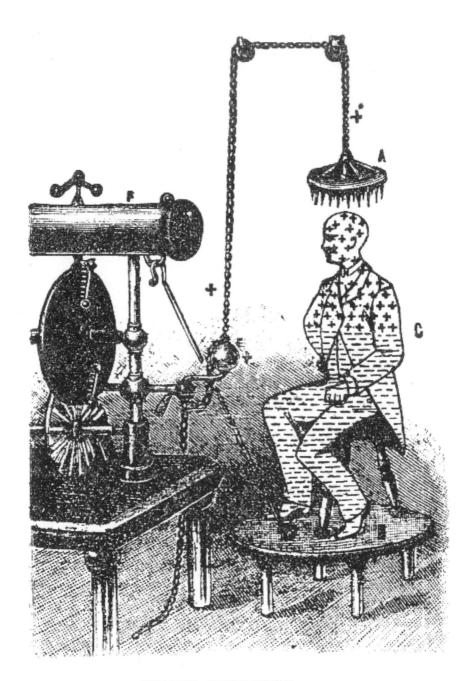

刺激又好笑：俄羅斯的電流淋浴。

前言

醫療騙子、江湖郎中、庸醫、詐術老手、賣藥郎、神婆。

在很長一段時間裡，這些詞彙被用來形容一群人，他們利用我們對死亡和疾病的恐懼，兜售無效、對我們有害，甚至害死我們的商品。

但是，江湖郎中的騙術並不一定是純粹的欺騙。雖然這個詞一般的定義是實施並推廣具有刻意欺騙性的醫療，但這當中也有一些情況是，這些人兜售的是他們真心相信有效的東西。也許他們忽視（或者挑戰）了科學事實，或者他們可能活在幾世紀前，當時科學方法還沒有進入人類的文明意識。以現代的角度來看，這些療法似乎完全荒謬絕倫。拿黃鼠狼蛋蛋避孕？用放血治療失血過多？用滾燙的熨斗對付失戀？沒錯。

但是，從鄂圖曼土耳其人吃黏土預防瘟疫，到維多利亞時代紳士坐在水銀蒸氣房裡治療梅毒，再到古羅馬癲癇病人啜飲競技場鬥士的血，每一種錯誤療法的背後，都是人類渴望存活下去的驚人力量。這種驅動力簡直稱得上可歌可泣：我們願意吞下屍體，忍耐沸騰的油，承受使用大

量水蛭的實驗性療法，一切的一切，都是為了要活下去。

這種驅動力也帶來了非凡的創新。為了降低死亡率（以及減少尖叫），醫生在漫長的奮鬥之後，現在終於可以在我們處於至福的麻醉狀態下為我們進行手術。更棒的是，他們的手不會再滴下前一場手術病人的膿汁。我們可以在分子層面上對抗癌症，這是我們的祖先作夢都想不到的。梅毒和天花這樣的疾病不再是社會的巨大負擔。但我們很容易忘記，在取得這種進展的過程中，創新人士曾經遭到嘲笑和羞辱，病人因為醫生犯錯而受苦，有時甚至因此喪命。但如果當時不挑戰現狀，就不會有今天的醫學成就。

但是，當然也有黑暗的一面。這種對治癒和延長壽命的欲望，就像鴉片一樣令人上癮。科學家們模仿伊卡洛斯，在製造更有效、更強力的藥物方面互相比拚。皇帝派遣煉金術士進行荒謬的探索，想解開長生不老之謎。江湖郎中認為，你需要植入一對新的山羊睪丸。有時候，因為太渴望治好病，我們會不擇手段，甚至連放射性栓劑都敢用。

老實說吧，對我們當中很多人來說，光有健康是不夠的。我們還想要更多——永恆的青春、無瑕的美貌、用不盡的精力、宙斯般的雄風。這個領域才是醫療騙子真正活躍的地方。我們也是從這裡開始相信，含砷薄餅可以讓我們擁有桃子奶油般的膚色，難以取得的黃金煉丹可以治癒破碎的心。以後見之明的眼光來看，這本書裡的許多治療方法都很容易令人失笑，但這無疑是因為谷歌醫生已經幫你找出解決惱人問題的簡單方法。我們每個人都想快速解決問題。要是在一百年前，你說不定就是那個買番木鱉鹼滋補藥水的人！

顯然，我們需要從醫療騙子（以及我們自己手裡）被拯救出來。十九世紀專利藥物的興起，將

美國推向了轉捩點。隨著一九〇六年《純淨食品與藥品法案》通過，美國嚴厲打擊了虛假和誤導性標籤、食品中的不安全成分，以及藥品和食品中的摻假行為。一九三〇年，這個監管機構更名為美國食品藥物管理局（U. S. Food and Drug Administration，縮寫為FDA）。之後，一九三八年的法律納入了醫療設備和化妝品，一九六二年通過的一條法律更增加了藥品製造業的科學嚴謹程度。

這些法規根治了美國的醫療騙術嗎？當然沒有。儘管有了現代科學的突破，美國食品藥物管理局也對人體機能有了相當深入的瞭解，但醫療騙術的觸角依然伸入了醫療保健和化妝品行業的幾乎每一面。這就是你會在本書許多章節中看到當前最新情況的原因。令人驚訝的轉變是，有些江湖郎中療法，比如說水蛭，現在已經成了確實有效的治療方式。但很多情況下（比如說為了減肥而吃條蟲），這些詐騙手法只是不斷地繼續騙人，一次又一次。

為了持續對抗醫療騙子，我們必須更全面瞭解人體機能和疾病的運作原理，同時，我們也需要對防治疾病和延長壽命的方法保持開放心態。最後，我們還需要保持警惕，因為在科學和醫學找到可靠的解方之前，總會有準備充分利用人類絕望情緒的醫療騙子不斷地冒出來。

那麼，要怎麼樣才能成為一個抱著開放心態，同時又謹慎、有鑑別能力的消費者呢？要注意的是，醫療騙子通常依靠傳聞證據或者名醫背書，來說服我們相信某些東西是有效的。另外，我們還要深入檢視那些「研究表明，XYZ的效果非常神奇」的說法。這些「研究」應該是經過嚴格執行、同行評議、由各種實體反覆測試以顯示有效性，而這些人很少會這樣做。我們自己的偏見——確認偏誤、群體內偏見、購買後合理化，以及其他的許

多偏見——都對我們系統性評估各種治療方法（像是草本止咳藥水、癌症電療儀，或是昂貴的血漿注射美容之類）的能力產生了巨大影響。

最終，這將歸結成幾個簡單的問題。你相信有確切的證據證明它有用嗎？你願意承擔副作用的風險嗎？還有我們絕對不能忘記的——你的口袋夠深嗎？

終究，這本書真的只是關於治療方面最糟方式的簡史。以後還有更多「糟糕透頂」的方式會來，這點毫無疑問。

作者的話

　　本書絕對不是一本將我們現在認為荒誕的所有療法盡收其中的百科全書——因此，你會注意到，我們主要關注的是過去的治療方法，而不是現在的。除此之外，還有很多主題是我們原本希望深入探討的，包括基於宗教理由的醫療騙術、同性戀轉換療法和基於種族主義的嚴重治療不公，但我們認為這些主題，更應該以一種完全不同的基調，出現在屬於他們自己的書裡。

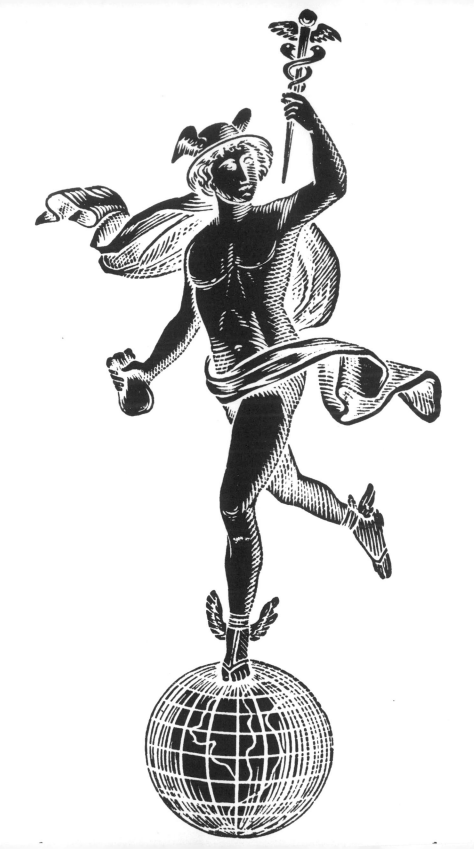

01 第一章

元素

拿著週期表開藥方

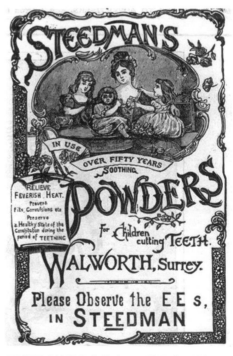

汞

關於羅馬眾神、廁所考古學、流口水的梅毒患者、渴望永生的人，以及誤用雙蛇杖的故事

小寶寶的手腳變得冰冷、腫脹、發紅。皮肉剝落，像個川燙後撕了皮的番茄。她體重變輕，焦躁地哭個不停，因為劇烈的搔癢，她拚命地抓，把自己抓得皮開肉綻。有時甚至高燒到將近攝氏三十九度。

「如果她是個大人，」她媽媽說，「人家一定會覺得她瘋了，她會坐在嬰兒床上，用手打自己的頭、扯頭髮、尖叫，還會惡狠狠地抓傷每個靠近她的

要想正確地毒害你的孩子，購買時，請認明 STEEDMAN 的 EE 字樣。

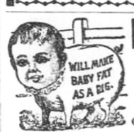

DR. MOFFETT'S
TEETHINA
(Teething Powders)
WILL MAKE BABY FAT AS A PIG.
Costs only 25 cents at Druggists,
Or mail 25 cents to **C. J. MOFFETT, M. D., ST. LOUIS, MO.**
Allays Irritation, Aids Digestion,
Regulates the Bowels,
Strengthens the Child,
Makes Teething Easy.
TEETHINA Relieves the Bowel
Troubles of Children of
ANY AGE.

我們也被這隻人頭豬身的怪物嚇壞了。

人。」

　　後來，她的症狀被稱為「肢痛症」（acrodynia）或「肢端痛」，以患者的手腳疼痛命名。但在一九二一年當時，他們稱這種折磨嬰兒的病痛為「粉紅症」（Pink's Disease），而且看到的病例一年比一年多。有一段時間，醫生們努力確定病因，砷、麥角[1]、過敏和病毒都曾經被指為兇手。但是到了一九五〇年代，大量的病例顯示，患病兒童都攝入了一種常見的成分——甘汞[2]。

　　為了緩解寶寶長牙時的疼痛，父母會用一種含有甘汞的長牙藥粉抹在寶寶疼痛的牙齦上。「莫菲特醫生長牙藥粉」（Dr. Moffett's Teething Powder）在當時非常受歡迎，它還吹噓說，這藥粉能「讓孩子身強體壯……舒緩所有年齡兒童的腸道問題」，最誘人的是，它還可以「讓寶寶胖得跟豬一樣」。

　　除了這種令人毛骨悚然的「糖果屋」式打包票，甘汞裡還潛藏著另一種邪惡的東西：汞。幾百年來，含汞產品一直聲稱可以治療各式各樣奇怪又毫不相關的疾病。憂鬱、便秘、梅毒、流感、寄生

1.麥角（ergot），是穀類作物（如小麥）被麥角菌感染所形成的黑色子實體。人或牲畜食用帶有麥角的穀物會造成幻覺、痙攣、精神錯亂、四肢疼痛、如火焚身等症狀。
2.甘汞（calomel），學名氯化亞汞，少量的甘汞無毒，可在醫藥上用於瀉劑、防腐劑、利尿劑等，但目前基本上已經不再使用。

蟲——只要你說得出來的病，就有人信誓旦旦地說用汞可以治好。

幾世紀以來，汞以液態（水銀）或鹽的形式在社會各階層廣泛使用。甘汞（也稱為氯化亞汞）屬於後者，歷史上許多頂尖傑出人士都使用過，包括拿破崙、愛倫・坡、安德魯・傑克森（Andrew Jackson，第七任美國總統）和露意莎・梅・奧爾柯特（Louisa May Alcott，《小婦人》作者），至於為什麼呢？這說來就話長了。

甘汞：把東西清得乾乾淨淨

甘汞之名源自於希臘語中的「好」和「黑」（因為它在氨的作用下會變成黑色而得名），從十六世紀到二十世紀初，甘汞一直是一種藥物。雖然甘汞（calomel）這個字聽起來很像焦糖（caramel），但它和焦糖完全不同，儘管有時它會因為用來治療寄生蟲，而有「蛔蟲糖」或「蛔蟲巧克力」這種令人反胃的綽號。甘

汞——一種無味的白色粉末，本身看起來似乎完全人畜無害。但不要被它騙了：它就跟你那位穿著卡其色衣服，地下室裡藏滿了骨鋸的鄰居一樣無害。口服甘汞是一種有效的瀉藥，這是「連你的腸子都拉出來」的一種高級說法。長期以來，便秘一直和疾病連結在一起，所以，打開直腸的地獄之門便成了導正失常狀態的象徵。

有些人認為，甘汞名字裡的「黑」，是由它讓人排出的黑色糞便演變而來，這些黑便被誤認為是

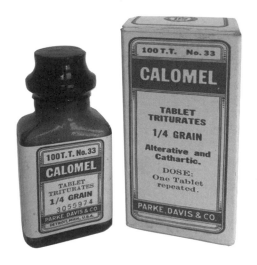

「劑量：一次一片，連續使用。」（拉到你家廁所爆掉為止）。

清除出來的膽汁。讓膽汁「自由流動」和保持身體平衡、心情愉快是一致的，這個理論可以追溯到希波克拉底（Hippocrates）和蓋倫（Galen）的時代[3]。如果腸道內部就是這麼黑漆漆、黏答答的，那麼把這些毒素排出體外不是更好嗎？

這種「排毒」也發生在其他地方，以一種不那麼美觀的方式出現——流大量的口水，這是汞中毒的一個症狀。一個服用了甘汞的人和一隻得了狂犬病的狗有得拚。如果壞東西會隨著大量唾液排出來，那就是件好事，對吧？十六世紀時，帕拉塞爾蘇斯[4]認為，當你產生至少三品脫唾液時，就達到了汞的「有效」（也就是中毒）劑量。那可是相當多的口水呢。因此，在那個滿溢的廁所和幾加侖痰液就是所有疑難雜症解答的時代，醫生們

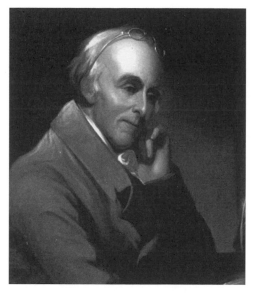

班傑明・若許，美國開國元勳，希望你多拉屎。

發現，他們的首選藥物就是甘汞。

班傑明・若許（Benjamin Rush）就是這些醫生的其中一位。身為美國開國元勳，若許醫生簽署了《獨立宣言》，主張婦女受教育和廢奴。他首創對精神病人的人道治療，但不幸的是，他認為治療精神病人最好的方法就是一劑甘汞。他建議用這個方式治療慮病症

3.希波克拉底（Hippocrates，前460－前370），古希臘醫生，將醫學發展成為專業學科，使之與巫術及哲學分離，被稱為「醫學之父」。蓋倫（Galen，129－200），古羅馬醫學家及哲學家。他的見解和理論是歐洲最具權威的醫學理論，長達一千年之久。

4.帕拉塞爾蘇斯（Paracelsus，1493－1541），中世紀德國文藝復興時期的瑞士醫生、煉金術士和占星師。因為他自認為比羅馬醫生塞爾蘇斯（Aulus Cornelius Celsus）更加偉大，便稱呼自己為帕拉塞爾蘇斯（字面意義即「超越塞爾蘇斯」）。

（hypochondria）：

汞對這種疾病有效，是因為：1.它把病態性激動從大腦轉移到口腔。2.清除內臟堵塞物。3.改變病人抱怨的理由，把重點完全鎖定在他酸痛的嘴上。要是唾液激起了病人對醫生或朋友某種程度的怨恨，效用更佳。

怨恨你的醫生和密友真是個神奇的副作用！但事實上，若許是用重金屬中毒替代了慮病症。另一個副作用是汞中毒興奮增盛（mercurial erethism），這是一種神經系統疾病，症狀包括憂鬱、焦慮、病態性害羞和頻頻嘆氣。這些症狀再加上四肢顫抖，一般稱為「瘋帽匠病」（mad hatter's disease）或「帽匠顫」（hatter's shakes，因為製帽工人在毛氈製作過程中會使用汞）。除此之外，汞中毒患者還可能出現牙齒脫落、下顎骨腐蝕、臉頰壞疽等症狀，導致臉部穿孔，露出潰爛的舌頭和牙齦。好吧，所以意思

是，要是若許的病人當上了《陰屍路》（Walking Dead）裡極度情緒化的臨時演員，那就是治療成功了？

一七九三年，當蚊子傳播的黃熱病病毒襲擊費城時，若許醫生成了極大量甘汞和放血療法（「英雄式損耗療法」）的狂熱倡導者。有時甘汞劑量甚至用到平常量的十倍，就連熱中於淨化的醫療機構也覺得這樣太過份了。費城醫學院的成員稱他的方式「殘忍」、「是給馬用的」。早在一七八八年，作家威廉‧科貝特（William Cobbett）就給若許貼上了「猛藥庸醫」的標籤。

當時，湯瑪斯‧傑佛遜（Thomas Jefferson）估計黃熱病的死亡率是百分之三十三。之後，到了一九六〇年，人們發現若許病人的死亡率是百分之四十六。對於當時的情況並不算是一種改進。

最後，是若許醫生在改善費城積水問題和衛生設施方面的影

響——再加上一場強度足夠、把蚊子都凍死了的秋季初霜，才終結了這場流行病。亞歷山大·漢彌爾頓（Alexander Hamilton）是若許醫生的朋友，他也得了病，但他找的是另一位採用溫和療法的醫生。漢彌爾頓寫道：「對於他的放血和水銀理論，我曾經反對我的朋友……我非常喜歡他；但他做了許多傷害人的事，而他真心相信自己是在拯救人命。」漢彌爾頓活下來了，若許醫生的名聲卻沒有。跨入下一世紀時，已經幾乎沒有人找他看病了。

儘管如此，甘汞依然被繼續使用。直到二十世紀中葉，汞化合物才終於失寵，這得歸功於人們總算深刻理解到重金屬毒性其實是，嗯，不好的東西。

水銀：野獸似的美女

大多數人都知道汞元素就是那種滑溜溜的銀色液體，曾經廣泛用於玻璃溫度計。如果你是在「直昇機父母」或「一切都要有機」養育風潮興起前出生的孩子，說不定有過把破溫度計內容物拿來玩的機會。閃亮的小珠子到處滾來滾去，可以讓孩子們高興好幾個小時。

「水銀（quicksilver）」這個人們常用來稱呼它的名字，聽起來總是有幾分神秘。而它古老的拉丁名字hydrargyrum（直譯也是水銀「water silver」），也說明了它驚人的獨特性，並因此產生了它在元素週期表上的縮寫Hg。它是唯一在室溫下呈現液態的金屬，也是唯一因為和煉金術及羅馬神祇相關而得名的元素。

所以，人們會期待水銀裡有神

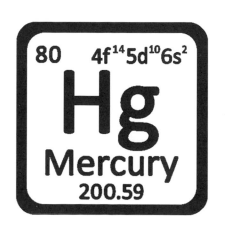

奇的東西也就說得通了。秦朝（西元前二四六到前二二一年）的第一個皇帝秦始皇就是其中之一。他急著想得到長生不老的秘密，派遣了一群搜索人員去尋找答案，但他們註定要失敗。為了找到替代方案，他讓自己的煉金術士調製出水銀藥物，認為這種閃閃發亮的液體就是關鍵所在。

秦始皇在四十九歲時英年早逝，死於汞中毒。但是，嘿，為什麼要因為這樣就停止呢？為了在死後統治天下，秦始皇把自己葬在一座宏偉的地下陵墓裡，古代作家描述這座陵墓以水銀為百川江河大海，天花板上裝飾著寶石鑲嵌的星圖。據說，這是個印第安納・瓊斯式的誘殺陷阱，只要一受到擾動，箭矢就會立刻射出。讓秦始皇高興卻讓其他人寒心的是，他確保了他所有的嬪妃和陵墓設計師都和他活埋在一起，呃……。到目前為止，這座陵墓還沒有發掘，因為一旦挖開，就可能會釋放出有一定程度毒

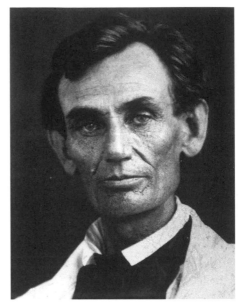

亞伯拉罕・林肯，還沒留鬍子，還沒戴帽子，身體裡卻已經有了汞。

性的水銀。

一段時間之後，當亞伯拉罕・林肯正在成就自己的不朽功業時，也同時成了液態汞的受害者。成為總統之前，林肯飽受情緒波動、頭痛和便秘之苦。一八五〇年代，一位助理這樣記著：「當他『不通』的時候，頭總是病態性劇痛——這時要給他吃藍色的藥——藍藥丸（blue Mass）。」這種「病態性頭痛」也稱為「膽汁性頭痛」，可想而知，這毛病只要用一種也能

「讓」膽汁流動的有效瀉藥就能治好了。

那麼，這個神秘的「藍藥丸」是什麼呢？這是一種胡椒粒大小的藥丸，含有液態純汞、甘草根、玫瑰水、蜂蜜和糖。由於液態汞在腸道中吸收率很低，藥師們興高采烈地展現了他們被壓抑的攻擊性，反覆錘打液體水銀珠，讓它變成一種相對不存在的狀態，這個過程稱為「消散（extinction）」。不幸的是，這種激烈的化合過程也讓汞更容易在腸道內以蒸氣形式被吸收。

就像一個咖啡因成癮的人狂喝錯貼了無咖啡因標籤的咖啡一樣，林肯服用這些藥丸之後，情況就只有變得更糟而已。有幾個關於他當時行為反覆無常的記載，他的憂鬱夾雜著憤怒，一次又一次發作，而且他還有失眠、顫抖和步態不穩的問題，這一切在理論上都可以歸咎於汞中毒。他可能也有興奮增盛的毛病。

值得讚揚的是，林肯似乎意識到藍藥丸可能讓他的情況變得更糟，而不是更好，於是他顯然在進入白宮之後減少了使用。千鈞一髮啊。想想，讓一個汞中毒、病態性喜怒無常的國家領導人在內戰期間發號施令，這簡直令人不寒而慄。

「與維納斯共度一夜，和水銀共度一生。」

大世紀以來，水銀和梅毒的關係一直密不可分。十五世紀法國入侵義大利那不勒斯之後，這種疾病開始在整個歐洲傳播。正如伏爾泰（Voltaire）所說：「法國人輕鬆地攻進義大利，不費吹灰之力地拿下了熱那亞、那不勒斯和梅毒。後來他們被趕跑了，那不勒斯和熱那亞也被搶了回去。但他們並沒有失去一切——還有梅毒跟著他們。」

很快地，「大痘病（Great Pox）」就蔓延全歐洲，成了一種真正的麻煩和致命的疾病。這段歷史中的梅毒螺旋體病株（也就是致病元兇細菌）毒性特別強。接觸受

感染的性伴侶之後，生殖器會先出現潰瘍，並發展為皮疹和發燒。之後惡臭的膿腫、膿包和潰瘍會遍佈全身，有些甚至嚴重到侵蝕臉部、皮肉和骨頭。是的。失控的梅毒確實很令人作嘔。

人們急著想找到治療方法。到了十六世紀，在夸夸其談、言詞激動的帕拉塞爾蘇斯協助下，水銀一躍成為救世主。他反對蓋倫的體液理論，卻相信汞、鹽和硫磺具有連結天、地、人的特性，可以為身體帶來各式各樣的療效。

另一種汞鹽，氯化汞，登上了舞台。與甘汞不同的是，氯化汞是水溶性的，很容易被人體吸收，讓它們的毒性作用看起來更有效。它塗抹時會灼傷皮膚（「好痛！就是痛，才有效！」），大量的唾液也被當成淨化成功的徵兆。

梅毒患者還接受了聽上去應該是史上最糟的全套水療服務。把元素汞加熱，用來做蒸氣浴，當時認為這樣吸入汞蒸氣是有益的（而

且是一種吸收汞的有效途徑）。他們在油脂中加入氯化汞，然後把這種「解毒劑」盡可能抹進瘡口。有時候他們還會進行身體熏蒸，把裸體的病人放在裝有液態汞的箱子裡，讓他們的頭從頂上的洞伸出來，然後在箱子下方點火，以蒸發水銀。十六世紀的義大利醫生吉羅拉莫・弗拉卡斯托羅（Girolamo Fracastoro）說，使用汞軟膏和熏蒸之後，「你會感覺到疾病的騷動在你嘴裡溶化成令人反胃的唾液洪流。」

梅毒的治療過程可是一點都不性感。更糟糕的是，這些治療往往要持續一輩子。難怪當時會出現一句俗語：「和維納斯共度一夜，和水銀共度一生。」

帕格尼尼（Niccolò Paganini）是史上最負盛名的小提琴家之一，他被診斷出得了梅毒之後，很可能也飽受汞中毒所苦。除了慮病症和因為興奮增盛導致的過度害羞，他還開始出現無法控制的

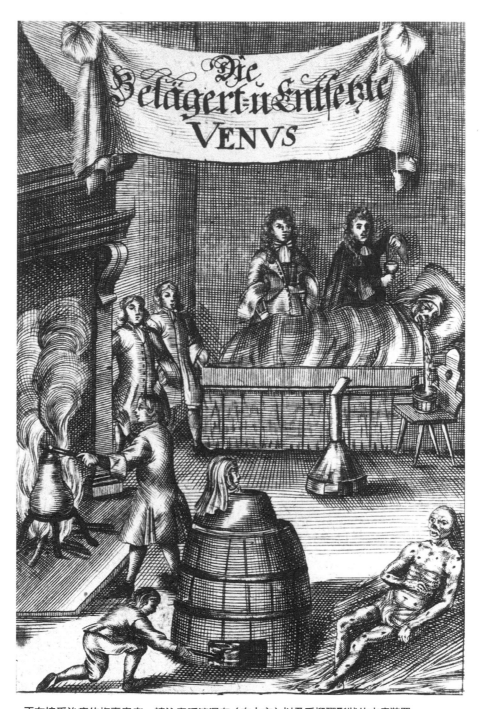

正在接受治療的梅毒患者。請注意唾液瀑布（右上方）以及手榴彈形狀的水療裝置。

路易斯，克拉克與霹靂丸（Thunderbolts，但不是雷霆特攻隊）

班傑明·若許的影響以「若許醫生牌膽汁藥丸」的形式，遠遠擴大到費城以外的地方。這種藥是由甘汞、氯和瀉根（jalap，一種有效的草藥瀉藥）混合出來的專利藥物，人們親切地稱它「若許醫生霹靂丸」或者「霹靂猛藥」。

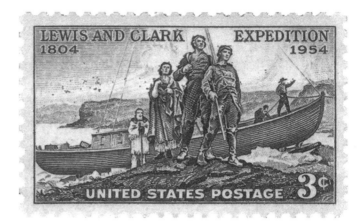

在前人未拉之地勇敢地拉個痛快吧。

在若許的建議下，路易斯和克拉克帶著它進行了一次著名的遠征[5]。若許寫著：「當你們感覺不適，就算是最輕微的……用一兩顆或更多通便藥丸溫和地打開腸道。」而且，便秘「往往是疾病即將到來的微兆……服用一顆或多顆通便藥丸。」此外，食慾不振「也是一種即將生病的跡象，應該用相同的治療方式予以消除。」

總而言之，感覺哪兒不對勁嗎？拉就是了，拉他個天崩地裂日月無光。

因此，路易斯和克拉克至少帶了六百顆若許醫生霹靂丸。現代歷史學家確認，在這次歷史性遠征中，路易斯和克拉克曾經蹲守在蒙大拿州的洛洛（Lolo）——完全就是蹲著守在那裡。由於這是一次軍事遠征，根據軍事守則，他們的廁所必須設在離主營區三百英尺遠的地方，主營區是用能測出年代的鉛樣本發現的。看啊，三百英尺外，果然就測到了汞。這真是坨中了賓果大獎的屎。若許的霹靂丸可能治好了他們的病，也可能沒有，但它們肯定留下了自己的印記，名留青屎。

5.路易斯與克拉克遠征（Lewis and Clark expedition，1804年5月14日—1806年9月23日）是美國國內首次橫越大陸西抵太平洋沿岸的往返考察活動。領隊為美國陸軍的梅里韋瑟·路易斯上尉（Meriwether Lewis）和威廉·克拉克少尉（William Clark），該活動是由傑佛遜總統所發起。

顫抖，使他不得不在一八三四年告別舞台。他的腿變得像樹幹，長期咳痰。他抱怨說：「我很容易就吐出黏液和膿……一吐就是三四碟……我的腿已經腫到膝蓋後面了，所以我走起路來跟蝸牛一樣。」他的牙齒脫落，長期膀胱過動，睪丸發炎，「腫得像個小南瓜。」該死的梅毒，把全世界小南瓜的可愛都毀了。

幸運的是，或者我們該說不幸的是，可憐的帕格尼尼這段分泌黏液、軟體動物似的行動遲緩、陰部還腫成葫蘆大小的可怕時間並沒有持續太久。停止表演之後不到一個月，帕格尼尼就死了。

如今我們已經知道，汞和其他金屬，例如銀，確實可以在體外殺死細菌。然而所有的科學家也都知道，在培養皿中好的東西在人體裡未必好。目前還不清楚水銀療法是不是真的治癒過梅毒患者，或他們只不過是進入了疾病的下一階段，這可能讓他們很多年均無症狀。

前提是，如果他們沒有先因為汞中毒死掉的話。

雙蛇杖：從一條蛇到兩條蛇

隨著更安全、更有效的治療方式取代了排毒式的「英雄療法」，甘汞也逐漸失寵。在美國以及世界各地，一九四〇年代開始禁止用汞製氈，一九六〇年代，禁止用汞開採金銀。但直到一九五〇年代，汞才從英國藥典中移除，因為在這麼長的時間之後，人們才終於意識到汞是肢痛症的病因。即使是現在，你依然可以找到水銀溫度計（它們比紅色的酒精溫度計更準確），但全世界的管理規章都在逐步淘汰它們。

儘管主流醫學已經不再使用這種元素，但它還是成功地溜進了許多醫生的診療室。墨丘利神（Mercury，與水銀同字）的象徵是雙蛇杖（caduceus）——兩條蛇纏繞在一根有翅膀的木杖上，其實說不定還怪適合的。由於美國陸軍

醫療隊在一九〇二年誤用了這個標誌，於是它也普遍而錯誤地和醫療機構連結在一起。不久之後，它就成了處處可見的治療象徵。但事實上，雙蛇杖代表的是墨丘利——經濟利益、商業、盜賊與詐騙之神。

希臘神祇阿斯克勒庇俄斯（Asclepius）才是健康與療癒的守護神，他的杖是一根簡單的棒子上纏著一條蛇。這就是一九〇二年被誤漏掉的杖，目前大多數學術性醫療機構使用的是這一支。

一九三二年，斯圖爾特‧泰森（Stuart Tyson）在《科學月刊》上對誤用雙蛇杖這件事提出了他的主張，他說墨丘利是「商業和大錢袋子的守護神……他那天花亂墜的舌頭總能把黑的說成白的。……這標誌不是挺適合……醫療騙子的嗎？」確實如此。

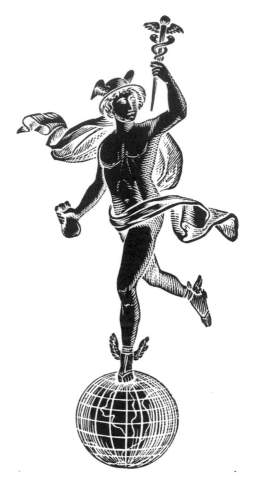

墨丘利，拿著他的雙蛇杖和一個鼓鼓的錢袋子，踩在全世界每個人頭上。

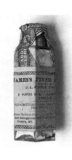

銻

關於奧利弗‧戈德史密斯臨終前的蠢事、假的巴希爾‧瓦倫丁、庫克船長的杯子，和天長地久便便丸的故事

一七七四年，奧利弗‧戈德史密斯（Oliver Goldsmith）覺得很不舒服。這位創作了《韋克菲爾德的牧師》（The Vicar of Wakefield）和《屈身求愛》（She Stoops to Conquer）的四十四歲作家發燒、頭痛，還疑似有腎臟問題。他這一生，以全班最後一名的成績從三一學院（Trinity College）畢業；他想在愛丁堡取得醫學學位，也沒有念完；在耗盡了所有資金之後，他流浪歐洲。最後，他以作家身分取得了一定程度的成功，儘管有些人，比如說霍勒斯‧沃波爾[1]，依然稱他是「靈感充沛的白癡」。

然而，促使他在那一刻採取行動的，卻是他沒念完的醫學博士學位和短暫的藥劑師助理職位。他必須治好自己。

該是用聖詹姆斯發燒藥粉（St. James's Fever Powder）的時候了。

在當時，聖詹姆斯發燒藥粉很有名。這種藥粉由十八世紀最著名的成藥醫生調配銷售，宣稱可以治療「伴隨著抽搐和頭暈」的發燒、痛風、壞血病和

牛瘟病毒。羅伯特・詹姆斯醫生對他的配方守口如瓶，甚至在專利申請書上寫了假配方，因為擔心被人偷走。但藥粉的主要成分是一種叫做銻的有毒金屬。奧利佛・戈德史密斯認為他需要——不，他要求——讓他下床，而銻在滿足這件事上表現得極為出色。

他要去吐。

戈德史密斯自稱是醫生，儘管他根本不是。他要求一位藥劑師給他送聖詹姆斯發燒藥粉來，藥劑師拒絕了，求他去諮詢真正的醫生。但戈德史密斯最終還是得到了他想要的東西。過了十八個小時，在大量的嘔吐和抽搐之後，奧利佛・戈德史密斯死了。

嘔吐簡史

我們待會兒再回來談可憐的戈德史密斯先生，和他無論如何都想弄到手的含銻處方藥。但首先讓我

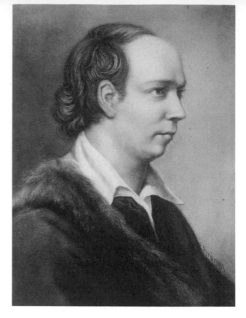

奧利佛・戈德史密斯，作家兼「靈感充沛的白癡」。

們先暫停一下，看看為什麼他會這麼想吐，甚至因此要了他的命。

吐，或者說嘔吐，是身體擺脫胃部內容物的方式，不受重力及身體正常消化方向的影響。藉由刺激胃黏膜，引發嘔吐反射，搔搔大腦中的「嘔吐中樞」（是的，這是一個真實存在的神經位置），就可以誘發這種反向消化。而催吐劑，比如說銻，是一種你故意吃下去讓自己嘔吐的物質，它們有著悠久而輝煌的歷史。希羅多德

1.霍勒斯・沃波爾（Horace Walpole，1717年－1797年），英國藝術史學家、文學家、輝格黨政治家。他寫的《奧特蘭托堡》（The Castle of Otranto）被認為是哥德（Gothic）小說的鼻祖。

（Herodotus）說，古埃及人每個月都會服用催吐劑以保持健康。希波克拉底也提倡要定期嘔吐。這些建議持續了幾千年。直到幾十年前，催吐劑依然是醫學處方中重要的一部份。

使用催吐劑多半和人體體液理論有關。當時的人們認為，當人體中的血液、黑膽汁、黃膽汁或黏液不平衡，就會產生疾病。因此透過嘔吐、腹瀉、出汗或流口水來重新平衡，是有必要的。基本上，只要體液能從小孔中滲出來或從孔洞中噴出來，就算是把你給「平衡」了。

而從西元前三千年開始，銻，一種從世界各地的礦藏中開採出來的灰色金屬物，就成了實現這個目的的當紅物質。眾所周知，有些人喜歡使用催吐劑，因為這樣他們就能在暴食之後清空自己，就像大家熟知的羅馬皇帝凱撒

和尼祿一樣。尼祿皇帝的顧問小塞內卡（Seneca the Younger）提到，有些羅馬人「為吃而吐，為吐而吃，連紆尊降貴消化來自世界各地的餐點都不願意。」據說有種含銻的葡萄酒就是用於這種目的。（有趣的是，長期以來，「嘔吐室（vomitorium）」一直被當成為參加狂歡派對的羅馬人提供的地方。但其實它指的不過是圓形劇場裡供人群「淨化排毒」後離開的出口區域。沒錯。這是一個建築術語，把人等同於嘔吐物。）

不幸的是，為了讓身體反正常過程而行，有時候必須讓它接觸一些它迫切想清除的東西，比如說毒藥。學者和醫生都意識到銻有潛在毒性。它可能會導致肝臟損傷、胰腺嚴重發炎、心臟問題，甚至死亡。儘管如此，他們還是相信醫生可以控制它致命的力量。當時對於銻的一個普遍想法是：「只要在醫生手裡，毒藥就不是毒藥。」

即使奧利佛·戈德史密斯的醫

生不同意，他還是拿到了他要的銻，這真是太糟糕了。

是僧侶殺手，還是萬能靈藥？

十六世紀的名醫帕拉塞爾蘇斯相信一種更以礦物為基礎的哲學，而反對體液說，這種思想上的根本分歧為他帶來了許多追隨者，也帶來了許多敵人。他認為，在瞭解人體的疾病之前，必須先瞭解自然科學。地球上的物質如銻或汞，是能撥亂反正的完美元素。尤其是銻，他宣稱：「它不但能淨化自身，同時也能淨化其他一切不潔的東西。」

你可能會以為，有了文藝復興時期的奧茲醫生[2]幫你背書，連你都足以成為最受歡迎的催吐劑，但銻其實是因為得到了一位神話中僧侶的認可，才真正起飛的。

銻的名字據說源於一個十五世紀德國僧侶巴希爾・瓦倫丁（Basil Valentine）的故事。他是聖彼得本篤會修道院的教士，活到驚人的一百零六歲。他神秘的墓誌銘寫著：「post CXX annos patebo」（百廿年後，白將明白，就此消逝，也有可能。）結果，就在墓誌銘預言的那一年，據說修道院的一根教堂柱子突然爆裂，露出了裡頭瓦倫丁寫的書，在這之前從來沒有人知道這些書的存在。

瓦倫丁在一份題為《銻的勝利戰車》（Triumphal Chariot of Antimony）的手稿中讚揚了銻的優點。他甚至建議用銻來養豬。有傳言說，在對豬產生了良好效果之後，他又拿僧侶來試驗，結果僧侶沒多久就死了。所以，銻（antimony）這個字其實是「反僧侶」（anti-monk）或「僧侶殺手」（monk killer）的意思。（這個說法不太可能是真正的起源。銻這個字更可能源自希臘單字

2.《奧茲醫生秀》（Dr. Oz Show）是邁哈邁特・奧茲醫生（Mehmet C.Oz）主持的一檔美國健康節目，頗受歡迎，奧茲也在二○○八年登上《時代週刊》「全球最具影響力一百人」的排行榜。

「antimonos」，意思是「一種不會單獨發現的金屬」，因為它與硫等其他元素有天然的親和力。就像「巴希爾·瓦倫丁」這個名字更適合一個低俗的酒吧歌手一樣。）

瓦倫丁的手稿神奇地落入了一個叫約翰·托爾德（Johann Thölde）的人手裡，他是個煮鹽工，也是商人，並且非常可能是這些文本的真正作者。他還碰巧是個熟練的化學家。在十七世紀初，他藉著傳播瓦倫丁的著作賺了一大筆錢，銻的使用量也隨之激增。

於是，一場智力戰爭開打了。

推崇體液學說的蓋倫派醫生對於某些醫生兼化學家大為光火，因為這些人不但追隨帕拉塞爾蘇斯和瓦倫丁，還熱愛汞和銻的排毒作用。激烈的衝突和法庭攻防不斷上演，以銻為中心，遍及各種化學和醫學領域。巴黎醫學院判定銻是一種「劇毒」。十七世紀法國最有名的一位批評家，醫生居伊·帕坦（Guy Patin）大聲疾呼：「願上

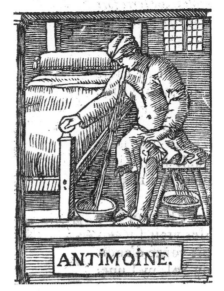

ANTIMOINE.

他吐得真準，是吧？

帝保佑我們遠離這樣的藥物和這樣的醫生！」

然而，還是有很多人相信銻能夠「使身體完善」，並且能淨化它所接觸到的所有不潔物質。從哮喘、過敏、梅毒到瘟疫，所有疾病都用銻治療。一六五八年，路易十四病危時也服用了一劑銻。他（奇蹟般地）痊癒了，以一個金屬般閃亮的勝利者姿態終結了法國對於銻的爭論。

那麼，托爾德和說不定是虛構人物的瓦倫丁呢？這個煮鹽工兼化學家可能是手稿真正的作者這件事，其實沒有人真的在乎。一

個十五世紀的修道士寫出那些手稿可以說是相當不可能，因為「瓦倫丁」提到了一些他死後才發生的事。但是銻令人作嘔的事蹟，卻是極為真實的。

永恆藥丸與嘔吐杯

在銻流行的高峰期，只有偶爾的處方還不夠。人們還必須擁有配備。十七和十八世紀流行用銻製作杯子，人們親切地稱它為「pucula emetic」或「calicos vomitorii」——基本上就是「嘔吐杯」的某種語言版本。杯子裡的銻和酒中的酸結合，會形成「吐酒石」（tartar emetic，酒石酸銻鉀）可以讓拿杯子的人「健康地」嘔吐，不然至少也會拉點肚子。目前僅存的銻杯中，據說有一個屬於詹姆斯·庫克船長（Captain James Cook），他可能環球航行時就帶著它。但這種杯子不能輕易使用——要是酒裡溶進了太多銻，喝了是會死人的。一六三七年，

有人在倫敦火藥巷（Gunpowder Alley）用五十先令買了一個這樣的杯子，就毒死了三個人。

然後是銻藥丸。和我們今天只能吞一次的藥物不同，這些金屬藥丸很重，而且通過腸道之後，通常相對來說沒有什麼變化。它們被盡責地從廁所裡撿回來，清洗乾淨，然後一次又一次地反覆使用。說到回收這件事。「永恆藥丸」或者「無限藥丸」往往被當成傳家之寶，珍而重之地代代相傳。想像一下在某人的臨終遺囑裡讀到這樣的話：「至於喬納森，我親愛的便秘兒子，我要把我的便便藥丸留給他。」

你本來還以為威利·旺卡

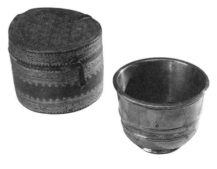

想要重新啟動，恢復戰力，只要往裡倒酒就行：銻杯及杯盒，十七世紀。

（Willy Wonka）的美味持久糖球[3]已經很特別了。

　　許多有事業野心的庸醫靠這場銻狂熱發了財。在治好了喬治二世的拇指脫臼之後，十八世紀的醫生約書亞・沃德（Joshua Ward）在國王眼中變得無可挑剔。儘管沃德沒有醫學背景，對藥物也知之甚少，但他還是利用自己的名氣積累了一筆財富。他的招牌藥是？沃德藥丸（Ward's Pill）和沃德藥水（Ward's Drop），他聲稱它們可以治好從痛風到癌症的每一種人類疾病。這效果也好得太不像話了吧？嗯，沒錯。這些藥含有達到中毒劑量的銻。但每個人都希望自家的櫥櫃裡擺著沃德藥丸。身為促銷奇才，他甚至把藥丸染成紅色、紫色或藍色，因為人工色素會讓每樣東西看起來更棒，就像Jell-O果凍一樣。但和Jell-O果凍不一樣的是，沃德有些配方裡還有砷。沃德

確實試圖用他的財富回饋社會，甚至還開了自己的醫院。他援助窮人，這是他做得很好的地方。然而他常常給他們吃他的招牌藥丸——這可就不太好了。

疼痛的療癒力：水泡和嫌惡療法

　　由於銻臭名在外，你會很驚訝地發現人們居然也把它用在臉上。沒錯。讓國王嘔吐、放在永恆便便丸裡的金屬也曾經被用作化妝品。銻在元素週期表上的簡稱是Sb，源自輝銻礦，是一種硫化物形式的銻。它的顏色是淺淺的金屬灰，暴露在空氣中會變成黑色，在古埃及、中東和亞洲部份地區被用來描畫眼周（在這些地方，它被稱為眼影粉）。

　　但是，在你伸手拿輝銻礦給自己畫一個煙燻妝之前，請繼續往下讀。如果你已經知道銻會對你的消化道產生影響，就請等著聽它對你

3.美味持久糖球（Everlasting Gobstopper）是羅爾德・達爾（Roald Dahl）一九六四年的兒童小說《查理與巧克力工廠》中的一種糖果。根據發明人威利・旺卡（Willy Wonka）所說，它是為沒有多少零用錢的孩子製作的。吸吮時不僅會改變顏色和味道，而且永遠不會變小或消失。

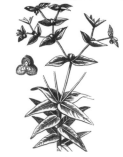

五花八門的催吐劑

催吐劑有很多形式，最典型的是礦物或草藥。以下介紹一些歷史上最聲名狼藉的催吐劑。

【鹽】古代水手就知道喝海水會導致健康的嘔吐。希臘人用的是鹽、水和醋的混合物。老普林尼[4]則推薦一種名為「特拉松美利」（thalassomeli）的蜂蜜、雨水加海水的完美混合物來達成嘔吐的目的。塞爾蘇斯用葡萄酒混海水，或希臘鹹葡萄酒來「放鬆肚子」，這可以說是對嘔吐最溫和的說法了。當然，喝高濃度鹽水會讓你吐出來，但它也可能要了你的命。

【啤酒和碾碎的大蒜】四世紀的希臘醫生菲魯門努斯（Philumenus）認為，啤酒混合碾碎的大蒜可以讓人嘔吐，藉此治癒毒蛇咬傷。但由於毒蛇咬傷的毒素並不會集中在胃裡，所以這麼做似乎只是雪上加霜。

【藍礬（硫酸銅）】一種晶體物質，具有醒目的藍色，自九世紀開始一直被用來當作催吐劑。在一八三九年的一本雜誌中，還推薦用藍礬治療鴉片和毒芹中毒。不幸的是，藍礬本身就有毒：它會導致紅血球爆裂，肌肉組織分解和腎衰竭。

【吐根（*short for ipecacuanha*，吐根酊）】它在十七世紀時首次傳入歐洲。不，那首叫《伊皮卡庫亞姑娘》（The Girl from Ipecacuanha）的歌裡並沒有提到它。幾世紀以來，吐根糖漿一直被當成袪痰劑和催吐劑。吐根用於治療中毒也行之有年，在十九世紀到二十世紀初，吐根是每位父母藥箱中的必備藥物。它到現在還是買得到，但現在毒物學家已經知道它在減少毒素吸收方面並不可靠，而且有一半機會它甚至沒辦法讓你吐出來。還有，那首歌其實叫做《伊帕內瑪姑娘》[5]（The Girl from Ipanema）好嗎？

【阿朴嗎啡】這種致幻藥物來自某些睡蓮（睡蓮屬，Nymphaea genus）的鱗莖和根。這種藥物曾經被馬雅人使用，還登上了古埃及墓穴的壁畫，得以名垂千古，它最終在十九世紀中期合成出來，而且很有效。一九七一年的一篇評論說，與其他催吐劑三成到五成的成功率相比，它在確保嘔吐方面的成功率幾乎是百分之百。不幸的是，它曾經被用於同性戀嫌惡療法，甚至讓一些「病人」因此身亡。現在它被小心翼翼地用在獸醫領域，連治療人類的帕金森氏症都很少用了。

---

4. 蓋烏斯·普林尼·塞孔杜斯（Gaius Plinius Secundus，23年－79年），常稱為老普林尼或大普林尼（Pliny the Elder），古羅馬作家、博物學者、軍人、政治家，以《自然史》一書留名後世。在觀察維蘇威火山爆發時，不幸被火山噴出的毒氣薰死。

5. 《伊帕內瑪姑娘》是安東尼奧·卡洛斯·裘賓（Antnio Carlos Brasileiro de Almeida Jobim）在一九六二年創作的著名巴薩諾瓦歌曲。背景是巴西里約熱內盧近郊的伊帕內瑪。

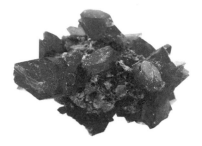

美麗的藍色硫酸銅。看起來很像冰糖。可千萬別舔。

的皮膚會造成什麼樣的傷害吧。在反刺激（counterirritation）領域中——也就是燒灼身體的某一部份或者讓它起水泡，會把病痛從患病區域引開的理論（見〈燒灼和起泡〉，頁153）——銻也被用來做為局部起泡劑。有本一八三二年的倫敦醫學百科全書還推薦了一種以銻為基底的軟膏來治療百日咳和肺結核。這件事我們要鄭重聲明，這兩種病它都是治不了的。哦，那它弄出來的水泡呢？顯然，這本百科全書的作者認為，讓水泡永遠存在會更好。意思是，當水泡開始癒合的時候，要把水泡的頂端撕開，加進更多的吐酒石，好讓它「產生大量的膿汁」。

真噁心。是誰說外用銻不會讓你想吐的？

銻的倡導者們將這種「有痛才有得」的治療方式進一步運用到嫌惡療法中，嫌惡療法是一種行為治療，將你想要的東西（比如喝酒）和你討厭的東西（比如嘔吐）連結起來。費城醫生班傑明‧若許曾經在一杯蘭姆酒裡放了幾粒吐酒石，給一個愛蘭姆酒愛得有點過頭的人喝。大吐一場之後，病人對這種飲料足足反感了兩年，讓若許大喜過望。所以，有人可能會覺得銻很適合這個用途，除了，唉呀，它確實具有嚇死人的毒性之外，酗酒也不是一種可以快速解決的疾病。

然而，江湖郎中依然存在。一九四一年有一宗法庭案件，控訴「莫法特夫人一飛沖天解酒藥粉」（Mrs. Moffat's Shoo-Fly Powders for Drunkenness）裡含有銻，不但涉及詐欺，而且還有毒（更別提這個藥名還有點可笑）。但這並沒能阻止人們繼續用它來治療酗酒。事實上，在美國之外，依然有國家為了這個目的使用銻。二

〇〇四年，一名十九歲男子喝了瓜地馬拉的「生命之水」（Soluto Vital），這是一種以銻為基底的飲料，導致他腎臟受損。《新英格蘭醫學雜誌》（New England Journal of Medicine）特別強調了二〇一二年的一個病例：一名男子酒醉回家，他的妻子給了他一劑吐酒石。她是在中美洲買的，因為之前有人告訴她，這種藥會導致嘔吐，讓他戒酒。他也因為肝腎受損住進了醫院。

時至今日，仍然有一些嫌惡療法藥物是獲得批准的，比如安塔布司[6]，這是一種你攝入酒精後會讓你嘔吐的化學物質。然而它並不常用，因為，噹噹！病人不喜歡吃。啊，這是對嫌惡療法的厭惡。它甚至還不含銻呢。

從我們的醫療系統中清除銻

現代藥典中，除了安塔布司之外，並沒有任何故意誘發嘔吐的藥物，這是有原因的。現在，我們用活性炭來吸附胃中的毒素，用螯合療法[7]在血液中和毒素結合。完全無須嘔吐！

對於帕拉塞爾蘇斯和瓦倫丁的追隨者來說，銻可能是一種神奇的物質，但灼傷的水泡和嘔吐杯在今天並不那麼受人歡迎。雖然銻在一些國家被用於治療某些寄生蟲感染，但在美國並沒有得到批准。銻化合物有很多類似砷的副作用，像是口瘡、腎衰竭，當然還有噁心、嘔吐和腹痛。另外它還有一個小問題——它還致癌。

可惜奧利佛・戈德史密斯在得到他想要的東西之前並不知道這一切。

6.雙硫侖（Disulfiram），又稱二硫龍，商品名戒酒硫（Disulfirm）、安塔布司（Antabuse），是一種通過產生對乙醇（飲酒）的急性敏感性來用於支持治療酒精成癮的藥物。服用該藥後即使飲用少量的酒，身體也會產生嚴重不適，而達到戒酒的目的。

7.螯合療法（Chelation therapy），是一種稱為乙二胺四乙酸（Ethylenediaminetetraacetic acid, 簡稱EDTA）的藥劑（又稱螯合劑），以靜脈注射的方式輸入到病患體內。 EDTA會和血液中的重金屬結合，將重金屬（汞、鉛、鋅、鋁等）藉由尿液排出體外，減少重金屬對人體的傷害。

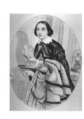

砷

關於繼承藥粉、吃老鼠藥的人、為漂亮而死的擠奶辣妹、梅毒的救世主，以及有毒牆紙的故事

來認識一下瑪麗‧弗朗西斯‧克雷頓吧（Mary Frances Creighton），她是一位具有逃脫謀殺罪天賦的妻子、妹妹兼母親。一九二〇年她第一次殺人，受害者是她的婆婆。人們認為這個四十七歲的富婆死於屍鹼性食物中毒。但瑪麗在她開始劇烈嘔吐之前餵她吃了一些美味的熱可可。她沒幾個小時就死了。

一九二三年，瑪麗再次出擊。她說服了她十幾歲的弟弟查爾斯搬來和他們夫妻一起住，還在他睡前給他吃巧克力布丁。查爾斯病了，覺得胃痛、口乾。接著嘔吐不止，全身發抖，沒多久便慘死。

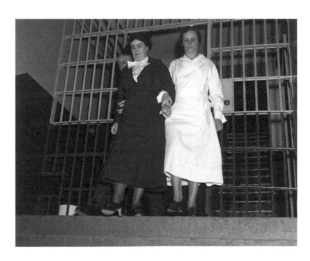

人稱「長島波吉亞」的瑪麗‧弗朗西斯‧克雷頓準備出庭，一九三六年。

他的死因被歸咎於某種嚴重的胃病毒。但瑪麗剛成為查爾斯一千美元人壽保險的受益人，這件事實在太巧了。警方收到一封匿名信，得知瑪麗‧弗朗西斯是個騙子，那個男孩是受害者。屍體挖出來，法醫化學家檢測了查爾斯和瑪麗婆婆的屍體。答案是什麼？砷。

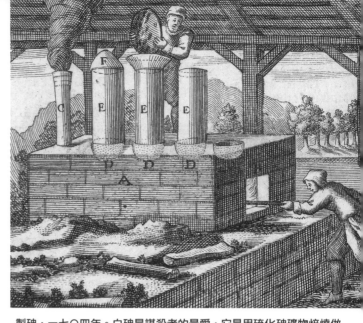

製砷，一七〇四年。白砷是謀殺者的最愛，它是用硫化砷礦物焙燒做成的。

砷是一種強力的肝臟毒素和致癌物，因為殺傷力比治療能力更強而廣為人知。致死劑量（大約一百毫克）通常會讓受害者在幾小時內死亡。從中世紀到二十世紀初，砷被親切地稱為「萬毒之王」、「王者之毒」，以及「繼承藥粉」。希波克拉底甚至在古代就知道它的毒性，他描述挖掘砷的礦工會出現一種腹部絞痛。羅馬皇帝尼祿發現這些效用相當方便，就用砷殺死了他弟弟不列塔尼庫斯（Britannicus），確保了自己的皇帝頭銜。

為什麼從家庭主婦到皇帝，砷都是每個人的首選毒藥呢？首先，它幾乎察覺不到。它最著名的形式是「白砷」，沒有任何氣味，隱藏在食物和飲料中的時候，一般也嚐不出來。再加上症狀又與食物中毒相似。在冷藏技術出現之前的時代，當一個國王突然開始胃痙攣、吐得連腦汁都要噴出來、房間裡每個盆子都被他拉好拉滿時，並不總是看得出眼前的殺手是誰。文藝復興時期的歐洲，梅第

奇家族（Medici）和波吉亞家族（Borgia）大量使用砷毒殺所有妨礙他們的人。英國散文家麥克斯‧畢爾邦（Max Beerbohm）曾經說過：「沒有一個羅馬人有辦法說：『我昨晚和波吉亞家族共進了晚餐。』」

儘管瑪麗‧弗朗西斯‧克雷頓贏得了「長島波吉亞」這樣的綽號，但她這兩起可疑的死亡案件都被判無罪。事實上，幾年之後她又用砷毒死了另一個人。（嗯，為什麼不呢？前兩次效果都很好啊！）這次的受害人是艾達‧阿佩爾蓋特（Ada Appelgate），她的丈夫與瑪麗十幾歲的女兒有婚外情。

雖然這看起來是個一目了然的案子，但瑪麗的罪行這麼難以證明的其中一個原因是：在二十世紀初當時，砷實在太普遍了。

吃兩顆砷，早上就別叫我了

砷自古以來就被當作藥材使用。它是一種腐蝕劑，意思是它會讓皮膚表面死亡脫落。因此，在皮膚異常增厚的情況下，比如說牛皮癬，它是有效的，但它卻被用在所有的皮膚問題上，包括潰爛或濕疹。如果只是這裡抹一點那裡抹一點，說不定還不會造成太大傷害，但用得太多或長期使用就會造成慢性砷中毒了。和歷史上的許多藥物一樣，砷也被用來治療許多毫無意義的疾病：像是發燒、胃痛、胃灼熱、風濕，甚至當一般補藥用。從「艾肯滋補丸（Aiken's Tonic Pills）」到「硫磺複方潤喉片（Compound Sulphur Lozenges）」，再到「葛羅斯神經痛藥片（Gross's Neuralgia Pills）」，充滿江湖郎中氣息的成藥行業，在十八世紀時對砷可以說是情有獨鍾。

市場上還有以砷為基礎的抗瘧疾藥，像是無味瘧疾丸和退燒滴劑（這是個賣點，因為它的替代品奎寧比較苦）。它們真的殺死瘧原蟲了嗎？不清楚。但有一些醫

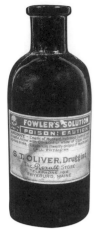

注意，標籤上有一半都是有毒警告和解毒方法。

生態度嚴厲地指出，砷可以「透過殺死病人來治療發燒」。一位叫做托瑪斯·福勒（Thomas Fowler）的醫生認為砷是有幫助的，於是他開始研製自己的配方，它成了最著名的含砷藥物，盛行達一百五十年之久。

一七八六年發明的福勒溶液，是1%的砷酸鉀加上薰衣草香料，以防人們誤以為它是水。據說它能治療梅毒、一種被稱為昏睡病的寄生蟲感染，並緩解瘧疾引起的發燒。由於醫生們知道砷可以「燒掉」一些皮膚疾病，所以他們把它用在癌症腫瘤上，希望能溶解腫瘤。一八一八年，一家藥房詳細描述了令人失望的結果：「很不幸，它的好效果通常只能持續一段時間，」而且對許多病人來說，「必須先讓它造成傷害才行。」它可能導致維生素B1缺乏，使人手腳刺痛，心跳加速。

以增進活力的健康補藥來說，福勒溶液只是虛晃一招，沒有實質性的東西。砷會使臉部的毛細血管擴張，因此，這些人的臉頰會變得紅潤，看起來容光煥發，很健康的樣子——但實際上他們並不覺得身體變好。和汞等許多其他的藥物一樣，砷中毒也可能導致一些令人擔憂的症狀，包括腹瀉和精神錯亂。它對身體出現影響，在現代實驗室進行測試和掃描之前的時代，這是人們知道藥物「起作用了」的方式之一（如果過度脹氣也算的話）。

除了福勒溶液，其他砷製品在十九世紀的大部份時間裡繼續被隨意使用。他們被抹在皮膚上、用來灌腸、也拿來吃。有種很受歡迎的食用方式是把砷加到麵包裡，做成「麵包丸」，或者加在胡椒裡。它也用於注射，或者以蒸氣形式吸入。有本藥理學教科書宣稱，給哺乳期的母親服用砷是安全的，她們可以用含砷的母乳治療她們的寶寶。還有人用它來治療晨吐。據

說砷可以治癒的疾病說也說不完。被蛇咬了！佝僂病！酒醉嘔吐！這些全都可以用砷治好。或者說，人們是這麼相信的。

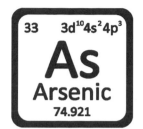

33　　3d¹⁰4s²4p³
As
Arsenic
74.921

然而，根據托拉爾德·索爾曼（Torald Sollmann）的藥理學著作，福勒溶液和含砷藥物在當時仍然被認為是「無論好處還是壞處，都是反覆無常，不可預測，無法控制」。據說，卡爾·馬克思（Karl Marx）不再使用砷劑，是因為它「讓我的思維變得太過遲鈍」。查爾斯·達爾文（Charles Darwin）的砷中毒，一般也認為是使用福勒溶液所致。使用一段時間之後，砷會使皮膚粗厚泛黑，而他古銅色的外表，無論他曾經曬過多少太陽，都指向了這種可能性。一位名叫喬納森·哈欽森（Jonathan Hutchinson）的醫生表示，砷的作用「不是增加活力，而是削弱活力，讓病人覺得冷漠而不適。」病

人們也求他：「請不要開砷劑給我，因為砷總是讓我很不舒服。」

那另一個在架子上放著福勒溶液的人呢？瑪麗·弗朗西斯·克雷頓。要達到查爾斯體內的砷含量，得讓他喝下幾加侖福勒溶液才行——這樣的份量要摻在幾份布丁裡可不是件容易的事。這種難以置信的毒藥量，查爾斯是怎麼吃進去的呢？

瑪麗的律師認為，說不定他是刻意服用砷劑的。聽起來太瘋狂了？那是因為你還沒見過嗜毒者。

史泰利亞的食砷者

嗜毒者指的是史泰利亞（Styria）的一群村民，這個地區現在是奧地利的一部份，這些村民會刻意服用砷。而且份量很大。他們也被稱為「吃老鼠藥的人」（之所以會有這個名號，是因為砷也是一種很好的滅鼠劑——瑪麗·克雷頓用在她弟弟和艾達·阿佩

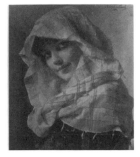

史泰利亞農家女，約一八九八年。
因為這張臉，賣出了很多毒藥。

爾蓋特身上的「滅鼠靈」（Rough on Rats）毒藥中就有這種成分，這件事閱聽大眾很快就會知道了）。

一八五一年，瑞士醫生約翰・雅各布・馮・楚迪（Johann Jakob von Tschudi）首次提到嗜毒者。顯然，這些村民會吃下少量的砷，份量可能是半顆（約三十毫克），每週數次，直到累積到八顆（約五百毫克）的致命劑量。大塊的白砷樣子很像白堊，可以灑在麵包上或「一小塊新鮮豬油上」。還挺好吃。這些砷是從「流動草藥商或小販那兒買來的，而流動草藥商和小販則是從匈牙利玻璃工匠、獸醫和江湖郎中那裡弄來的。」不是從輝瑞這種大藥廠來的，但無所謂

史泰利亞人吹噓自己的耐力和性慾變得更強，臉頰紅潤，因為體重增加所以顯然更健壯。（他們甚至也拿砷餵馬。）楚迪提到了一個擠奶女工，她想增加自己的魅力以吸引某個情人。於是她開始服用砷，「幾個月後，她變豐滿了，胖嘟嘟的，總之，就是那個鄉下小伙子最愛的樣子。」她想，為什麼要就此打住呢？這個擠奶女工不斷地增加劑量，直到她「成了自己賣弄風情的受害者」。她死於中毒，結局悲慘。非常不幸，「越多越好」這四個字要是涉及砷，就是個非常非常糟糕的理論。

奇怪的是，嗜毒者似乎對自己選擇的毒藥上了癮。如果他們停止服用，就會受戒斷反應所苦，像是食慾下降、焦慮、嘔吐、唾液過多、便秘，以及呼吸問題。他們也可能會死，除非這些嗜毒者恢復吃毒。更重要的是，並不是每個吃砷的人都容光煥發——很多人死得很慘。

那時，嗜毒者的消息震驚了全

球醫學界。在《波士頓醫學與外科雜誌》（Boston Medical and Surgical Journal，《新英格蘭醫學雜誌》前身）上，有位舍瓦利埃醫生（Dr. Chevallier）表示：「報告中的事實在我們看來太不可能，我們沒有辦法相信。」有人認為，有些被吃掉的砷其實就是白堊，江湖郎中賣的時候就是了。還有人認為，大塊的砷劑並沒有被完全吸收。最後，終於有其他醫生也寫了報告，說在許多嗜毒者的飲食中含有真正的砷，儘管缺乏現代的血液分析，吃砷者的故事依然令人難以置信。

不管人們聽了他們的故事之後如何解讀，關於嗜毒者的報告還是改變了砷的名聲，從令人恐懼的劇毒，變成了回春劑和萬能藥，這點是無可爭議的。可悲的是，「食砷美女」的概念在社會上留下了痕跡。有許多女士情願服用毒藥，因而不情願地為美麗而死。

漂亮＋死＝漂亮到死：含砷化妝品

史泰利亞擠奶女工的故事傳遍了歐洲，全歐洲的女子都想成為臉頰紅潤的美女（也許就因此忽略了她不幸的死亡）。維多利亞時代，砷、醋和白堊的混合物會導致貧血，因而使肌膚看起來更蒼白、更有貴族氣質。前面提到，砷可以擴張毛細血管，讓一些人出現健康的紅暈。但實際上，長期吸收砷反而會讓膚色泛黑，所以讓皮膚變白的可能並不是毒素，而是副成分或其他的努力（像是避開陽光或使用含醋洗面劑）。值得慶幸的是，許多化妝品中砷的劑量都不大。要是裡頭真的有大量的砷呢？聰明的消費者可能會在發現反效果時就停用這項產品了。

然而，含砷化妝品的風潮仍在持續。在十九世紀，飲用福勒溶液或用它洗臉，以及使用含砷營養補充劑和肥皂都是很時髦的事。甚至還有護髮劑標榜裡頭含有砷，一點也不管砷其實會導致脫髮，而且從

別舔牆紙

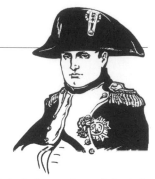

　　砷還被製成了一系列美麗的染料，像是「巴黎綠（Paris Green）」和「謝勒綠（Scheele's Green）」，用來給人造花、布料和牆紙上色。這些染料非常受歡迎，到了十九世紀中期，據說英國就有一億平方英尺「沐浴」過綠色染料的含砷牆紙。不幸的是，年長日久之後，這些牆紙的有毒紙片會剝落到環境中，或者將砷釋放到空氣裡，因而讓使用者中毒。人們一瞭解了它們的危險性，就拿它們來當老鼠藥了。

　　有種名叫「倫敦紫」的美麗染料副產品是一種神奇的殺蟲劑，可以用來噴灑植物。有害蟲嗎？牆壁看起來很無趣嗎？想殺人嗎？砷會是你的最愛。

　　一八二一年拿破崙的死被歸咎於許多因素，包括汞在內，但在他的頭髮裡卻發現了高濃度的砷。是砷害死他的嗎？它可能摻了一腳，但不可能是唯一的死因。那些美麗的綠色牆紙樣本顯示，它們可能就是砷的來源。現在我們知道了，為他精心布置的監獄很可能就是讓他生病的原因。

希波克拉底時代起就已經用來當脫毛劑的事實。

　　理性思維在這時勝出，許多人譴責這種時尚。有個醫生在一八七八年寫道：「一個男人的妻子居然這樣荒唐地在虛榮的祭壇上自焚，這男人還有什麼前途！」有個典型的案例是凱特·布萊溫頓·貝內特（Kate Brewington Bennett），根據報導，她是聖路易最美的女人，以如瓷般雪白的肌膚聞名。服用砷劑多年後，她於一八五五年去世，年僅三十七歲。這位美麗的女士堅持虛榮到生命的最後一刻，她懇求丈夫不要把她的出生日期刻在墓碑上，這樣她就能以年輕的姿態永垂不朽。她丈夫允諾了她，但還是偷偷地刻上了她的年齡。

　　在來生的某個地方，貝內特夫妻也許正因為這件事上演著一場情人間的小小爭執。

今日砷劑

說了這麼多，說的盡是毒藥、毒性和死亡！把砷做成藥丸當做藥品使用似乎是很糟的決定，比拿帶刺鐵絲當牙線還糟糕。但砷在醫學史上擁有合法地位其實已經有一段時間了。

灑爾佛散、新灑爾佛散[1]和鉍馬砷（bismarsen）都是含砷化合物，在歷經幾百年都沒找到治癒方法的情況下，它們終止了梅毒。最後，它們又被盤尼西林取代。儘管老式砷劑也能用在治療昏睡病（錐蟲病）上，但它們的毒性實在讓人無法忍受。二十世紀時，出現了更新的抗原蟲砷劑，但在一九九〇年代，人們發現它們和癌症相關，於是這些藥也被撤出了市場。

說到癌症，用途多多的福勒溶液曾經被吹捧成抗癌劑。令人驚訝的是，在這個特殊領域裡，它似乎真的做了些好事。十九世紀中期，它似乎可以暫時停止慢性骨髓性白血病的徵兆和症狀。白砷也已經用於治療急性前骨髓細胞白血病，目前正在讓許多患者恢復健康。

至少我們可以這麼說，就和許多藥物一樣，砷的名聲也很複雜。它可以是一個有殺人前科的英雄。（在第三起謀殺案之後，瑪麗終於坐上了新新懲教所[2]那張綽號叫「老火花（Old Sparky）」的電椅。殺人犯的幸運只能撐這麼久。）它可以是一種「美容劑」，只是在美容過程中會要你的命。它既能致癌，又能抗癌。帕拉塞爾蘇斯曾經說過：「所有的東西都是毒藥，沒有什麼東西是沒有毒的，讓一樣東西沒有毒的關鍵，就是劑量。」

砷似乎也不例外。

1.灑爾佛散（Salvarsan），也稱作砷凡納明（Arsphenamine）或606，是第一種有效治療梅毒的有機砷化合物，也用於治療昏睡病，它也是第一種現代化療藥物。新灑爾佛散（Neosalvarsan），又名新砷凡納明或新606，於一九一二年上市，取代了毒性更大、水溶性更低的灑爾佛散，作為梅毒的有效治療方法。由於這兩種砷化合物都具有相當大的副作用風險，因此在一九四〇年代被青黴素取代。

2.新新懲教所（Sing Sing Correctional Facility）是美國紐約州矯正與社區安全部所轄的最高設防監獄。這座監獄是以所在城鎮命名的，後來新新鎮為了避免與監獄有聯繫而改名為奧西寧（Ossining）。

金

關於魔法石、醉鬼治療法、鍍金藥丸、暖心飲品，和給娃娃用的毒品的故事

一八九三年某個星期五深夜，尤金・萊恩（Eugene Lane）在布魯克林大橋的入口處被人發現，他喝得爛醉。事實上，他已經醉到讓警察形容他「又瞎又聾又啞」的地步了。他被拖到位於曼哈頓市中心的紐約市立監獄關起來，那兒素來被人戲稱為「墳場」。

第二天，雖然他頭痛欲裂，眼神呆滯像死魚，待在「臭氣沖天的環境」裡，萊恩還能說明自己是怎麼住進監獄的。他剛剛和白原市（White Plains）基利協會（Keeley Institute）的其他畢業生一起慶祝酗酒治療計畫成功。或者我們該說，看起來似乎不怎麼成功。

萊斯利・E・基利醫生（Dr. Leslie E. Keeley）是聯邦軍隊的外科醫生，他保證他有神奇的成癮療法。一八八〇年，他開始在伊利諾州德懷特村的療養院治療酗酒和鴉片成癮。他反抗當時的醫療現狀，大聲疾呼：「酗酒是一種病，我可以治得好。」

他所謂的「治好」，其實只是「試著治好」。許多年間，往德懷特的火車上擠滿了渴望過清醒日子的酒鬼。辦完

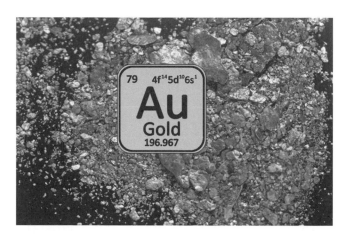

79   4f¹⁴5d¹⁰6s¹

Au
Gold
196.967

入住手續後，病人手臂上立刻被打了一針。醫生還開了滋補劑，每兩小時吃一茶匙。病人們排著長隊，以軍隊般的精確行動，等待每天多次的注射和一匙匙藥物。

　　滋補劑和注射配方是專利，受到嚴格的保護。事實上，這些配方隨著基利過世一起進了墳墓。但裡面有一種成分是他自豪地公開宣傳的——黃金。

可以喝的金子：玻璃杯裡的永生

　　基利並不是第一個對金箔滋補劑的療效信誓旦旦的人。幾千年來，人類一直嘗試以食用黃金來保持健康。但問題是：絕大多數情況

下，身體對它是無能為力的。口服之後，純金會直接排出體外，讓我們的大便比前一天更閃亮，更有價值。有很長一段時間，醫生們對這種頑固的元素束手無策。它不會發生化學變化，不混入溶液中，也不對任何人產生任何影響。連向來最直言不諱的幾個醫學專家（希波克拉底、塞爾蘇斯和蓋倫）對此也保持沉默。

　　那麼，為什麼我們會一直嘗試服用這種美麗卻似乎毫無用處的元素呢？

　　首先，就是為了永生。當然，奢華的黃金正是醫療創新轉向貪婪之處。當你需要嘔吐時，你會去拿銻；當你需要放血時，你會拿柳葉刀或水蛭，確實如此，但有時，光戰勝疾病還是有點不足。在挑戰死亡本身時，煉金術士總是一次又一次被黃金的光芒誘惑。

早在西元前兩千五百年，中國人就知道黃金耐腐蝕，於是將它和延長壽命聯結在一起。西元三世紀，煉丹家魏伯陽寫道：「金性不敗朽，故為萬物寶，術士服食之，壽命得長久。[1]」嘗試服用黃金並不是全新的概念。《本草綱目》收錄範圍從西元前二〇二年起將近兩千年時間，當中也包含了一些關於口腔和牙齦潰瘍的建議：「金器煮汁，頻頻含漱。」金施拉格漱口酒耶[2]，有人想試試看嗎？

隨著中世紀煉金術興起，對於創造可飲用黃金的追求也進入了高潮。煉金術士主要的目標是？創造長生不老藥，也就是賢者之石，能讓人永生不死的神奇物質（當然，這是在《哈利‧波特》之前。）大約西元一千三百年，一位名叫賈比爾（Geber）的煉金術士終於找出了讓黃金溶解在液體中的方法。這種叫王水（aqua regia，皇家之水）的東西是一種橙黃色的硝酸鹽酸致命混合物，飄出來的煙霧就像你平常看見的迪士尼女巫專用大鍋。神奇的是，它可以溶解純金，並且在進一步加工後，產生一種鹽——氯化金——和水混合之後可以飲用。儘管氯化金藥劑腐蝕性極強，但這依然是個突破。化學家們第一次感覺到，他們似乎可以解開這種閃閃發光的金屬讓人長壽的秘密了。

帕拉塞爾蘇斯尤其如此，十六世紀時，他心思都集中在飲用金（aurum potable）這樣東西上。他相信黃金可以讓身體「堅不可摧」，但他對這個元素可能說得有點誇張了。「飲用金可以治癒所有的疾病，帶來更新和恢復。」他宣稱這東西對狂躁症、聖維特舞蹈症和癲癇有效。而且還能「讓人心情

1.魏伯陽，名翱，字伯陽，號雲牙子，會稽上虞人，東漢著名煉丹家，生卒年不詳。此處引文出自魏伯陽所著《參同契》。

2.金施拉格酒（Goldschläger），是一種肉桂利口酒，內含金箔，一般稱為金施拉格肉桂酒。此處作者在原酒名中加了一個「gargle（漱口）」。

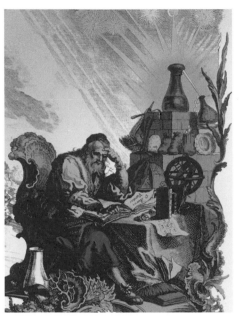
帕拉塞爾蘇斯莊嚴地思索著飲用金的事。

愉快。」

它真的治好了這些病嗎？很難說。但有一件事是肯定的，就是它絕對有毒。氯化金鹽可能導致腎臟損傷，還會引發一種叫做金熱（Auric Fever）的症狀，不僅會使患者發燒，還會讓患者排出大量的唾液和尿液。

也許在黃金還不能喝的時候，人們的生活還好一點。

鍍金藥丸、引起爭論的興奮劑，以

及其他閃亮亮的壞點子

奇怪的是，醫生們（比如說十七世紀的植物學家兼醫生尼可拉斯·卡爾培柏（Nicholas Culpeper）還是繼續用和帕拉塞爾蘇斯同樣的理由開出黃金處方（有時甚至在氯化金藥丸外再覆上一層金箔，製成鍍金藥丸，以增加效果）。缺點是病人得願意承擔風險。對於那些患有癲癇或精神疾病的人來說，黃金閃閃發光的希望依然值得一試。

令人遺憾的是，許多騙子利用黃金的誘惑力來銷售毫無用處的藥品。萊昂哈德·瑟內瑟·贊·圖恩（Leonhard Thurneysser zum Thurn）就是這樣一個推銷員。瑟內瑟是個金匠的兒子，在十六世紀時開始了他骯髒的職業生涯，他給一塊塊的廉價金屬鍍金，企圖把它們當純金出售。最後他決定，行醫才是能賺大錢的地方，於是他開始創業，製造銷售價格高昂的長生不老藥，他宣稱這些藥含有飲用金，

還給它們取了像「黃金酊劑」和「太陽特效藥」之類引人注意的名字，但這些藥裡頭很可能根本不含可溶性氯化金。整瓶閃亮亮，但沒有藥效。終於，法蘭克福的一位教授寫了一篇嚴厲的揭露文章。瑟內瑟以一種非常現代的方式失去了他的事業和財富——一場幾近醜聞的離婚。當然，這裡肯定是有個什麼教訓在的。

雖然我們在十七世紀的許多藥典中都能看見黃金，但顯然，更可能販賣這些藥劑的人是江湖郎中，而不是真正的醫生。畢竟醫生們還沒能證明黃金對身體有什麼有益的影響。但是，當你掌握了強大的營銷手段，誰還會在乎實證研究結果這種小事呢？黃金藥劑販子最愛用的保證是，黃金具有「強心（cordiality）」作用，這裡指的不是友好的意思，而是對心臟有良好溫暖的效果（cor在拉丁文中意為心臟）。因為古代煉金術士認為黃金代表太陽，而心臟在生理上等同於太陽和溫暖，這是有點道理的。製作強心藥劑的時間長達數百年，為喝下它的人帶來了溫暖（通常是透過酒精），有時裡頭還漂浮著在生理上起不了化學反應的黃金微粒，讓買下它的人覺得自己得到了皇家待遇。當然，今天飲用金施拉格酒的人也同樣覺得自己受到了閃閃發亮的款待！

儘管這些藥販子對產品撒了謊，但這說不定是最好的結果。沒錯，這些補藥和酊劑不含黃金，但反正，你可能也不想吃到真東西。除了會引起發燒的鹽，煉金術士還偶然發現了一種叫做「雷酸金（又名雷爆金，fulminating gold）」的東西，這是一種金、氨加上氯的有毒組合。這種化合物還被吹捧成「溫暖心臟的強心劑」，轟動了醫藥界。我們指的是字面意思：它有一種會自爆的可愛特性，對縱火狂來說非常棒，對病人來說就沒那麼好了。有時候，創新未必是好事。

到了十八世紀，黃金依然毫

無進展，也失去了原有的光彩。醫生們開始聽從化學家的意見，否定了煉金術框架下黃金的藥用潛力。有些人，像是赫爾曼·布爾哈夫（Herman Boerhaave）就說，黃金：「除了用來炫耀之外，在醫學上沒什麼用處。」

但是，想讓這種金屬完全失色，需要的不僅僅是少數批評家和火爆的發洩。藥用黃金餘命未絕，仍在苟延殘喘。

性、毒品和酒精：用於性病和酒精中毒的黃金

十九世紀時，對於梅毒療法的迫切需求又讓黃金重返醫學舞台。儘管在性病治療上汞更受歡迎，但有些人還是轉向了黃金，也就是腐蝕性較低的氯化鈉和氯化金。它似乎很有效，就跟當時許多治療梅毒的藥物一樣，因為梅毒症狀會自行緩解。傳聞的力量起了作用，黃金再度以藥丸、潤喉糖、金鹽粉的形式回歸，甚至還出現了一種針劑和

滋補藥水，宣稱可望治癒一種影響成千上萬人的疾病——酗酒。

萊斯利·基利醫生不是笨蛋。事實上，在當時，他把酗酒當成一種疾病而非個人失敗，是非常令人震驚也極具開創性的想法。但是一天四針再加上一口滋補藥水，真的能治好成千上萬的美國酒鬼嗎？基利認為可以。他吹噓說，他的黃金針劑治癒率達到了驚人的百分之九十五。

首先，那些針劑裡真的有金子

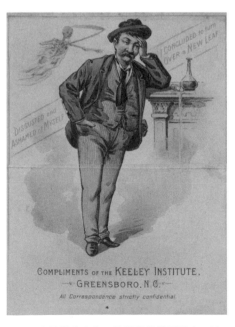

基利分支機構的廣告。飛翔的骷髏是神來一筆。

嗎？哪怕只有一丁點兒？這是他廣告中最誘人的部份。但基利堅持不肯釋出配方。有幾次，他親自提供樣品進行測試，確實在注射液中發現了微量的金。

而其他人在未經基利允許之下進行的秘密測試，不管在藥劑或針劑中都沒有發現夠份量的黃金。然而，他們卻真的發現了許多有意思的成分：嗎啡、大麻、古柯鹼、柳樹皮萃取物[3]和酒精。還有其他分析發現了番木鱉鹼和阿托品[4]。在美國各地，基利的藥是很容易弄到手的，不管是從他的機構買還是透過郵購。在它們最受歡迎的時候，基利的藥普遍被稱為「毒品」。如果玩遊戲時娃娃生了病，孩子們還會用「毒品」威脅自己的娃娃趕快好起來。這也解釋了為什麼逮捕尤金・萊恩的警察說，尤金似乎被「他們在基利醫生那兒服用的某些

藥物」弄得神智不清，聽不懂人話。

至於黃金呢？那似乎只是給治療方式鍍金的手法，這種治療方式可能更像是在病人艱難的戒酒過程中讓病人鎮靜，而不是真的治癒他們。當時的批評者報告了他們自己的數據，聲稱最初只有兩成到五成患者戒了酒，而不是基利吹噓的百分之九十五治癒率。再考慮到缺乏強制性的長期追蹤數據，最終的數字可能還要低很多。

一九〇〇年基利去世後，公司和他一個早期的合夥人佛瑞德・哈格雷夫斯（Fred Hargraves）展開了一場法律大戰，佛雷德聲稱這些藥方中根本沒有黃金。早期他和基利曾經用黃金配方治療過一個人，結果那個人死了。這不是個樂觀的結果，但他們依然保留了「黃金療法」的名號。看來以下的觀點

3.柳樹皮含有天然的水楊，吸收後經酵素轉化成水楊酸，是一種天然的止痛藥。在西方現代製藥技術未普及之前，柳樹皮萃取物就是當時唯一的止痛藥水。

4.番木鱉鹼（Strychnine）又稱馬錢子鹼，是一種劇毒的化學物質。對人類有劇毒。賜死南唐末代君主李後主用的牽機藥可能就是番木鱉鹼。阿托品（Atropine），是一種用來治療神經毒氣或殺蟲劑中毒的藥物，存在於數種茄科植物中，如顛茄、天仙子、曼陀羅及茄參等。

瘋狂與藍人

藥用銀也許沒有黃金那麼閃亮奪目，但它確實擁有更多內涵。今天，銀是一種外用的抗菌劑，在古代則用來抗腐敗──這個名聲一直延續到美國拓荒時代，據說他們會把銀幣扔進牛奶桶裡以保持牛奶新鮮。

煉金術士將銀和精神及月亮連結起來（類似黃金和太陽的關係），從而產生了像瘋狂（lunatic）這樣的精神障礙用詞。那些從湯匙裡攝入了足夠的銀，因而改變了膚色的富人被稱為「藍血人（blue-bloods）」。今天有

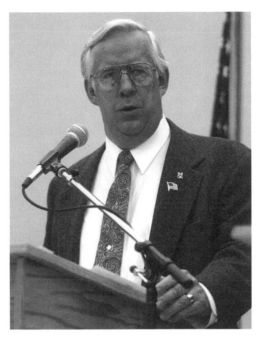
一個藍得很徹底的自由黨人。

些支持銀的人就和從前的銀愛好者一樣，為了防止感染攝取了大量的銀，導致他們的皮膚變成藍色（這種情況稱為銀質沉著症，argyria）。自由意志黨（Libertarian Party）政治家斯坦·瓊斯（Stan Jones）在二〇〇〇年至二〇〇六年間兩度競選參議員和蒙大拿州州長，但都以失敗告終。他為了應對千禧蟲[5]危機喝下大量的膠體銀之後，得了嚴重的銀質沉著症，因為他以為會出現抗生素短缺。他在對記者談到自己的灰藍色皮膚時，說：「人們問我這是不是永久性的，還是說我其實已經死了。我告訴他們，我是在為萬聖節做練習。」或許是為了參加藍色小精靈大遊行，說不定喔。

5.千禧蟲危機（Year 2000 Problem，簡稱Y2K），是指由於電腦程式設計的一些問題，使得電腦在處理二〇〇〇年一月一日以後的日期和時間時，可能會出現不正確的操作，從而可能導致一些敏感的工業部門（比如電力，能源）和銀行、政府等部門在二〇〇〇年一月一日零點工作停頓，甚至發生災難性的結果。

已經夠讓基利滿意：「每樣東西裡頭都有微量的黃金，海水中，泥土裡——所有的東西都有。只要裡頭有一點點黃金，那也就夠了。」

顯然，廣告裡閃閃發光的東西並不都是金子。它當然是治不了酗酒的。

只要問問尤金・萊恩就知道了。

現代鍍金時代

如今，人們聽到黃金在醫學工具箱中確實具有合法的地位，反而會感到驚訝。唉，人類以飲用金之名做了那麼多努力，那些藥劑要不沒用，要不就是太毒。但它的其他形式用途卻很多。膠體金——一種極微細的金和其他物質的混合物——可以用在電子顯微鏡檢查上。我們還要感謝黃金合金填補了我們的蛀牙洞。奈米金粒子作為癌症療法，目前正在進行研究；它們會優先聚集在腫瘤細胞中，可以與蛋白質和藥物結合，還可能增強某些療法的效果。

黃金化合物，無論是針劑或藥丸形式，都能用於治療風濕性關節炎，可能是由於它們具有抗發炎特性（原因尚未完全瞭解）。有時候這些黃金化合物會產生嚴重的副作用，其中之一就是金質沉著症（chrysiasis）。那是黃金微粒（大約需要八克左右的黃金微粒——好幾年的治療時間）積存在皮膚色素細胞中，加上暴露在陽光下，會使病人的皮膚呈現黯淡的藍灰色。就皮膚來說，給一個人的身體鍍金沒什麼幫助，但也不會要你的命。還記得詹姆斯・龐德《金手指》（Goldfinger）電影中那個死於「皮膚窒息」的金色女人嗎？那是個相當引人注目的場景，但它只是亮瞎人的眼而已，並不科學。

現代藥用黃金的用途非常少，這一點也不奇怪。這麼多年來，它的光芒始終遠超過它的價值。

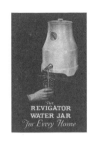

鐳與氡

關於中毒的花花公子、居里夫婦、鐳栓劑，和如何輻照你的飲用水的故事

一九二七年的一個深夜，四十七歲的實業家、社交名流兼花花公子埃本・拜爾斯（Eben Byers）從他的私人包租火車臥鋪上摔了下來。

那天晚上，他心情很好，因為他剛剛看完他母校耶魯大學一年一度的足球比賽，他們擊敗了哈佛大學。在球隊獲勝的鼓舞之下，拜爾斯在「咆哮的二〇年代¹」辦了場只有多金的花花公子才能在私人火車上辦的派對（也就是我們每週五晚上都希望能參加的那種派對）。

在那深夜狂歡中，拜爾斯重重地摔了一跤，弄傷了手臂。幾天後他待在他舒適的豪宅裡，手臂依然感到疼痛，於是他求助於他高薪請來的醫生。醫生們被難倒了。儘管他們盡了最大努力，拜爾斯的手臂疼痛卻完全沒有減輕。這次受傷對他重要的高爾夫比賽產生了不利影響。（他曾經在二十一年前，也就是一九〇六年，獲得了美國業餘錦標賽冠軍。）

1.咆哮的二〇年代（Roaring Twenties），指西方世界和西方文化中一九二〇年代的十年間。這是一個持續經濟繁榮的時期，在美國和西歐具有獨特的文化優勢。這十年中激動人心的事件數不勝數，因之有人稱這是「歷史上最為多彩的年代」。

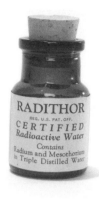

鐳補，在三重蒸餾水中加入兩微居里的鐳。
拜爾斯每天要喝三瓶。

對這位有錢的公子哥兒來說，比這更糟的是，這次受傷抑制了他狂熱的性慾。

這位聲名狼藉的好色之徒急著找解決辦法。在不知所措的情況下，拜爾斯的一個醫生建議他嘗試一種名叫「鐳補」（Radithor）的新專利藥。鐳補是紐澤西州的貝利鐳實驗室（Bailey Radium Laboratory）生產的，每瓶鐳補都保證含有兩微居里的鐳，這是醫學界的新秀，相當有發展潛力。他們大肆宣傳鐳補是可以治療一百五十多種疾病的萬靈丹，包括消化不良、高血壓和陽痿在內。除此之外，這位提出建議的醫生和其他開出鐳補處方的醫生，都從製造商那裡得到了17%的豐厚回扣，反正這對他們沒什麼壞處。

拜爾斯開始服用這種藥。當他的手臂疼痛緩解之後，他開始相信鐳補增加了他的活力。一九二七年

十二月起，他開始每天喝三瓶鐳補，是每日推薦量的三倍。這是他的財力才做得到的奢侈，因為要維持這樣的劑量，一般人根本負擔不起。這算是件好事——到了一九三一年，這位實業家已經累積了相當於照幾千次X光的輻射劑量。

對拜爾斯來說，不幸的是，這種程度的輻射並沒有把他變成漫威超級英雄。它緩慢而恐怖地殺死了他。

看哪！鐳的力量！

眾所周知，鐳是瑪麗·居里和皮埃爾·居里夫婦（Marie and Pierre Curie）發現並分離出來的，他們最終因為這個科學突破獻出了健康，對瑪麗來說，獻出的是她的生命。二十世紀初，鐳因為具有摧毀癌細胞的驚人能力而受到醫學界的歡迎。當然，鐳的問題在於，它不太像熱追蹤導彈，而更像核彈。可以影響它遇到的所有細

胞，不管它是不是有癌變。

然而，在鐳的危險性被完全瞭解之前，這種短命（因為只有半條命？）[2]的元素卻成了當紅炸子雞。一九〇二年，居禮夫婦首次從一種富含鈾的礦石中分離出氯化鐳，這種礦石現在稱為「鈾礦」。（簡單介紹一下：隨著鈾的分解，它會轉變成其他元素。鐳只是從鈾到鉛這列單向分解火車上的一個站點而已。）瑪麗稱這種新元素為「我美麗的鐳」，它散發出放射線和醫學前景的光芒。鐳的半衰期是一千六百年，輻射水平大約是鈾的三千倍。它極為罕見，也極度迷人。（還極度危險，我們稍後會講到這點。）

不到一年後，皮埃爾·居里在評論鐳能夠對人體造成深度燒傷時表示，鐳可能有治療癌症的潛力。初步結果很有希望，尤其是對皮膚癌。第二年，也就是一九〇四年，倫敦查令十字醫院的醫生約翰·麥克勞德（John MacLeod）發明了一種「施鐳器」（radium applicators），就算是內部癌症也能治療，使腫瘤縮小。

這個發現的重要性可以說再怎麼強調也不為過。和癌症的戰爭一連輸了幾世紀之後，我們終於有了一個盟友，而且它甚至還會發光！因此，在二十世紀早期，醫生們除了治療癌症，還試過用鐳治療高血壓、糖尿病、關節炎、風濕、痛風和肺結核，這也就不足為奇了。

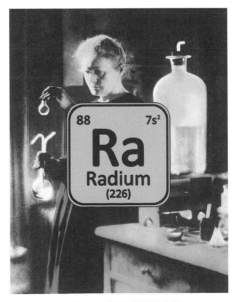

瑪麗·居里和她發光的「美麗的鐳」。

---

2. 作者玩了一個雙關，將「half-life」直譯為「半條命」，其實這個字的意思是「半衰期」。

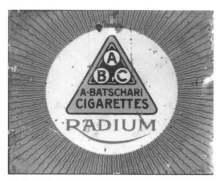

含鐳香菸，有人想試試嗎？

儘管一九〇六年通過了《純淨食品和藥品法案》，鐳依然完全不受監管，因為它被歸類成一種自然元素，而不是藥物。於是全國各地的江湖郎中開始利用鐳的神秘特性謀取私利。（廣告像雨後春筍般出現在報紙上：「放射出青春與美麗」、「鐳正在讓成千上萬人恢復健康」，以及「非凡的新式鐳乳霜，立即消除關節和肌肉疼痛！」）

唯一值得慶幸的是，由於鐳實在太稀有，所以極其昂貴。因此，美國各地賣藥騙子兜售的大部份放射性產品實際上根本不含放射性成分，這種供需過程中出現的怪現象無疑拯救了數百人、甚至數千人的性命。

氡、振盪器和其他器皿

第一波進入非處方藥市場的放射性產品是以水為基礎的。醫學觀點認為，氡（由鐳分解後產生的氣體）是二十世紀初流行的溫泉中有療效、讓人有活力的原因，這當中尤其以阿肯色州的溫泉最為有名（見頁64專欄，「鐳溫泉旅館」）。沒有人確知溫泉究竟為什麼會有療效，但一旦確認有氡存在，就不難推斷出這是輻射造成的。然而，氡有一個嚴重的問題。在它衰變或蒸發到空氣中之前，它留在水中的時間非常短。

今天，我們很清楚地想把氡從我們的飲用水中去除，這自不用說。但在二十世紀早期，欣欣向榮、蓬勃發展的設備製造業做的卻是完全相反的事。除了泡在含有氡的水池裡之外，許多人認為喝放射性水也是個好主意，有點像今天喝健康飲料一樣。在水裡添加氡最

成功的一個設備叫「鐳礦給水器（Revigator）」，由 R. W. 托瑪斯（R. W. Thomas）發明，並在一九一二年獲得專利。人們形容這個給水器是個「放射性水缸」，這基本上是事實——它是一個由含鐳的鈾礦石製成的大罐子，上面有個水龍頭。他們要求消費者每天晚上把罐子裝滿，然後「自由暢飲」，平均每天喝六到七杯。鐳礦給水器就是你自家專屬的放射性泉水，保證能生產出「健康飲料」。如果你一天結束了水還沒有喝完呢？廣告鼓勵消費者拿這些水去澆花！

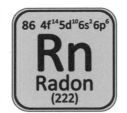

86 4f¹⁴5d¹⁰6s²6p⁶
Rn
Radon
(222)

除了用比建議飲用水的鐳濃度高大約五倍的水慢慢毒害人們之外，「鐳礦給水器」的另一個問題，就是它不方便攜帶。市場上出現了幾個類似、但更小的設備，像是托瑪斯錐體（Thomas Cone）、季默輻射器（Zimmer Emanator）和鐳輻射器（Radium Emanator），這些設備的運作原理都很類似，你只要把它們放在你要喝的水裡就行了。（這些設備統稱為「輻射器」，通常是用一種叫做釩酸鉀鈾礦（carnotite ore）的含鈾原生礦製造的。鈾會逐漸分解，按順序產生鐳和氡，進入水中，讓水具有放射性。）終於，你不管人在什麼地方都可以製造輻射水了。流動推銷員也可以放心，他們晚上在路邊汽車旅館喝的水，絕對都是適當輻射處理過的。

隨著人們越來越清楚氡和鐳之間的關係（就放射性強度來說，鐳基本上是氡的平方），沒過多久，製造商就開始推出產品，讓消費者直接食用鐳，或者將鐳塗抹在皮膚上。整個一九二〇年代，市場上出現了各種含鐳的美容用品，包括美容霜、藥膏、肥皂和牙膏。是的，牙膏。在一九二〇年代，光有潔白的牙齒是不夠的；那些珍珠般的小牙還得會發光才行。

用護襠和栓劑「給你的腺體一點電離輻射」

　　對於放射線究竟是如何對人體產生好處的，醫學界一直有爭議。有些人聲稱鐳是直接作用在患病部位，有些人則認為它會刺激內分泌系統，尤其是腎上腺和甲狀腺。有一段時間，大家一致認為，健康的人體端賴於電離輻射，也就是X射線和伽馬射線。

　　在生產埃本・拜爾斯昂貴的「鐳補」之前，威廉・貝利還發明了「內分泌放射器（Radiendocrinator）」，那是一條鍍金的帶子，裡頭裝著鐳，病人（或受害者）可以將它戴在任何需要恢復活力的身體部位。你看，內分泌放射器產生的伽馬射線就會「給你的內分泌腺體照電離輻射」。這個概念是，電離（也就是輻射）內分泌系統會增加激素產生。或者，用一種讓不那麼聰明的民眾更容易理解的方式說，這個裝置的工作原理，就是「照亮身體陰

暗隱密之處」。內分泌放射器甚至可以用一條特製的帶子固定在陰囊下，為性趣缺缺的陰莖提供能量。

　　一九二四年，貝利在美國化學學會發表了一篇演說，對於鐳的醫療潛力無比樂觀，這次演說是他職業生涯的頂峰。他告訴他們：「我們已經走到了絕境，疾病、衰老，事實上，還有生死本身，這一切問題都歸因於內分泌。」貝利相信（或者至少他自稱相信，因為貝利的真實想法都被他的市場營銷掩蓋住了），衰老是因為內分泌腺逐漸衰退造成的。透過輻射或「電離」內分泌腺，鐳可以讓它們恢復活力，也因此可以讓衰老的人回春。他補充說：

　　根據內分泌放射器的明確臨床經驗，我確信，現在有了一種電離方法，我們可以肯定地、幾乎毫無例外地延緩衰老的進程，為那些生命的陽光正沉入長夜紫色暗影中的人提供相對正常的新功能力量……布滿皺紋的臉，拉長的皮膚，呆滯

的眼神，無精打采的步態，錯誤的記憶，疼痛的身體，失去生殖能力的破壞性影響，這一切都意味著內分泌表現不完善。

貝利並不是唯一關注鐳和腺體之間關係的人。總部位於科羅拉多州丹佛市的家用產品公司（Home Products）想出了一個超級絕妙的點子，把動物腺體製成的藥片和和鐳補充劑結合起來，作為性方面的療法，幫助「沮喪的虛弱男人噗嚕噗嚕地噴湧出歡樂的活力。」

那些不幸用過維他鐳（Vita Radium）的男人肯定會噗嚕噗嚕出什麼東西來，因為這些鐳補充劑是栓劑。鐳栓劑。病人們實際上就是在往自己的屁股裡塞鐳。

然而，女性的情況還要更糟。為了解決「性冷感」這個永恆的女性問題，家用產品公司生產了「女性專用栓劑」。他們宣稱在陰道內插入這些鐳栓劑可以治癒各式各樣的性疾病，而且更重要的是，可以

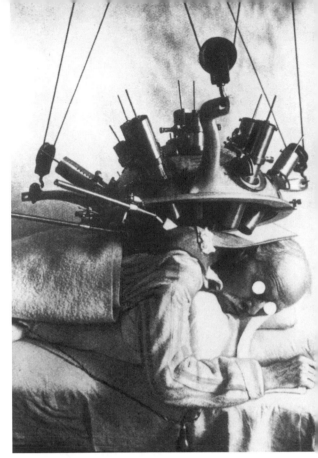

一九二五年在比利時，一位頸部癌症患者接受「鐳彈」（radium bomb）放射治療。鐳彈的放射線來自十三個輻射源，以不同的角度聚焦在組織上。

重燃她們的性慾。

實業家的慘死

到了一九二七年底，我們富有的實業家埃本·拜爾斯每天都要喝好幾瓶鐳補，他堅信這是他健康改善的原因。拜爾斯懷著新皈依者的熱情，開始向朋友、同事和女性「熟人」致贈一箱箱的鐳補，上

頭還蓋著他熱烈認可的印章。（當中有位瑪麗·希爾（Mary Hill）早他一步過世，很可能也是死於輻射。）他完全被這種專利藥迷住了，甚至給他最喜歡的賽馬餵了一些。一九二〇年代末，你可以在賽道上看到輻射馬，這也許是歷史上唯一的一次。

接下來的五年裡，拜爾斯喝掉了驚人的一千五百瓶鐳補。到了一九三一年，他的身體開始從內而外自我毀滅。他生命的最後十八個月，簡直就是一部活生生的恐怖電影。

一九三二年三月三十一日，這個曾經是大眾情人的健壯男子死於肆虐全身的多種輻射性癌症，當時他的體重不到九十二磅（約41.7公斤）。他的腎臟已經完全衰竭，皮膚灰黃凹陷。他的大腦有膿腫，讓他幾乎成了啞巴，但神智完全清醒。在阻止癌症擴散的失敗嘗試中，外科醫生切除了他大部份的下巴。他的頭骨被輻射弄得千瘡百孔。

一位觀察家在拜爾斯輻射中毒的最後階段拜訪了他在長島的豪宅，他寫道：「很難想像還會有比這裡更華麗的環境，和更可怕的經歷。」拜爾斯死後，法醫調查顯示，連他自己的骨頭都含有危險的放射性。這位花花公子不得不葬在一個襯了鉛的棺材裡。

拜爾斯備受矚目的死成了一個分水嶺，導致美國食品和藥物管理局對鐳補展開了全面調查，隨後，聯邦貿易委員會（Federal Trade Commission）勒令鐳補停產，並且永遠不得復產。接著全國各地商店待售的每一瓶鐳補都被下架，政府在全國分發小冊子，警告人們服用該產品的危險。到了一九三〇年代初，曾經利潤豐厚的鐳專利藥品市場已經幾乎完全崩潰。

儘管貝利的公司收到了停產命令，但實際上貝利從未因為拜爾斯的死而遭到起訴。這個騙子堅稱，這是一個誤診的案例，並以自己也

經常飲用鐳補作為證明：「我喝過的鐳水比任何活著的人都多，我就從來沒有過什麼不良反應。」貝利自此逐漸不為人所知，一九四九年，貝利在麻薩諸塞州去世，享年六十四歲，相對來說算是早逝。他死於膀胱癌，這很可能是他自己輻射中毒的副產品。貝利的屍體於一九六九年挖掘出來，被發現具有高放射性，所以這個江湖郎中有一件事沒說錯：他確實言行一致。

今天的鐳

與此同時，在合法的醫學第一線，許多早期的鐳實驗人員（包括居里夫婦）也開始出現輻射引起的健康問題。醫界處理這種物質時面對的危險，再加上給病人提供不精確劑量時的危險，很快就壓過了它的治療潛力。

然而，一九二八年蓋格計數器（Geiger counter）的出現幫了大忙，科學家們終於能夠成功測量放射水平，這是他們繼續研究鐳時極

為重要的安全發展。鐳被用在腫瘤治療上，方法是將鐳包在微小的玻璃管裡，然後放在鉑製容器中，將它插進患病組織。鉑容器阻擋了不受歡迎的阿法和貝塔射線，同時允許有用的伽馬射線通過。同樣的，隨著一九四〇年代引入密封在金管（稱為種子）中的氡，醫生也能夠對鐳的衰變產物進行實驗了。（金的工作原理和鉑一樣，只允許伽馬射線逸出。）然而，氣體洩漏或樣品污染帶來的危險，最終仍導致大部份鐳在一九八〇年代停止藥用。但它仍然佔有一席之地——鐳223目前還是某些階段前列腺癌的標準

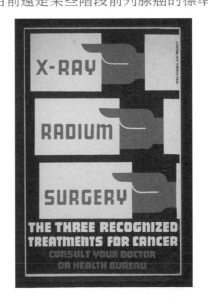

療法。今天，輻射治療（又名放射治療）最常見的方式是游離輻射束（ionizing radiation beams）。以這種形式，它和手術及化療並肩，依然是癌症的主要療法之一。

最後我們來說點稀奇的，一九八九年，科學家羅傑・麥克利斯（Roger Macklis）在一家醫療古董店買下了一瓶鐳補，他測量了它的放射性，並在《科學人》（Scientific American）雜誌上發表了令人驚訝的

結果。「我以為……鐳補的殘餘活性很久以前就已經衰減到微不足道了。我錯了。測試顯示……在生產出來將近七十年後，這個幾乎全空的瓶子依然具有危險的放射性。」

而埃本・拜爾斯在襯鉛棺材中慢慢腐爛的輻射骨頭，也強調了同樣的結果。

鐳溫泉旅館

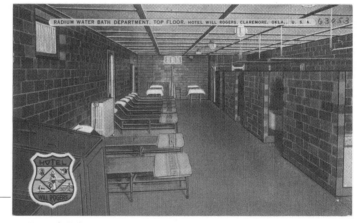

在放射性溫泉裡泡一泡，是人們最喜歡的吸收輻射方式。當人們知道氡就是鐳分解產生的氣體，而某些溫泉散發的正是這種氣體時，附近就開始出現旅館，好讓人們能參與這種放射性水的活動。

在捷克共和國的亞希莫夫（Joachimsthal）的鐳溫泉旅館裡，你不但可以泡在具放射性的水裡，還可以透過連接地下室處理槽的供氣管道直接吸入氡氣。甚至連旅館內部的空氣都刻意用輻射處理過。

另一家這樣的旅館開在威爾・羅傑斯（Will Rogers，美國演員）的家鄉，奧克拉荷馬州的克萊爾莫爾（Claremore），當時他們發現了一處硫磺泉，就把它當輻射溫泉來行銷，儘管它其實一點放射性也沒有。但二十世紀初輻射正風靡一時，這個小鎮和旅館還是成了一個重要的旅遊勝地。

女性健康恥辱殿堂

縱觀歷史，女性的醫療照護大多由男性決定。人們認爲女性不管在生理還是心理上都比較低等（這裡我們要諷刺地謝謝亞里斯多德，他曾經聲稱「女人就是失敗的男人」）。女性的器官被認爲是男性器官走樣、相反的版本，女性是「會漏的容器」（會來月經、愛哭、會分泌乳汁）。月經來潮則是一種「不潔」。

幾千年來，許多人認爲大多數女性疾病的解剖學和病理學基礎就是子宮。他們認爲這個器官極度需要照顧（儘管它會透過月經自我淨化），而且它還會到處「亂跑」，並且在全身上下狂奔時造成各種麻煩。

好傢伙，我們已經給子宮準備好一條皮帶了。也許我們該給它準備一個電擊項圈或通電圍欄，免得它帶著一群鬆垮的睪丸飛到峇里島去。與此同時，讓我們來看看女性的疾病一直以來是如何被（糟糕地）對待的。

氣味療法

歇斯底里這個詞（來自希臘單字hystera，意爲子宮）其實是十九世紀才出現的，但對於子宮又調皮又會到處亂跑的的想法可以追溯到古代。歇斯底里的症狀包括暈厥、失眠、腹部不適、痙攣、性趣缺缺、性致盎然——基本上，任何問題都可以歸咎於子宮。埃伯斯紙草卷（Ebers Papyrus，西元前1550年）認爲，解決女性的諸多問題很簡單，就是用氣味驅趕子宮，讓難以捉摸的子宮回到它該在的地方。子宮「跑太高」到上腹部去了？那就在鼻子前面放一隻臭腳，或者其他惡臭物質，就可以讓那個器官往下跑。或者也可以在陰道附近放一些甜美的氣味吸引它靠近。十九世紀時，女士們會隨身攜帶嗅鹽（sal volatile），希望聞了就能讓煩人的子宮回到正常位置，而且還有防止暈倒的額外好處喔！

子宮切除及陰蒂切除術

爲治療歇斯底里而進行卵巢切除手術始於十九世紀。如果這是女性因爲想控制自己的生育力而進行的聰明計畫，那還算好，但這種手術通常都是在未經病人同意的情況下進行的。

在一八八〇年代中期的倫敦，著名的婦科醫生艾薩克·貝克·布朗（Isaac Baker Brown）認爲，只要是能讓女性性慾滋長或獲得滿足的東

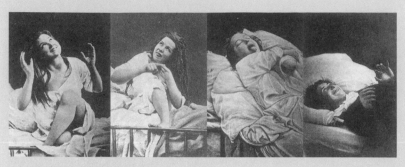

十九世紀晚期呈現歇斯底里的照片。

西都是壞，壞，壞東西。他建議並施行了陰蒂切除術，甚至連他妹妹的卵巢都沒能倖免。這種陰蒂切除術直到進入二十世紀依然存在（現在則是一種被稱為「女陰殘割」（female genital mutilation）的可怕手術，仍存在於許多國家）。一九四四年，有位病人做了這個手術，她說：「他們想阻止我自慰。」接著她又加上一句：「沒用。」

紅硝

幾千年來，要是生不出孩子，人們都會把責任推到女性頭上。人類生育的生物學知識，在當時大部份時間中都是個謎，所以也幫不上什麼忙。對於不孕，希波克拉底建議說：「要是子宮頸閉合得太緊，必須用一種由紅硝、孜然、樹脂和蜂蜜做成的特殊混合物打開體內開口才行。」

那麼，這種紅硝到底是什麼呢？它可能是硝酸鉀或硝石，用途是醃漬鹹牛肉和製作煙火。它也可能是鹼灰，或者泡鹼——就是埃及人用來乾燥木乃伊的東西。不管是哪一種，目的都是為了刺激子宮頸，讓它大開。醃料、煙火和木乃伊……嗯。這可不是什麼愉快的、讓你想和造人扯上關係的事。

蒜瓣和茴香

根據希波克拉底的說法，生育力的其他跡象，都顯示口腔和陰道之間有一條內部高速公路。所以，如果你在她的陰部附近用蒜瓣摩擦，並在她呼氣時聞到了大蒜味，那麼這個女人顯然是有生育能力的。另一種氣味變化包括讓她喝茴香水；要是第二天她的肚臍會癢，那她就是一部急著開工的寶寶製造機。

生孩子的動物療法

為了順利分娩，西元一世紀的學者老普林尼建議，把鬣狗的右腳放在孕婦身上以幫助分娩。（要是放了左腳，會導致死亡。天曉得「致命的鬣狗左腳」居然會出現在下毒者的裝備庫裡？）他還建議在分娩時喝豬糞粉以減輕陣痛。也許是這種氣味分散了準媽媽的注意力？

普林尼對於懷孕的建議還有：喝鵝的精液（好吧——他們是怎麼讓公鵝……或者他們就是把鵝殺了，把蛋蛋掏出來……算了，別管怎麼來的了），或者喝從黃鼠狼生殖器流出來的子宮液體。聽起來還挺美味的。普林尼還建議用狗的胎盤當接生手套，把出生到一半的嬰兒拉出來，你覺得怎麼樣？有誰願意試試看嗎？

鳥糞藥劑

《特洛圖拉（Trotula）》是一套醫學文獻，以其中一位作者薩萊諾的特洛塔（Trota of Salerno）命名，她是一位生活在十二世紀的義大利女醫生。在你開始慶祝這場女權的勝利之前，請繼續讀下去。她寫道：

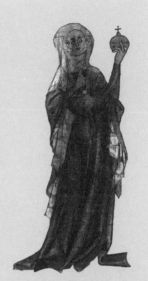

可能是薩萊諾的特洛塔畫像。

「因此，如果月經不足，女性身體消瘦，就從足弓下方的靜脈為她放血。」而為了幫助女性分娩，一種用鷹糞中白色物質製成的藥劑據說很有用。想像一下你看到處方箋上寫著這句話的感受吧。

黃鼠狼蛋蛋

《特洛圖拉》還提供了避孕建議：「抓一隻雄黃鼠狼，取出它的睪丸，然後把它活著放掉。讓女性把睪丸放在胸衣裡，用鵝皮把它們綁好……這樣她就不會懷孕了。」嗯，如果說這對性有什麼威懾作用的話，那就是你脫下一個女人的衣服，然後發現她的乳溝裡塞了一對黃鼠狼蛋蛋。但至少這對黃鼠狼來說是效果很好的避孕方式。啊，那隻沒了蛋蛋的黃鼠狼真是可憐。

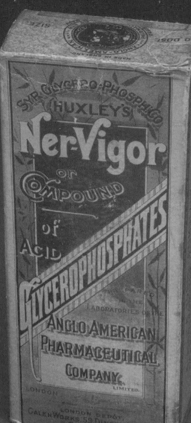

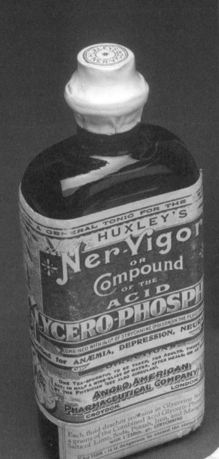

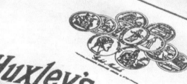

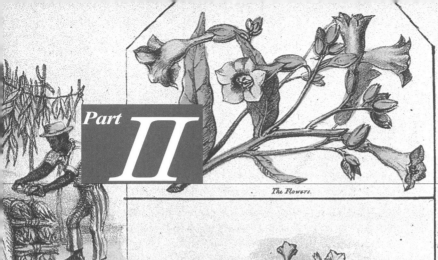
The Flowers.

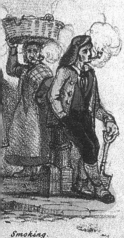
Drying Tobacco.

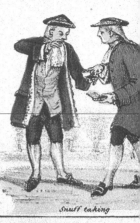
Snuff taking.

Part II

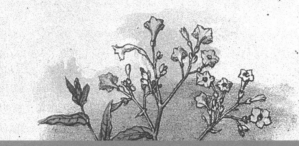

┌第二章
│02│ 植物與泥土

自然的恩賜

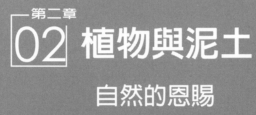

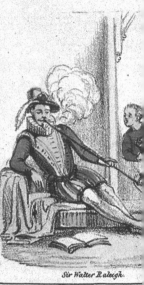
Sir Walter Raleigh.

Selling Tobacco.

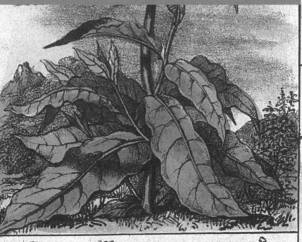

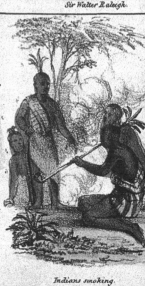
Indians smoking.

Smoking.

Seeds.

鴉片

關於戴著罌粟花冠的神、不朽之石、英雄海洛英，以及保母嗎啡的故事

哭鬧的嬰兒對耳朵來說並不容易忍受。特別是，如果你是一個生活在百年前，必須照顧十個孩子的超負荷保母，而他們的媽媽都在當地的工廠工作。或者你是個大一點的孩子，有弟弟妹妹要照料；又或者你是一個筋疲力盡的母親，再也沒辦法撐過另一個無眠的夜晚，說不定你肚裡還有一個孩子即將出生。當然，這些哭喊是個訊息，他們可能餓了，或者褲裡有大便。也可能是因為肚子痛或者長牙不舒服。但是，拜託啊，這些噪音。一雙手也只能做這麼多。

所以你可能會去拿溫斯洛夫人安撫糖漿 (Mrs. Winslow's Soothing

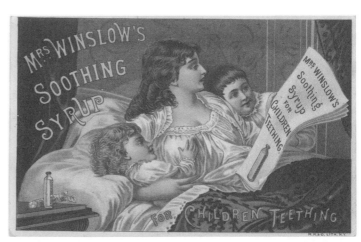

啊，這是一個母親意識到，自己終於得到了可以把孩子們打暈，然後睡個好覺的幸福。

Syrup），戈弗雷甜香酒（Godfrey's Cordial），傑恩驅風油膏（Jayne's Carminative Balsam），或者達菲萬靈丹（Daffy's Elixir），這些東西裡都含有嗎啡或鴉片，能讓嬰兒直接入睡……或者要了寶寶的命。

你可能覺得這很可怕，但是給吵鬧的嬰兒下藥是幾千年來的標準作法。埃伯斯紙草卷（西元前一五五〇年）中描述了用罌粟混合黃蜂的糞便來安撫哭泣的孩子。七世紀的醫生兼哲學家阿維森納（Avicenna）則推薦一種罌粟、茴香和八角種子做成的藥水。從十五世紀到上個世紀，教科書上推薦了各種用鴉片和嗎啡調製的不同藥物，用來處理不睡覺和長牙。如果寶寶不願意斷奶呢？我們的開國元勛亞歷山大・漢彌爾頓對此有話要說。他推薦「一點白葡萄乳清淡酒，稀釋的白蘭地潘趣酒，甚至一或兩茶匙罌粟糖漿……以防止不安和哭鬧，直到孩子忘記母乳為

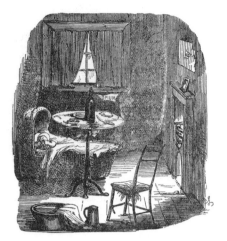

鴉片，可憐孩子的保母。

止。」

這個問題每個地方都有。在十九世紀末的愛丁堡，查爾斯・羅斯（Charles Routh）注意到，奶媽們動不動就會給她們帶的孩子或自己用藥。「要麼奶媽自己就會喝點酒，不然就是吃鴉片，到目前為止，這種有害的習慣影響範圍還限於奶水……或者，第二種情況，她直接給孩子下藥。」當然，嬰兒們就這麼睡著了，但這也意味著他們不常吃東西，就算他們生了什麼病，也會被麻醉到安安靜靜。

鴉片的甜蜜催眠（鎮靜）曲

所以，這些保母並沒有獲得任何育兒獎項。不過，利用鴉片許多特性的古老傳統還是有她們的一份。在吃下鴉片的半小時內，你會感覺心情愉快，昏昏欲睡，甚至連最難忍的疼痛也會麻木消失。聽起來很棒，對吧？等著看副作用吧：皮膚搔癢，便秘，噁心，還有危險的呼吸緩慢。噢，還有嚴重的毒癮，以及死亡。

鴉片罌粟，也就是Papaver somniferum（這是希臘文「罌粟」加上拉丁文「催眠」的意思），它為人類所知已經超過五千年了。這種花有白色、紅色、粉色或紫色，樣子像一束紙片，花瓣幾乎撐不過兩天就會隨風凋落。但不要被它的纖弱迷惑了：罌粟的力量不在於它開花時的美麗，而在於它留下的、充滿麻醉成分的結實蒴果。西元前三千四百年，蘇美人稱它為「Hul Gil」，意思是「快樂植物」。兩千年之後，鴉片使用已經傳遍了北非、歐洲和中東。把鴉片和甘草或

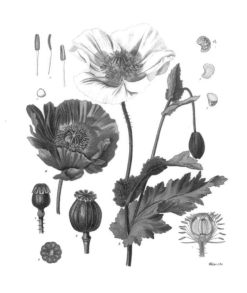

鴉片罌粟及其蒴果，包括顯示充滿麻醉性汁液的乳管橫截面。

香脂混合，據說可以治百病。在古埃及，據說女神伊西斯（Isis）曾經給了太陽神「拉（Ra）」鴉片讓他治頭疼。因為就算是神也會頭疼的，對吧？

在古希臘，神經常被描繪成手拿罌粟或戴著罌粟花冠的樣子。鴉片和許多提供各種形式甜蜜慰藉的神有關，像是：黑夜女神倪克斯（Nyx，夜晚）、睡神許普諾斯（Hypnos，睡眠）、死神桑納托斯（Thanatos，死亡）和夢神摩耳甫斯（Morpheus，夢境）。西元前

四世紀，希波克拉底就已經對鴉片的危險有了公允的認知，並建議人們在睡覺、止血或止痛，以及治療女性疾病時要盡可能少量使用。荷馬曾經寫過一種可能是以鴉片為基礎的藥物，稱為「忘憂藥」（nepenthe），海倫把它給了忒勒瑪科斯（Telemachus），讓他忘記悲痛。毒芹加鴉片則是一種致命的組合，用於處死囚犯。鴉片相當有用，但它會被濫用，而且濫用的情況多不勝數。

西元二世紀時的蓋倫，對於鴉片藥用這件事實在愛得有點過頭。他認為它可以治好眩暈、耳聾、癲癇、中風、視力不良、腎結石、痲瘋病，以及，喔，幾乎所有疾病。畢竟，它確實讓人們感覺好多了。七世紀時，阿維森納寫了一篇關於鴉片的論文，列舉了它的種種好處。他在《醫典》（Canon of Medicine）中記載的內容非常有意義——他說鴉片有助於緩解痛風疼痛，可以治療慢性腹瀉，並且讓失

眠的人安然入睡。從後一種意義上來說，鴉片可以說是世界上已知最古老的一種催眠藥物。他甚至認為它對性慾失控的人有幫助：「性慾高得令人不安的病人，可以局部使用鴉片類藥物。」呃，好吧。

阿維森納警告他的讀者，他觀察到鴉片中毒的症狀——呼吸困難、搔癢，以及失去意識。我們很容易想像，在沒有對劑量或生產進行監管的情況下，藥物過量並不罕見，所以阿維森納才發出這樣的警告。但諷刺的是，他的死因可能就是歷史上第一個記錄在案的鴉片過量。他顯然有腹部絞痛的毛病，他的僕人給他吃了過量的藥，想趁機偷他的東西。喔，還有，他當時的性生活也稍微多了點（所以降低性慾理論也就到此為止了）。沒過多久，他就死了。（自我提醒：肚子痛加上過度的性以及鴉片是會要命的。當然可能還有更糟糕的死法。）

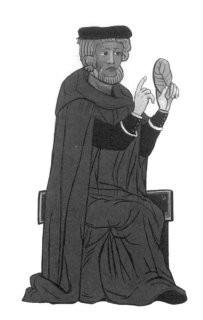

帕拉塞爾蘇斯，鴉片酊的發明人。

鴉片升級：鴉片酊

十五世紀鴉片在歐洲的大爆紅可以歸功於帕拉塞爾蘇斯。這位名醫稱鴉片為「不朽之石」（the stone of immortality），一般相信他就是鴉片酊的發明者，他謙虛地說鴉片是「更勝於一切史詩般的藥物。」有個和他同時代的人叫約翰尼斯・奧波里納斯（Johannes Oporinus），他說：「他有一種他稱之為鴉片酊的藥丸，看起來像老鼠屎……他吹得天花亂墜，說他可以用這些藥丸讓死人醒過來。」

帕拉塞爾蘇斯的老鼠屎鴉片酊（laudanum，來自拉丁文的 laudare，意為「讚美」）據說是由百分之二十五的鴉片，加上木乃伊（你沒看錯，請參閱〈食人與屍藥〉，頁217）、從牛消化道取出的牛黃、天仙子（henbane，一種鎮靜和致幻植物）、琥珀、粉碎的珊瑚和珍珠、麝香、油脂、雄鹿心臟的骨頭（什麼？），以及獨角獸的角（更可能是犀牛或獨角鯨的角）混合而成。有一些配方包含了青蛙卵；其他配方則要求加入橙汁、肉桂、丁香、龍涎香和番紅花。基本上，主要就是鴉片混合了許多昂貴的垃圾，（大部份）聞起來很不錯。對現狀沒有太大的改善。至於能不能讓死人醒過來？呃，不行。

到了一六〇〇年代，湯瑪斯・席登漢（Thomas Sydenham）推廣了他自己的鴉片酊，他的版本沒有帕拉塞爾蘇斯那些華麗花俏的東

西，但多了一種關鍵補充物：大量的酒精。另外他還加入了美味的肉桂和丁香。這種藥物受到吹捧，說它可以治療瘟疫。遺憾的是，鴉片酊並不能治癒瘟疫，但當疾病無情地奪走受害者的性命時，這藥也許能讓他們感覺好受得多。席登漢並不知道這件事——因為他為了躲避瘟疫，逃離了倫敦，就像⋯⋯在躲瘟疫一樣。

與此同時，鴉片成了全世界鉅額交易的大宗商品。十九世紀發生了兩次鴉片戰爭。中國的主權、毒癮和貿易協議問題在一場權力遊戲中糾纏不休，導致香港有一百五十多年時間落入英國之手。可以抽固體鴉片的煙館在世界各地到處開張，通常都是透過中國的鴉片貿易供貨。

但在西方，造成更大損失的卻是鴉片酊，也就是液體版本的鴉片。儘管它們的藥效不如純鴉片，但這些衍生藥物的威力很大，味道也更好。加入酒精只是加強了欣快感和改變心智的作用。大多數醫生都吹捧這種產品，而且它不需要處方，在家裡就可以舒舒服服地使用——不必上煙館。更容易的是可以自己增加或減少劑量，或者像經常發生的情況那樣，增加、增加、增加劑量。

不可避免地，這樣一種人人負擔得起的藥物帶來了上癮的陰影。它是一種鎮靜劑，可以暫時驅散社會每個階層的所有困難。在一八二一年出版的《一個英格蘭鴉片吸食者的自白》（Confessions of an English Opium-Eater）一書中，作者托馬斯・德・昆西（Thomas De Quincey）以詩意的筆調描述了自己對鴉片酊的上癮。「這是一服靈丹妙藥⋯⋯可以解決

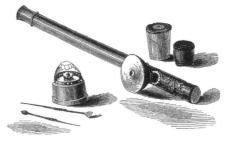

一套鴉片菸具。

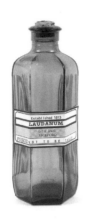

鴉片酊──貼著「不可服用」的警告標籤，
讓人一頭霧水。

人類所有的苦難……如今，幸福用一便士便可購得。」然後是壞的一面：「我似乎每天晚上都在往下沉……陷入大坑和不見天日的深淵……最終近乎徹底黑暗，就像某種令人想自殺的絕望。」

上癮可不是鬧著玩的，然而藥師們卻在出售成加侖裝的鴉片酊、鴉片萬靈丹和麻醉特效藥。以多佛氏散（Dover's Powder，又稱複方吐根散、吐根鴉片散）為例，這是一種十八世紀的成藥，含有鴉片、吐根、甘草、硝（硝酸鉀，特別適合用來做炸藥和醃豬肉）和硫酸酒石（硫酸鉀，一種肥料）。多佛氏散在治療感冒發燒的同時，還可以讓人睡著……永遠不會醒的那種。至於它的有效劑量──七十粒──藥物發明人托馬斯・多佛（Thomas Dover）說：「有些藥師希望他們的病人在冒險服用這麼大的劑量前

先立下遺囑。」

嗯，別忘了把我們的名字列上去！

嗎啡：美夢還是惡夢？

當弗里德里希・威廉・亞當・瑟圖納（Friedrich Wilhelm Adam Sertürner）從罌粟蒴果的膠質和蠟質中成功提取出嗎啡時，年僅二十一歲。這時是一八〇六年。他甚至沒有受過化學訓練，只是從十六歲起就當了藥劑師的學徒。他的設備很簡陋，但他堅持了下來。他稱自己新發現的化合物為「principium somniferum」，意思是「鴉片中的催眠之源」。之後又以希臘夢神摩耳甫斯之名，為它取名為嗎啡。

來跟嗎啡說聲「嗨」吧。當然，瑟圖納必須對它進行測試。之前，他曾經用不那麼純的提取物，在狗和一隻溜進實驗室的老鼠身上進行隨機試驗。這一次，他拿自己（倫理學家們，轉頭別看了）和幾

個十幾歲的男孩（人體研究倫理審查委員會，你們也別看了）當試驗品。他報告說：「這三個年輕人的試驗結果迅速而極端。表現是……筋疲力盡，以及接近昏厥程度的重度麻醉……我則是陷入了一種夢幻般的狀態。」由於擔心他們的中毒程度過深，他給他們都喝了醋催吐。有些人吐個不停，這種迷醉的感覺持續了好幾天。

不過，他還是提出了自己的觀點。這種提取物確實是使鴉片如此誘人（以及令人作嘔）的主因。由於社會總是準備好接受更強、更純的東西，嗎啡很快就被廣泛使用。現代醫學的奠基人之一威廉·奧斯勒爵士（Sir William Osler）稱嗎啡是「上帝自己的藥」。神和神的頭疼又來了。儘管更有可能的是，他指的是一種為人類創造的、和其他藥物都截然不同的東西。

在十九世紀，放血、催瀉、水蛭和灌腸依然大行其道，但醫生們在嗎啡中發現的東西要溫和得多。

它和鴉片自此永遠佔據了藥典，被推薦用於治療疼痛和腹瀉等明顯的疾病。（多虧了鴉片，霍亂和痢疾導致的死亡人數少了很多。）但這些藥也被胡亂扔到各式各樣的病人身上。蛇咬傷、狂犬病、破傷風、潰瘍、糖尿病、中毒、憂鬱症和其他精神疾病都被「治癒」了。醫生

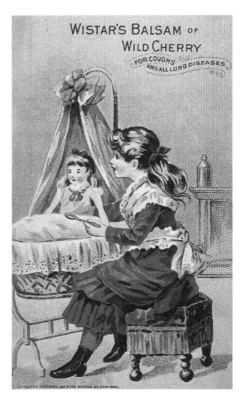

WISTAR'S BALSAM OF WILD CHERRY
FOR COUGHS AND ALL LUNG DISEASES

含有櫻桃樹皮、酒精和鴉片成分的油膏廣告（約一八四〇年）。用於「所有肺部疾病」和娛樂時間，顯然如此。

和病人都在嗎啡裡找到了一種非常舒服的藥物。

南北戰爭期間使用了大量鴉片和嗎啡，它們有助於治療痢疾和可怕的戰場創傷，但也造成了士兵成癮（人數之多，以致於鴉片成癮在當時被稱為士兵病或者軍隊病）。聯邦軍醫內森・梅耶少校（Major Nathan Mayer）就算人還騎在馬上，也會把嗎啡藥物倒在他戴手套的手上，讓士兵舔掉。

到了一八五〇年代，就在我們認為鴉片已經到達它最有效、也最容易獲得的形式時，亞歷山大・伍德（Alexander Wood）發明了現代皮下注射器。注射嗎啡的藥效更強，所需的劑量也小得多。結果嗎啡的使用變得更加廣泛，尤其在中上層階級，因為嗎啡、注射器和針這些配套裝備都很貴。

到了一八八〇年代，伍德的發明又帶來了新東西：嗎啡癖（morphinomania）和嗎啡癮（morphinism），也就是嗎啡上癮的專門術語。注射器是醫學上的奇蹟，但不幸的是，它也是一種黑暗疾病的傳播工具。

海洛英，是英雄嗎？

如果說鴉片是一種為人類帶來欣快感、止痛的禮物，那麼嗎啡肯定更好——是上天的恩賜。但鴉片和嗎啡正在造就癮君子。如此自然，人類永不滿足。我們無法抑制本能，所以我們胡亂改造大自然，不斷尋找下一個最好／最可怕的東西。在發明煙火（十三世紀）到發明電子郵件（一九七一年）之間的某個時間點，我們發明了海洛英這個怪物。

在一八七四年的倫敦，一位名叫查爾斯・羅姆利・奧爾德・賴特（Charles Romley Alder Wright）的人，正努力發明一種沒有成癮性的嗎啡。他的新鴉片製劑二乙醯嗎啡（diacetylmorphine）藥效驚人，但十年之後，拜耳實驗室的德國化學家海因里希・德雷澤

爾（Heinrich Dreser）才把這種藥物視為獲勝的賽馬，讓它成為拜耳的賺錢工具。

拜耳的另一位化學家費利克斯·霍夫曼（Felix Hoffmann）這時剛剛「改造」了阿斯匹靈。但德雷澤爾認為阿斯匹靈賺不了什麼錢，而且會使心臟「衰弱」。（每個有冠狀動脈疾病的人都在服用阿斯匹靈——請忽視這個說法。）所以他讓霍夫曼製造了一些二乙醯嗎啡，因為他知道它已經合成出來了。他在兔子和青蛙身上做了試驗，深思熟慮之後，又在拜耳的員工身上做了試驗。他們愛死它了。有些人說，這東西讓他們感覺自己很強大，或者說「彷彿英雄（heroisch，德語）。」

他們稱它為海洛英（heroin）。當然，海洛英是不會上癮的。當然，這就是每個人都在尋找的、可以取代鴉片的新止痛藥。（完全不管阿斯匹靈就是很好的止痛藥，而且至今依然是。）他

們甚至認為它的副作用更少。而且藥效非常強；幾乎是嗎啡的八倍，意思是用量更小。另外還有一個關鍵，猜猜看？

拜耳公司宣稱海洛英可以治癒嗎啡上癮。

到了一八九九年，拜耳公司每年要合成一噸的海洛英，以藥丸、藥粉、藥水，和甜味含片的形式銷往全世界。拜耳公司聲稱它可以治療肺結核、哮喘、感冒和各種原因引起的咳嗽。廣告中充滿了興高采烈的宣傳語：「海洛英能讓膚色淨白，提神醒腦，調節腸胃，事實上，它就是健康的完

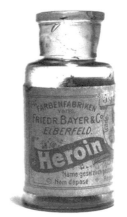

拜耳，很多人都沒意識到這家公司賣過海洛英。

美守護者。」許多醫生對海洛英不會上癮這件事毫不質疑，信以為真。《波士頓醫學雜誌》在一九〇〇年寫道：「和嗎啡相比，它多了

很多優點……它不是催眠劑，」而且幸運的是，「沒有養成習慣的危險。」但現實的醜陋逐漸現形，到了二十世紀初，就有越來越多的醫學雜誌報導了海洛英黑暗、容易上癮的一面。

鴉片類藥物的沒落和殘餘

鴉片濫用一直持續到二十世紀，國際社會終於決定採取行動。一九一二年，《海牙國際鴉片公約》（Hague International Opium Convention）承諾開啟毒品管制的時代。拜耳於一九一三年停止生產海洛英。美國隨後在一九一四年頒佈了自己的《哈里森麻醉品法》（Harrison Narcotics Act），對鴉片製劑和古柯產品的進口、出售和分銷進行管制。

一個引人注目且為社會可接受的鴉片製劑消費時代結束了。溫斯洛夫人安撫糖漿不再像一夸脫牛奶那樣容易取得。一九二四年，美國徹底禁止了海洛英。

但這無所謂了。已經有一代人沉迷其中，而且還有更多人會跟上。法律把關和處方限制依然擋不住鴉片類藥物造成的死亡。二〇一五年，美國有三萬二千人死於鴉片類藥物，其中一半服用的是處方止痛藥。

逆轉鴉片過量的藥物，像是納洛酮（Narcan），在急診室以外的地方隨處可得，無論是否有處方。但這只是一個暫時性的解決辦法。社會繼續在非法藥物以及疼痛控制和致命副作用之間的危險平衡中搏鬥。只要大片的罌粟田依然存在，只要現代醫學無法生產出更安全的藥物消除疼痛，這場戰爭就會繼續打下去。

所以，下次你在超市的貨架上看見拜耳公司出的阿斯匹靈時，你就知道它在剛出生時是如何被海洛英掩去光芒的，而那個所謂的英雄，最終卻成了毒癮世界的頭號惡棍。

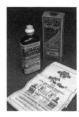

番木鱉鹼

關於中毒的馬拉松運動員、致命的樹木、性興奮劑、邪惡的釀酒商，和印度舉重運動員的故事

一九〇四年一個炎熱潮濕的日子，在密蘇里州，一大群運動員排在奧林匹克馬拉松賽起點線前。當中包括一位負債累累的古巴郵政局長（他是搭免費便車來參加活動的），兩個碰巧在鎮上的非洲部落男子（他們是布爾戰爭展的參展人員），以及美國長跑運動員托瑪斯・希克斯（Thomas Hicks）。

比賽的起點和終點位於聖路易體育場，但除此之外全部在密蘇里州的鄉村道路上進行。當時氣溫高達三十多度。賽道上有無數的山丘和爛路，經過的汽車揚起煙塵，讓情況變得更加糟糕，一九〇四年的馬拉松賽道可能是奧運史上最難跑的一條了。

那補給站呢？在十一英里附近有一口井。

一口石頭砌的井。另外，還附了一隻桶子。

我們的美國男孩希克斯，在十四英里時已經非常痛苦，他的教練決定給他一點輔助。那時提高成績的藥物距離被禁止還很久，在當時的體育比賽中依然被廣泛使用。希克斯的教練調製了一份

相當於一九〇四年的能量飲料：一毫克番木鱉鹼（沒錯，就是番木鱉鹼）混合蛋白，以減輕番木鱉鹼強烈的苦味。他喝下了它，然後繼續跑。

即使希克斯遙遙領先離他最近的對手將近一英里，碰上折磨人的山坡，他還是必須放慢速度。接著他的脫水越來越嚴重。他的教練整場比賽中都不讓他喝水，只是慷慨地讓他用「溫蒸餾水」漱口。所以，當他們打算再給苦苦掙扎的選手打一針番木鱉鹼的時候，希克斯的教練顯然不能用水去稀釋。他們的解決方法是？用白蘭地雞尾酒去混番木鱉鹼。

希克斯展現了某種人類耐力的奇蹟，設法繼續前進。最後兩英里，一位賽事官員寫道：「他機械似地跑著，像一部運轉良好的機器。但他的眼睛呆滯無神，臉色灰敗，皮膚的顏色也變深了；他的雙臂像是緊緊捆著重物；他的腿簡直抬不起來，膝蓋幾乎是僵硬的。」

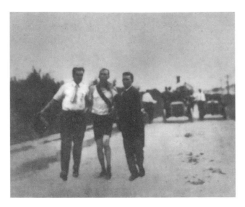

一九〇四年奧運馬拉松賽驚心動魄的結局！

是啊，那是因為這個跑者快死了。這時候的希克斯已經接近番木鱉鹼中毒的程度。再加上八月的高溫、嚴重的脫水，和以奧運水準跑馬拉松的體力消耗，希克斯真的快死了。最令人震驚的是，他的教練們還爭論著要不要給他第三針番木鱉鹼，要是真這麼做了，幾乎肯定會讓他一命歸西。

到了最後衝刺階段，他必須由教練撐著才能保持站立。一張流存至今的照片顯示，那一刻希克斯臉上的表情緊張而僵硬，可能是番木鱉鹼中毒導致的臉部肌肉持續痙攣。希克斯一瘸一拐，出現了幻覺，體重比開賽時輕了八磅，大會

宣布他奪下了一九〇四年馬拉松賽的金牌。

番木虌鹼能量飲料

儘管今天看來很荒謬，但希克斯的教練們和二十世紀初的醫學界一樣，都相信番木虌鹼可以增加能量。而且他們也不是完全錯誤。小劑量的番木虌鹼是一種短效興奮劑，可以為神經系統提供類似咖啡因的刺激。然而和咖啡因不同的是，番木虌鹼不需要太多就可以要你的命。精確地說，是五毫克。

由於具有這樣的強度，番木虌鹼自中世紀以來就被當成一種特別有效（也特別殘忍）的方式，用來毒殺老鼠、貓、狗和其他不受歡迎的生物。透過阻止甘胺酸（glycine，一種向肌肉發送神經信號的化學物質）的有效運作，大劑量的番木虌鹼會導致痛苦的嚴重肌肉痙攣。如果不加以遏制，這些痙攣的頻率和強度都會增加，幾小時內就會讓受害者因窒息或殘酷的痙攣衰竭死亡。

簡單來說，這就是個為小小的奧運馬拉松提神的東西。

或者給臨時抱佛腳準備考試的學生準備的強效能量飲料。

番木虌鹼曾經短暫擔任維多利亞時代版本的阿得拉爾[1]，在十九世紀後期雄心勃勃的醫科學生當中引起了一波熱潮，因為他們試圖戰勝對睡眠的需求。然而，萊納德・桑達爾（Leonard Sandall）在一八九六年那次份量用得有點過頭了。雖然他活著說了這個故事，但這段經歷並不算愉快：

三年前，我正努力用功準備一場考試，整個人念得「筋疲力盡」。我服用了十滴（約0.02液盎司）的番木虌鹼溶液，用等量的稀磷酸稀釋，一天兩次。服用的第二天，接近傍晚時，我感覺「臉部肌

1.阿得拉爾（Adderall）是一種含安非他命混合物的藥品，用於治療注意力缺陷過動障礙（ADHD），是一種中樞神經系統興奮劑，因為能提高專注力，治療嗜睡，和Ritalin（利他能）、Concerta（專思達）等藥物被學生稱為「聰明藥」。

肉」發緊，嘴裡有一種奇特的金屬味。我煩躁不安，很想到處走動，做點事情，而不是靜靜地坐著看書。我躺在床上，小腿肌肉開始僵硬抽搐。我的腳趾往腳底方向蜷縮，我只要移動或轉動頭，就有光束不斷從我眼前掠過。這時我知道，有嚴重的事情發生了……我全身都在冒冷汗，胸口出現心絞痛，有一種「要爆炸了」的感覺。……沒多久我就失去意識，進入了「深度睡眠」，早上醒來時，沒有任何不舒服的症狀，也沒有頭痛之類的問題，只是有種「想動起來」的欲望，下巴有輕微的僵硬感。這些症狀到了白天就消失了。

簡而言之，這就是番木鱉鹼中毒初期的感覺。這些經歷的倖存報

毒藥背後的植物

番木鱉鹼自然存在於馬錢子樹（Strychnos nuxvomica）種子中，馬錢子樹是一種原產於印度和東南亞的落葉喬木。中等大小的樹可以長到四十英尺高，看起來很像一棵長得太高的梨樹。它的花有種明顯的難聞氣味，花落之後出現的是球形的果實，每個果實有五顆包著白色果肉的種子。

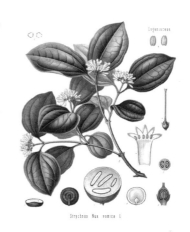

Strychnos Nux vomica L.

馬錢子樹的每個部位都有毒，即使是附在樹上的寄生植物也會吸收大量的毒素。一八四〇年，一位英國水手因淋病在加爾各答的一家醫院治療。這位水手覺得很無聊，而且行為惡劣，總在充足的休養時間中毆打醫院的僕人。

這位「每個人都喜歡」的病人很快就得到了一種治療他疾病的新藥：一種寄生在馬錢子樹上的植物——庫奇拉木隆（kuchila molung）的葉子製成的粉。

四小時後，水手死了。醫院的工作人員將這件事記錄為「一件不幸的錯誤」。

告在歷史記錄中非常罕見，因為你必須活下來才能寫報告。桑德爾很幸運，很多人沒有這種幸運。

番木鱉鹼灌腸劑以及對系統的其他衝擊

雖然馬錢子樹的種子從中世紀就漸漸傳入歐洲，並且被當成動物毒藥，但直到一八一一年，巴黎的皮埃爾·富吉醫生（Dr. Pierre Fouquier）才認真研究了番木鱉鹼對人體的藥用潛力。這種植物一直被法國醫生們忽視，直到富吉提出理論，認為番木鱉鹼幾乎像電擊一樣的能量衝擊說不定能使癱瘓病人的肢體再次恢復正常運作。

富吉手持番木鱉鹼酒精提取物，在巴黎慈善醫院（Hôpital de la Charité）強迫自己在十六名癱瘓病人身上進行實驗。他的實驗從一名三十四歲的男性室內裝潢工開始，他得了一種不斷蔓延的奇怪癱瘓，從四肢開始，一直蔓延到骨盆，最後整個人被困在床上。富吉

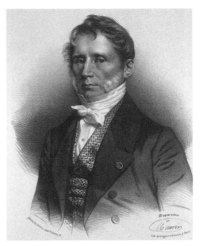

富吉醫生在給病人下毒的空檔稍事休息。

給這位裝潢工服用了提取物，起初效果不大，但很快地，隨著劑量增加，病人開始抽搐，似乎這藥「電擊」了他的系統，讓它恢復了正常功能。過了三個月，在吃下了三百一十四顆番木鱉鹼之後，這位裝潢工人從床上坐了起來，走出醫院，他的癱瘓狀態消失了。（說不定是因為再不走就來不及了。）

富吉的其他實驗就沒有那麼成功了。想想不幸的范霍夫先生（M. Vanhove）吧，他被挑中當番木鱉鹼灌腸的實驗者（讓我們先為他默哀一下）。值得注意的是，根據報告，范霍夫除了灌腸之外，還意

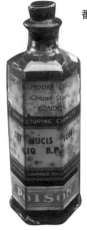

番木鱉鹼被正確地標記為毒藥！

外服用了番木鱉鹼藥丸，癲癇情形出現了一些進展。儘管他並沒有死於隨後發生的可怕抽搐（這倒是很令人震驚），但在他的健康情況不再好轉之後，范霍夫卻突然從富吉的記錄中消失了。

富吉令人不安的實驗促使其他法國科學家做了進一步研究，一八一八年，番木鱉鹼首次從種子中分離出來。法國醫生展開一系列強力實驗，研究純番木鱉鹼做為藥物的療效。結果不是很好。番木鱉鹼一般使用劑量在一到三毫克之間；然而，科學家們很快就意識到，只要五毫克就能導致致命的中毒。一不小心就會用過量，很多醫生都幹過這種事。

服用番木鱉鹼的巨大風險很快就壓過它做為藥物的潛力。但是，雖然番木鱉鹼在醫院裡失寵了，它在藥房和街頭卻越來越受歡迎。

用番木鱉鹼讓它站起來

番木鱉鹼被萃取出來之後不久，法國科學家就開始對它在性方面的應用進行實驗。他們的想法是，用小劑量得到刺激感官的好處。這不算是全新的概念：在維多利亞時代這種植物剛從印度和東南亞進口到西方市場時，就有了和性方面相關的傳言。一八三〇年代印度的一位觀察家就寫道：「我聽說，有些比較放蕩的拉傑普特人[2]，會用番木鱉作為刺激物。」

特魯索（Trosseau）和皮杜（Pidioux）兩位醫生記錄了一個二十五歲男子的病例，他在十八個月的時間中只能和妻子進行「兄弟般的交流」。在番木鱉鹼的影響下，這個男人終於可以頂天立地應

2.拉傑普特人（Rajpoots或Rajput），印度戰士民族，分布於印度中部、印度北部、印度西部與巴基斯坦部分地區。

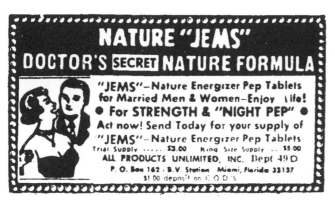

他們很會玩委婉的字謎遊戲：番木鱉鹼藥丸讓你「越夜越有勁」！

付裕如，但在停止服用這種藥物之後，他又失去了這個能力。在威而鋼尚未問世之前的時代，你至少還有番木鱉鹼可以依靠。

到了一九六〇年代，總部位於邁阿密的「所有產品無限公司」（All Products Unlimited）偶然得知了番木鱉鹼在維多利亞時代作為性刺激物的古老名聲。一九六六年，他們發佈了一種名為「傑姆斯（Jems）」的所謂春藥，希望搭上當時正在萌芽的性革命便車。傑姆斯的廣告扭扭捏捏地稱它為「已婚男女天然活力藥片」，每片藥裡都含有小量的番木鱉鹼。

這家公司很快就因為郵購詐欺被告上法庭，請注意，並不是因為他們的成分表裡有番木鱉鹼，而是因為他們聲稱服用傑姆斯對性有好處。這家公司也懶得反駁指控，所以很快就被起訴了。

獨裁者藥箱裡的番木鱉鹼

當番木鱉鹼成為主流，大量的奸商也跟著湧入，企圖從這種令人活力十足的新藥中獲利。費羅斯公司（Fellows & Company）是一個父子團隊，從加拿大開始，之後移民到倫敦，他們生產了幾種可疑的家庭偏方，像是驅蟲含片（Worm Lozenges）、消化不良苦精（Dyspepsia Bitters），和描述模糊到不可思議的金色軟膏（Golden Ointment）。然而，在開發出費羅斯次磷酸鹽複方糖漿（Fellows' Compound Syrup of Hypophosphites）之後，這家公司

確實挖到了金礦。這是一種在二十世紀初大受歡迎的專利藥品，成分中包含番木鱉鹼。詹姆斯·費羅斯（James Fellows）本人聲稱，他曾經是「二級肺癆」（即肺結核）的受害者，這種糖漿讓他完全康復，他的個人見證立刻讓產品銷售大獲成功。

費羅斯糖漿被大肆宣傳，說它對於「治療貧血、神經衰弱、支氣管炎、流感、肺結核和兒童消耗性疾病，以及耗損元氣的疾病康復期」非常有效。

他們建立了一個嚴重依賴「推薦」力量的營銷計畫，透過這個計畫，費羅斯公司從他們的番木鱉鹼非處方藥中獲得了可觀的利潤，這種藥每瓶十五盎司，售價七先令。以當時的物價標準，價格是相當昂貴的，但瓶子上的深紅色明膠封條（請在這裡暫停一下，發出「噢」和「啊」的讚嘆聲）讓一切都顯得物超所值。

另外還有一種和它競爭的商品叫做伊斯頓糖漿（Easton's Syrup），它是一種補藥，雖然沒有費羅斯糖漿那麼受歡迎，但它的番木鱉鹼含量是費羅斯的兩倍。一九一一年時，每品脫中含有六液體盎司，只需要四分之一品脫就能達到致命劑量。

另一種名叫美塔通（Metatone）的番木鱉鹼滋補藥水於一九三〇年推出，每盎司含有二十五分之一格令（grain）番木鱉鹼。今天這種藥在英國依然很容易買到，美塔通被宣傳成一種病後恢復健康活力的補品。然而，番木鱉鹼並沒有出現在成分表中，它在一九七〇年時已經被悄悄刪除了。

番木鱉鹼也悄悄地進入了德國的一種消化藥物，稱為科斯特醫生抗脹氣片（Dr. Koester's Antigas Tablets）。一九四〇年代初，西奧多·莫爾雷（Theodor Morell）醫生開始給他的一位病人開這種藥片，這個病人因為吃素而常常便秘脹氣。醫生建議他的病人

每天服用八到十六片，他乖乖地吃了九年，直到二戰結束，他在柏林的一個地堡中自殺身亡為止。

是的，阿道夫‧希特勒（Adolf Hitler）在他的恐怖統治期間服用了接近致命劑量的番木鱉鹼。隨著時間過去，番木鱉鹼粉末也在他的腸道中越積越多，從另外一個方向說，希特勒在接近生命終點時所表現的越來越古怪的行為，

 ## 苦啤酒：摻了番木鱉鹼的啤酒醜聞

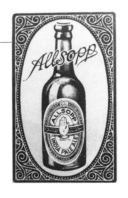

一八五一年，有傳言說，英國一家主要啤酒廠商「艾爾索普的艾爾啤酒」（Allsopp's Ales）在印度淡色艾爾啤酒（IPAs，India Pale Ale）裡摻了番木鱉鹼，以增加苦味。正如所有的啤酒老饕都知道的，印度淡色艾爾啤酒是一種啤酒花用得非常多、也非常苦的啤酒。艾爾索普公司被控在釀造啤酒時在啤酒花裡添加了番木鱉鹼，這是一種更便宜，毒性也更大的替代品。

謠言越演越烈，亨利‧艾爾索普（Henry Allsopp）不得不親自委託兩位著名的英國化學家做出一份獨立報告，證明艾爾索普啤酒確實不含番木鱉鹼，這份報告挑戰了一句老諺語：「世上沒有所謂的負面新聞這回事。」

英國化學家發現艾爾索普的艾爾啤酒不含番木鱉鹼，這件事肯定讓某些地方的某些人很驚訝。艾爾索普公司從大規模的下毒指控中脫身了。但這個謠言的基礎卻真的是有某些事實存在的。雖然艾爾索普並沒有在啤酒裡加入番木鱉鹼，但全英國的酒吧老闆都加了，而且經常如此。十九世紀時，酒吧老闆賣啤酒給顧客的價格和付給酒商的價格是一樣的。那麼，他要怎樣才能賺錢呢？當然，他可以往啤酒裡摻水，但這樣做沒辦法長時間留住顧客。但是，如果有一種方法，可以在不影響啤酒味道的情況下給啤酒摻水呢？

加番木鱉鹼。

這種神奇的粉末可以溶於水，增添了讓人聯想到啤酒花的苦味，還提供了像純啤酒一樣的酒醉效果。換句話說，這就是貪婪的酒吧老闆急於獲利而使用的東西。十九世紀時，有不少英國酒鬼其實是死於另一種類型的醉酒。

可能就是番木鱉鹼導致的。

番木鱉鹼的沒落

到了一九七〇年代初，番木鱉鹼終於漸漸過時了，《英國醫學期刊》（British Medical Journal）的論點也主張將它完全從人類醫學中刪除。

時至今日，番木鱉鹼在西方已經禁用，但我們還是會在運動員的尿液中檢測它。在希克斯的比賽一世紀後，二〇〇一年，番木鱉鹼興奮劑再次浮出水面，一名印度舉重運動員的尿液中檢出了番木鱉鹼，遭到禁賽六個月。這位名叫昆雅蘭妮・黛維（Kunjarani Devi）的運動員必須歸還她在亞洲舉重比賽中獲得的金牌。黛維提出了一個令人生疑的說法，說她只是喝了太多咖啡。她辯稱，咖啡裡本來就含有少量的番木鱉鹼，這個說法是沒有科學根據的。更有可能的是，黛維服用了大劑量的馬錢子（Nux vomica），馬錢子在印度依然是一種廣泛使用的順勢療法藥物。

不過，黛維也不是完全沒有依據。雖然番木鱉鹼並不存在於咖啡中，但咖啡因在我們最喜歡的早餐飲料中卻是非常常見的。咖啡因和番木鱉鹼的分子非常相似，兩者在人體中都是甘胺酸抑制劑。只是番木鱉鹼藥效更強，強很多。

所以，如果你想體驗一下輕微番木鱉鹼中毒的感覺，你可以試著喝下幾品脫的濃咖啡。當你心跳加速、感覺加快、肌肉抽搐時，就可以享受到十九世紀法國醫學生和二十世紀奧運會馬拉松選手所追求那種刺激性踢腿……但不會有可怕的抽搐和痛苦至死的不幸副作用。

但是話說回來，你可能會出現心律失常，最後被送進急診室，所以堅持只在腦子裡做做實驗，說不定更好一點。

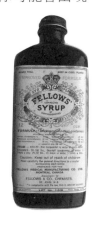

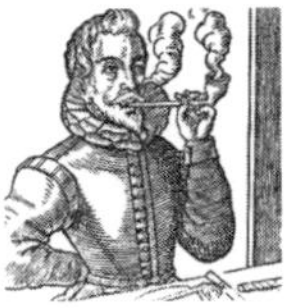

菸草

關於香菸處方、柔滑鼻菸，和把煙吹進屁眼裡的故事

「抽駱駝牌香菸的醫生比抽其他牌子的都多！」

「兩萬零六百七十九名醫生的見證：幸運牌抽起來更順口！」

「給你的喉嚨放個假，抽根新菸吧！」

從二十世紀初到中期，全國各地雜誌的彩色廣告中都可以看見類似的彩色廣告，大肆宣傳吸菸對健康的好處。一九五五年，成年男性人口中超過半數吸菸，這有什麼奇怪的嗎？連醫生本人也是菸鬼啊；大約同一時期，有三成的醫生報告說他們每天至少要抽一包菸。

但不管怎樣，兩代人之後，在美國，吸菸人口目前處於歷史最低點。對於一種高度成癮、而且過去五百年間一直被人們認為是健康輔助的物質來說，這是六十年來的一個巨大轉變。

但請不要誤解了我們的意思：菸草依然是人類已知最致命的植物，每年直接導致六百多萬人死亡。雖然今天人們已經普遍認知到菸草是個殺手，但它做為草藥也有很長的歷史，並且因為它的療效在新舊大陸都為人所接受，直到

二十世紀。

來自新大陸的喜訊

菸草原產於美洲，六十多個品種的菸草已經有數千年種植歷史。等到十五世紀西班牙探險家到達這裡的時候，菸草已經在南北美洲作為一種儀式輔助物、娛樂藥物和草藥廣泛使用。

哥倫布的船員觀察到，居住在今天古巴和海地的原住民泰諾人[1]，會在火把中加入菸葉點燃，以抵禦疾病，並且為家庭和儀式場所消毒。根據記錄，船員們還看到泰諾人吸進大量的乾菸草，這個過程會讓人迅速失去意識，這可能是當地醫生實施鑽孔手術前把人打暈的方法。（雖然菸草（tabacco）這個詞的起源還存在一些爭議，但這個詞在泰諾語中既表示菸草葉子也指用來吸菸的菸斗，是命名的有力競爭者。）

後來的探險家也繼續觀察到菸草在整個新大陸的廣泛藥用價值。

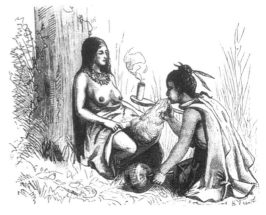

一位波尼族（Pawnee）助產士在分娩婦女身上使用藥用菸草。

它在墨西哥被用作止瀉劑、清腸劑和潤膚劑。這種植物不但被曬乾、煙燻，葉子還用來局部塗抹，以幫助創傷和燒傷的傷口癒合，吞下磨成粉的菸葉則可以緩解喉嚨的黏液堆積。在加州沙漠部落將菸葉碾碎，製成膏藥，用來治療風濕之類的發炎性疾病，以及濕疹等皮膚感染。治療普通感冒可以用菸葉煙燻，要是再混點鼠尾草葉，效果尤其好。（現在有了個令人愉快的選擇，明年冬天可以不必喝日奎爾[2]感冒糖漿了。）

新大陸的「發現」就像是給歐洲的醫生們打了一針腎上腺素，他

們發現藥箱裡突然冒出了大量具療效的新植物，興奮得差點摔跤。菸草是新大陸第一批被歐洲醫生熱烈擁護、並被稱為萬能藥的新大陸植物（儘管它肯定不會是最後一個）。

西班牙醫生尼古拉斯・莫納德斯（Nicolás Monardes）在一五七〇年代出版了一本新大陸藥用植物通俗史，當中包括一章熱情讚美菸草的章節。這本書的書名叫《來自新大陸的喜訊》（Joyful News Out of The New Found World），貼切地描述了他們對發現新植物的普遍感受。莫納德斯堅持，菸草可以治癒二十多種疾病，包括癌症在內，這是醫學文獻中最諷刺的陳述之一。（光是在接下來的一小時內，美國就有大約十七人死於吸菸引起的肺癌。）

健康的鼻菸：早期的菸草倡導人

另一位早期的菸草醫學倡導人是法國駐葡萄牙宮廷大使讓・尼科（Jean Nicot de Villemain），他的名字永遠載入了醫學文獻史，因為他的名字就是「尼古丁（nicotine）」的起源。（尼古丁是菸葉燃燒時產生的四千多種化學物質之一，但它是當中最有害的一種，因為它會刺激吸菸者的大腦和神經系統，為上癮創造條件。）

一五五九年，尼科來到里斯本，很快就接觸到菸草。尼科是個好奇又有研究精神的人，對這種新大陸植物和早期葡萄牙人探究它醫藥特性的實驗深深著迷。這位大使兼初出茅廬的內科醫生決定自己也要做實驗，於是他調製了一種菸草軟膏，然後抓來一個長了腫瘤的當地人，讓這個人定期把藥膏塗在他的贅生物上。（這位當地人對這

---

1. 泰諾人（Tano）屬於阿拉瓦克人（Arawak），是加勒比地區主要原住民之一。在十五世紀後期歐洲人到達之前，是古巴、牙買加、伊斯帕尼奧拉島（現在的海地和多明尼加共和國）、大安地列斯群島中的波多黎各、小安地列斯群島北部和巴哈馬等地最主要的居民。

2. 日奎爾（DayQuil）是美國一種常見的開架式綜合感冒藥，日奎爾是日用型，不會引起嗜睡，夜奎爾（NyQuil）則是夜用型。

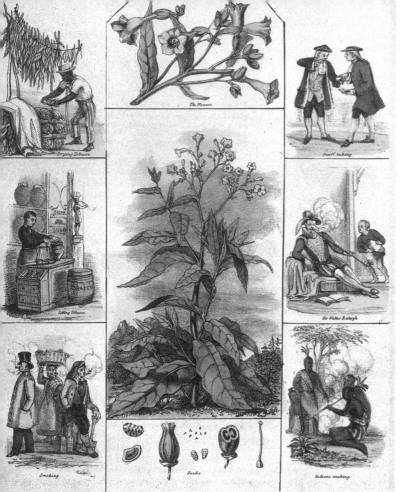

菸草的無數奇蹟。

葉子磨成粉末，然後用鼻子吸入來緩解頭痛。凱薩琳一直為嚴重頭痛所苦（毒死所有的敵人就有這種效果），便採納了尼科的建議。他的菸草鼻菸很有效，讓凱薩琳乃至於整個法國宮廷，一夜之間都成了菸草的信徒。

由於十六世紀的法國人和二十一世紀時一樣，都引領著許多時尚潮流，所以吸鼻菸很快就成了整個歐洲宮廷的必備禮儀。在十五世紀末的貴族聚會中，幾乎沒有不請人吸鼻菸的。這種時髦的毒品跨過社會階層進入大眾懷抱只是時間問題。名利雙收的尼科退休之後回到鄉下，開始進行他下一樣痴迷的東西：編一本法語辭典。

一七七三年，瑞典植物學家卡

件事的看法已不可考。）藥膏很有效，也讓尼科相信自己走的路是正確的。

他深信菸草是靈丹妙藥，有治癒各種疾病的可能，於是他弄了一捆菸草，得意地回到了法國，當時的法國正由凱薩琳・德・梅第奇（Catherine de'Medici）皇太后攝政。一五六一年，尼科向凱薩琳獻上了菸草葉，還告訴她如何將

爾·林奈（Carl Linnaeus）將菸草屬植物命名為Nicotiana，以認可尼科在推廣這種植物方面的貢獻。然而，一旦人們正確理解了尼古丁的誘惑力，這算不算是種榮譽便頗令人存疑。

儘管凱薩琳·德·梅第奇傳播了菸草的福音，但這種植物並不全然是陽光和玫瑰，從它被採用開始，歐洲就有人反對。反菸草最突出的一個聲音來自老掃興的英國國王詹姆斯一世（King James I），他在一六〇四年寫下的文字中，稱吸菸「令人厭惡」。接著他在一段特別有先見之明的段落中，描述菸草「對大腦有害，對肺部也有危險。」

詹姆斯一世對菸草的看法開始流行起來。經過十七和十八世紀的發展，這種植物不再被視為萬靈丹。然而，菸草燃燒的煙霧仍然被一些醫生推薦用於特殊用途。例如十八世紀中葉到十九世紀中葉流行的一本醫學書《基本醫學》（Primitive Physick），就建議用菸草煙霧（這是我們最喜歡的療法之一）來緩解耳朵痛。如果你耳朵痛，你要做的就是找個朋友，讓他點上菸斗，然後把煙吹進你的耳道深處。（這是個有趣的實驗：下次你同事抽菸休息的時候跟他待在一起，叫他對你做同樣的療法試試。）

「把煙吹進你的屁股裡」

耳道並不是唯一一個等著吸入大量二手菸的身體開口。你知道「拍馬屁（blowing smoke up your ass，直譯即「把煙吹進你的屁股裡」）」這個片語嗎？你可以用這個片語的真實醫學起源來噁心一下你的下一個相親對象。因為在十八世紀，把煙吹進別人屁眼裡確實是一種讓人甦醒的方式，是獲得認可的。這種作法非常受歡迎，甚至連菸草煙霧灌腸箱都應運而生，並販售給相關家庭。要應對醫療緊急情況，最好是隨時做好準備，沒

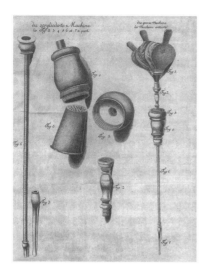

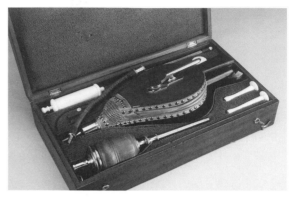

煙霧灌腸箱。每家都得備一個才安全。

有什麼比在急救箱旁邊放個菸草煙霧灌腸箱更能表示「有備無患」的了。

　　菸草煙霧灌腸在十八世紀廣受歡迎，當時它被英國醫學界接受，用於一個非常特殊的目的：讓溺水的人醒過來。當時，泰晤士河的溺水事件實在發生得太頻繁，於是他們實際成立了一個協會，並為它提供資金，唯一目的就是改善對溺水者的搶救工作。這個協會有一個複雜的名字，叫做「為明顯溺水死亡者提供立即救助的機構」（The Institution for Affording Immediate Relief to Persons Apparently Dead from Drowning），協會人員在泰晤士河危險的河岸邊來回走動，菸草煙霧灌腸箱也隨時待命，以備有可憐的人掉進河裡需要搶救。如果發生這種情況，協會人員就會跳出來救援，把這個明顯溺水的人從河裡拖出來，撕開他所有的衣服，然後把他翻個面，把灌腸管插到他的屁股上，接著操作燻蒸器和風箱。

　　順便說一句，風箱是灌腸箱裡一個很受歡迎的附加組件。在有這個風箱之前，你只能靠自己的力量把煙吹進別人的屁眼裡。上帝保佑你，可不要不小心吸進什麼東西。因為這樣的結果不僅噁心，還可能

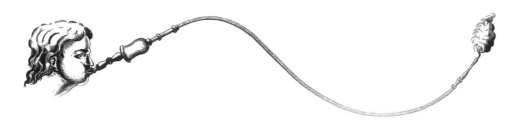

致命。比如說，如果你救的這個人得了霍亂，那麼你也會死，因為你吸進了霍亂細菌。我的朋友啊，這簡直就是本書「最糟糕的死法」中最登峰造極的一種了。

在推廣的人們看來，這套工具背後的醫學概念似乎相當合理，特別是威廉·霍伊斯醫生（William Hawes）和托馬斯·科根醫生（Thomas Cogan），因為泰晤士河救援隊就是他們創建的。吹進明顯溺水者體內的煙，一般認為是為了達成兩個醫療目標：溫暖溺水者，並且刺激呼吸。

當然，向某人的屁眼吹氣事實上並不能達成這兩個目標，這就是為什麼這個片語如今會用來表示不真誠的恭維。這是一個毫無意義的無用舉動。但它確實在那個連腳踝都被認為是「近乎淫穢」的時代，讓十八世紀的救援人員有了一個對某個人的私密區域非常……親密的

觀察視角，這可能也解釋了這個協會受歡迎的部份原因。

如果煙霧灌腸沒辦法讓溺水者醒過來，協會人員就會改用一種更可靠的方式：人工呼吸。然而，和朝某個人的屁股裡吹煙霧相比，口對口人工呼吸反倒廣泛被醫學界認為「粗俗」。想救人的人會用風箱把空氣打進快溺死的人的肺裡。但關於這件事，助產士比他們懂得更多，而且經常練習口對口人工呼吸以搶救嬰兒。值得慶幸的是，醫療界的其他人終於趕上了助產士，口對口人工呼吸脫去了「粗俗」的含義，無數生命也因此得到了拯救。

抽根菸，淨化一下你家！

雖然菸草煙霧灌腸始終都不算是好主意，但菸草確實曾經被短暫地當成消毒劑，這是個挺有意思的作法，而且可能也真的有點效果。哥倫布的船員觀察到古巴的泰諾人

用燃燒的菸葉為有病人的家庭消毒，菸草作為消毒劑的名聲也和這種植物一起傳進了歐洲。

一六六五年倫敦大瘟疫爆發，學生們接獲通知要在教室裡抽菸，以預防疾病。孩子們不需要為了偷抽菸逃學，這可能是瘟疫爆發期間生活在倫敦的唯一好處了。

同樣的，一八八二年，博爾頓（Bolton）爆發天花，某座濟貧院中的所有居民都被發放了菸草，以協助防止病菌入侵。

菸草作為消毒劑的潛力並沒有太多醫生深入研究。一八八九年，一位匿名作者在《英國醫學期刊》上提到，菸草煙霧中的化合物吡啶（pyridine）可以殺菌，因而降低吸菸者罹患白喉和斑疹傷寒等傳染病的風險。一九一三年，《刺胳針》（The Lancet，又譯柳葉刀）雜誌上的一篇文章進一步研究了菸草煙霧中的吡啶，再次證明菸草煙霧能殺死導致霍亂的細菌。

然而，這兩篇文章也立即提到，吸菸的有害影響大於它的潛在益處，這個論點在很大程度上阻止了對菸草可能作為消毒劑的進一步研究。

與醫生關係匪淺的菸草商

十九世紀似乎是藥用菸草末路的開端。一八一一年，英國科學家班·布羅迪（Ben Brodie）發現尼古丁對心臟有害。一八二八年，研究人員接著分離出尼古丁生物鹼，這個發現再次降低了醫學界對這種植物的評價，因為現在已經可以觀察到尼古丁對於大腦和神經系統的負面影響了。

到了二十世紀初，人們開始關注抽菸對健康的危害。驚慌的菸草業者為了減輕消費者的恐懼，和醫生聯手結成了一個強大的聯盟。醫生們吸菸的頻率幾乎和一般大眾一樣，這時他們還在消化最近一系列表明吸菸有潛在風險的研究，但奇怪的是，並不是每個吸菸的人最後都會生病。所以，找到願意為菸草

菸草牙膏

　　有些美國印地安部落會將磨成粉的菸草混合石灰或白堊，製成一種清潔牙齒用的牙膏，這是今天的菸草使用者無法享受到的潛在好處，他們反而經常因為咀嚼菸草或抽菸而弄出一口黃牙。

　　在南亞，菸草牙膏依然有人使用，那兒的公司，像是IPCO，就在那裡將菸草牙膏進行商業化銷售。IPCO的牙膏「柔滑鼻菸」（Creamy Snuff）除了擁有有史以來最好的牙膏名字（接招吧，高露潔），還含有丁香油、甘油、綠薄荷、薄荷醇、樟腦，當然還有菸草。「柔滑鼻菸」在南亞女性中特別受歡迎，有些人在生產商的鼓勵之下，每天使用這種牙膏八到十次，還讓它「在嘴裡留久一點」。（順帶一提，「柔滑鼻菸」當中的菸草並不是本書「最差牙膏成分」大賽的唯一參賽作品。請看看〈鐳與氡〉那一章介紹的另一個競爭者——放射性牙膏。）

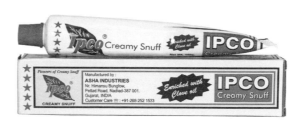

　　公司站台的醫生並不太難，尤其菸草商還願意提供好幾箱香菸讓他們滿足菸癮，換取他們的支持。

　　事情從美國菸草公司一次成功的宣傳活動開始，他們宣傳「鴻運香菸」（Lucky Strikes）「抽起來更順」，醫生們開始出現在雜誌的彩色香菸廣告中。到了一九三〇年代，剛踏入菸草業的菲利普・莫里斯公司（Philip Morris），因為一場成功的大型廣告宣傳活動而聲名大噪，廣告宣稱，有「一群醫生」發現他們公司生產的香菸可以改善甚至完全消除吸菸對鼻子和喉嚨的刺激。這場活動幾乎僅以一次宣傳，就將菲利普・莫里斯捧成了菸草主要品牌。

　　「醫生與香菸」的廣告狂潮，隨著美國雷諾茲菸草公司（R. J. Reynolds Tobacco Company）的「吸駱駝牌香菸的醫生比抽其他牌子的都多」的宣傳活動達到了頂

峰。在一九四六到一九五二年間，駱駝牌香菸的廣告一直以這句宣傳口號為主導，這個口號來自一項「獨立調查」。事實上，這項調查是由雷諾茲公司的子公司，威廉·埃斯蒂公司（William Esty Co.）進行的，它們會先贈送醫生幾箱免費的駱駝牌香菸，然後再詢問他們最喜歡的香菸品牌。

今天的菸草

「吸駱駝牌香菸的醫生……」宣傳是結束的開始。隨著表明吸菸有害的研究越來越多，菸草也逐漸退出醫學領域。醫生們從使用菸草進行治療，到瞭解菸草，再轉變成對抗吸菸的大量不良影響（癌症、肺氣腫、心臟病、哮喘和糖尿病等，在此僅略舉幾例）。

然而與此同時，我們在全世界都接受了娛樂性吸菸。儘管幾十年來，人們對吸菸的有害影響已經有了充分理解，也進行了大力宣傳，但全球依然有十三億人有吸菸習慣，而全球菸草業是一個價值三千億美元的龐然巨獸。因此，醫生們一直忙於對抗吸菸對人體的負面影響，而沒有進一步試驗菸草的正面特性，這也是可以理解的。

令人欣慰的是，對於泰晤士河邊的現代散步者來說，菸草煙霧灌腸不再是對差點淹死的人進行的首選搶救方式。當我們遊覽泰晤士河的時候，會覺得更安心一點，因為我們知道，要是自己不小心掉進河，不會有等在旁邊的人突然冒出來把煙灌進我們的屁眼裡。

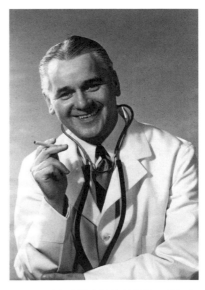

「吸駱駝牌香菸的醫生比抽其他牌子的都多！」

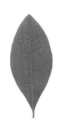

古柯鹼

關於愉快的古柯鹼實驗、西格蒙德・佛洛伊德、古柯鹼牙痛滴劑、馬里亞尼酒，和一個垂死總統的故事

在羅伯特・愛德華・李（Robert Edward Lee）向尤利西斯・S・格蘭特（Ulysses S. Grant）投降一週之後，南北戰爭的最後一場戰役在分隔阿拉巴馬州和喬治亞州的查特胡奇河（Chattahoochee River）開打。生活中很少有事情像這樣，明明戰爭實際上已經結束，卻還得被迫再打一仗更諷刺的了。然而，由於通訊太過緩慢，李將軍在阿波馬托克斯法院（Appomattox Courthouse）帶著部隊正式投降整整一個星期後，哥倫布戰役（the Battle of Columbus）才爆發。

在這場戰役中，一位名叫約翰・彭伯頓（John Pemberton）的三十四歲南軍中校在一次騎兵衝鋒中差點喪生。彭伯頓的胸部被馬刀嚴重砍傷，這樣的傷可以輕易地要他的命，但令他和未來的碳酸飲料愛好者欣慰的是，他活下來了。

在養傷期間，彭伯頓和南北戰爭雙方的許多戰友一樣對嗎啡上了癮。然而，和其他傷兵同袍不同的是，彭伯頓在不上戰場的時候是一名藥師。因此，

他得以接觸各式各樣的藥物和草藥補充劑，可以用它們來做實驗。（他確實這麼做了，還調製出各種專利藥物，像是植物性止血藥膏、三合一補肝丸、金蓮花咳嗽糖漿，和印地安女王染髮劑。）康復之後，他決心要找出一種可以替代嗎啡的止痛藥（而且要申請專利）。你知道的，就是一種，不那麼有鴉片味的東西。

彭伯頓開始從古柯中萃取古柯鹼，古柯是一種在南美洲很流行的古老植物，當時在法國被當作一種興奮劑兼萬能藥，以古柯酒的形式為人所接受（後面我們會有更多說明）。很快的，他就調製出一種美國本土的古柯酒替代品，一種含有古柯鹼的酒精飲料，他把它帶到亞特蘭大去販售。

他取得專利的這種滋滋作響、不起眼的飲料，叫做可口可樂。

大自然的興奮劑：從安第斯山脈到奧地利

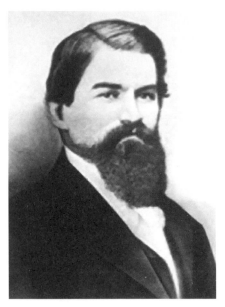

約翰‧彭伯頓中校，還有他的鬍子。

古柯鹼——號稱「街頭毒品中的魚子醬」，也是地球上最受歡迎的娛樂性毒品之一——早在西元前三千年就被用作興奮劑。古柯鹼來自古柯屬（Erythroxylum coca）植物，原產於南美洲的安第斯山脈。這種植物看上去十分正常，簡直可以說是天真無害，只是浩瀚灌木植物海中的其中一種。但那株在你庭院裡看來毫不起眼的小小灌木，卻創造了難以計數的財富，也毀掉了無數人的生活。

秘魯的印加人普遍咀嚼古柯葉，因為它具有刺激作用，這個習慣在十六世紀征服者抵達之後，被西班牙天主教會立即禁止。

　　然而，他們的禁令實行得並不好。印加人頻繁地使用古柯葉，最後西班牙殖民政府只能被迫認輸。正如一五三九年某位西班牙征服者所寫的：

　　古柯是一種小樹的葉子，類似我們在卡斯提亞（Castile）發現的鹽膚木（sumac），是印第安人嘴裡永遠少不了的東西，他們說，古柯能維持他們的活力，為他們提神，因此，即使在大太陽下，他們也不覺得炎熱，在這裡，古柯的價值堪比黃金，在什一稅中佔有極重要的一部份。

　　使用古柯是一種地方特色。最後，西班牙人說了句管他的，也開始用古柯葉嗨起來。他們還開始對古柯銷售和使用進行徵稅和監管，這是一種明智的麻醉品管理策略。

　　西班牙征服者也把古柯葉帶回了歐洲，在歐洲，古柯葉幾乎完全被忽視，因為他們的船上裝滿了閃閃發光的金銀。如果有一捆古柯葉受了潮，很快的整批古柯葉都會腐爛，一點辦法都沒有，這對船運來說是很特殊的挑戰。所以歐洲其他國家花了一段時間才開始研究這些南美洲來的有趣樹葉。

　　然而，隨著十九世紀出生物鹼萃取技術發展，最後人們還是不可

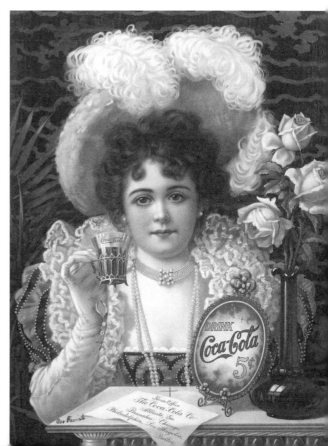

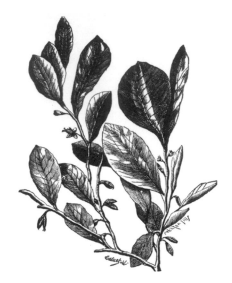

一株天真無害的古柯樹，非常適合你家的後院。

避免地將注意力轉向了古柯灌木的葉子。一八五九年，大量古柯葉運抵德國，交到一位年輕聰明的博士生手中，他名叫阿爾伯特・尼曼（Albert Niemann），當時正需要寫一篇論文。這位研究生決定嘗試從古柯葉中萃取活性成分。他成功地分離出古柯鹼，一舉獲得了博士學位，同時也成為第一個也是最後一個因為製造極易成癮的娛樂性毒品而獲得高等學位的人。（如果製造了古柯鹼還不夠可怕的話，後來這位博士在二十六歲時開始用乙烯

和二氯化硫進行實驗，最終發明了芥子毒氣（mustard gas），並且在過程中賠上了自己的性命）。

就在尼曼萃取古柯鹼的同一年，一位名叫保羅・曼迪加札（Paolo Mantegazza）的義大利醫生也迷上了古柯，他前往秘魯，熱情地自願充當實驗室小白鼠，測試古柯葉劑量的影響。面對極端作法，曼迪加札從不迴避，他勤奮地記錄了自己對於小劑量、中劑量、大劑量，和大得離譜劑量的古柯葉有什麼反應。他注意到，自己服用小劑量和中等劑量會讓他的飢餓感減輕，活力增強，他還愉快地評論了他服用大劑量時得到的「異常快感」，他寫道：

我嘲笑那些被判了苦刑，必須生活在這個流淚谷的可憐凡人，而我卻用兩片古柯葉做的翅膀，在77438個單字的空間中遨翔，每個冒出來的字都比前一個更精彩……上帝是不公平的，因爲祂讓人類無法終生維持古柯的效果。我寧願在

有古柯的情況下活十年，也不願意在沒有古柯的情況下活100000年（這裡我加了一排0）。

曼迪加札在他的小書《論古柯的衛生及醫學價值》（On the Hygienic and Medical Values of Coca）中展現的熱情，歐洲的民眾注意到了。他是對的，古柯鹼確實能讓使用者感到自信滿滿、果斷、精力充沛——這些特質對許多職業都很有用。

毫不意外地，古柯鹼在知識份子、藝術家、作家，以及其它需要高功能大腦產出工作的人群中流行開來。十九世紀最著名的古柯鹼興奮劑倡導者不是別人，正是西格蒙德·佛洛伊德（Sigmund Freud），他二三十歲就成了徹頭徹尾的癮君子。一八九五年，佛洛伊德在「左鼻孔古柯鹼化」之後寫信給一位同事，說：「過去幾天，我感覺好得不可思議，好像一切都被抹去了……。我感覺棒極了，就像從來沒出過任何問題一樣。」佛

洛伊德在四十歲的時候辭職，那時他還沒有寫出使他變得家喻戶曉的心理學主要著作。只是學者們至今仍在爭論佛洛伊德的古柯鹼成癮對他後來的傑出思想是不是有長期的影響。

有了古柯鹼，就不再有疼痛

年輕時的佛洛伊德倡導使用古柯鹼，不僅做為興奮劑，還當成局部麻醉劑，這也是古柯鹼實際上很有效的用處。他把自己的知識傳授給眼科醫生卡爾·科勒（Karl Koller），科勒在眼科手術中使用古柯鹼做為局部麻醉劑，大獲成功，他的成果也登上了英國醫學雜誌《刺胳針》。

一位名叫威廉·史都華·

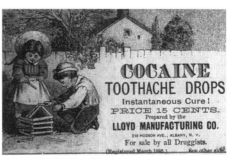
天真無邪的往日年代。

豪斯泰德（William Stewart Halsted）的年輕美國醫生（因創辦約翰·霍普金斯醫院和首創乳腺癌根除性切除術而聞名）讀到了科勒的實驗，也親自做了嘗試，用古柯鹼消除牙科手術的疼痛，並且在他的研究生身上練習這項技術（相信他們一定很感謝這個特殊待遇）。

古柯鹼緩解疼痛的技能，自然在十九世紀末二十世紀初獲得了新興專利藥品生產商的熱烈擁抱。古柯鹼成了許多流行藥物的主要成分，像是羅傑氏古柯鹼痔瘡藥（Roger's Cocaine Pile Remedy）和羅伊德古柯鹼牙痛滴劑（Lloyd's Cocaine Toothache Drops）。（他們向消費者保證，這些產品事實上不含任何成癮性藥物。咳咳。）

羅傑氏的古柯鹼痔瘡藥是用來縮小又大又痛的痔瘡用的。這種藥作為栓劑使用可能有些效果，因為古柯鹼確實具有收縮發炎組織的能力。

羅伊德古柯鹼牙痛滴劑（號稱「瞬間治癒！」）很可能是在豪斯泰德醫生在牙科手術中成功使用古柯鹼的實驗後發明的。每包0.15美元，相當實惠。他們還自豪地推銷給兒童使用。

豪斯泰德醫生實驗古柯鹼的悲慘結果是他自己上癮了。為了達到刺激效果，這位醫生開始將古柯鹼直接注射到自己的靜脈裡，也因此迅速成為癮君子。終於，他被送進了羅德島州普羅維登斯的巴特勒醫院（Butler Hospital），那裡公認的藥物成癮療法是給病人注射大劑量的嗎啡。

豪斯泰德最終離開療養院時已成廢人，嗎啡和古柯鹼雙重上癮對他傷害極大。但他並沒有因此放棄行醫。

乾杯：飲用式古柯鹼的大冒險

隨著古柯鹼受到成藥界的歡迎，到處都開始出現以古柯鹼為基

礎的滋補藥水。就以名字很誘人的「古柯牛肉滋補液」（Coca Beef Tonic）來說，它本來是為了用來當肉類替代品的。如果你買不起一塊美味的菲力牛排，那你可以花幾分錢買一瓶牛肉味飲品。這種滋補液含有古柯鹼和百分之二十三的酒精，可以彌補你飲食中肉類不足的問題。它既能對抗飢餓，又能讓人同時喝醉兼興奮起來，這種事沒多少東西做得到。

然而，另一種更受歡迎的古柯鹼行銷方式是把它放進葡萄酒裡。法國化學家安吉洛・馬里亞尼（Angelo Mariani）讀到曼迪加札用古柯葉進行的愉快自我實驗後，決定在一瓶上好的波爾多葡萄酒中加入幾片古柯葉，想看看接下來會

🌿 化身博士

有些證據表明，羅伯特・路易斯・史蒂文森（Robert Louis Stevenson）在六天的古柯鹼狂歡期間寫出了《化身博士》（Dr. Jekyll and Hyde）；確實，對某些讀者來說，這個故事讀起來就像是對古柯鹼成癮本身的隱喻。（猜猜看主人翁的哪一個化身象徵癮君子？）奧斯卡・王爾德（Oscar Wilde）在提到這部小說時寫道：「讀傑柯醫生變身這一段感覺非常危險，就像《刺胳針》裡的某個實驗。」一九七一年，《美國醫學會雜誌》（JAMA）的一篇文章仔細研究了這段陳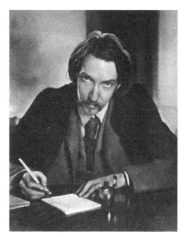述，他們指出，在撰寫這篇小說的時候，史蒂文森基本上是個病人，被醫生要求臥床休息，而且嚴格限制他連話都不能說，以免引發他的「肺出血」。但儘管如此，史蒂文森依然在驚人的極短時間內完成了這部中篇小說，當中甚至不吃不睡一連寫了六天。這個事實，再加上小說本身的特徵，很具說服力地讓人相信史蒂文森在創作期間使用了古柯鹼，嗨上了天，和風箏一樣高。

發生什麼事。酒裡的乙醇從古柯葉中萃取出古柯鹼，溶在酒裡，變成了一種令人陶醉的飲料。馬里亞尼對它的效果很滿意，開始將波爾多葡萄酒與古柯葉一起裝瓶，並且將產品命名為「馬里亞尼酒」（Vin Mariani），宣稱這是一種滋補酒，然後便坐在那兒開始數錢。因為馬里亞尼酒大爆紅，紅得令人震驚。百分之十的酒精加上百分之八的古柯鹼萃取物，還能是什麼別的東西呢？馬里亞尼酒實在太受歡迎了，這位法國化學家因此成了千萬富翁，他可能是第一個靠毒品發家的大財主。

這種飲料也吸引了大量名人支持，並且在一定程度上促成了十九世紀後期文學作品的大量湧現：亞瑟‧柯南‧道爾（Arthur Conan Doyle）、儒勒‧凡爾納（Jules Verne）、大仲馬（Alexandre Dumas）、亨里克‧易卜生（Henrik Ibsen）和羅伯特‧路易斯‧史蒂文森都是對這種酒忠實熱情的愛好者，下次你讀著十九世紀後期冗長的經典作品時，這是一件值得記住的事實。請記住，古柯鹼會讓使用者對自己的決定極其自信，而對小說家來說，會讓他們更不願意改稿。

維多利亞女王是馬里亞尼酒的粉絲，教皇良十三世（Popes Leo XIII）和庇護十世（Pius X）也是。湯瑪斯‧愛迪生（Thomas Edison）喝這種酒，因為它能讓他在通宵做電氣實驗時保持清醒。（這位努力的天才每天晚上只睡四個小時。他確實很需要這種東西。）前總統尤利西斯‧S‧格蘭特因為喉癌緩慢地走向死亡，他在完成自己的回憶錄時，也是一瓶接一瓶地喝著馬里亞尼酒以緩解疼痛。

馬里亞尼酒風靡一時，風靡一時的產品往往會吸來競爭對手。比如說，像約翰‧彭伯頓的法式古柯酒（French Wine Coca）這樣的競爭對手，它最後被簡稱為可

溶在酒精裡的古柯鹼！「讓你身體強壯，頭腦清晰。」

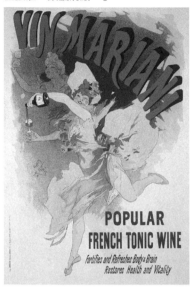

口可樂（Coca-Cola，即「古柯可樂」）。當可口可樂一八八六年剛問世時，我們都知道它含有古柯鹼。但我們不知道的是（而且現在在世的人已經沒人知道）它到底含有多少。（本書作者傾向認為份量相當不少。）這種飲料被宣傳成「大腦補品，聰明飲料」，還被認為可以緩解經痛。到了一九〇五年，人們發現這種甜汁中每盎司含有四百分之一格令的古柯鹼。到了一九二九年，可口可樂正式去除了古柯鹼。（順帶一提，它名字中的「可樂」來自混合物中的另一種成分：非洲可樂果（Kola nuts）萃取物，這種堅果含有咖啡因，在西非，人們咀嚼這種堅果，以產生輕微的刺激作用。）

喝可樂，參與歷史

今天，可口可樂仍然含有古柯萃取物，只是有趣的部份全沒了。雖然確切的配方是受到嚴格保護的商業機密，但該公司確實從秘魯國家古柯公司合法進口古柯葉。先萃取出古柯鹼，賣給製藥公司，讓眼、耳、鼻、喉專科醫生做局部麻醉用，剩下的古柯葉味道就被封存在秘密配方中。

所以，儘管你已經不能再合法飲用含古柯鹼的葡萄酒，但我們很高興知道，一杯冰涼爽口的可口可樂——飲料史上最偉大的成功故事——當中依然保有一絲古柯葉的味道。每罐可口可樂中的那一點點歷史氣息，都將你和五千年前人類因古柯而興奮陶醉的故事聯繫在一起。

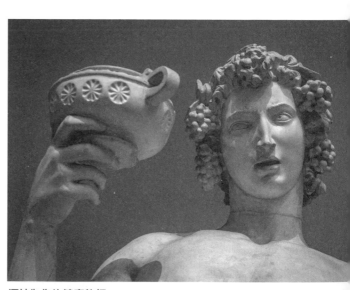

酒精

關於原始人、肚破腸流的競技場鬥士、黑死病、喝醉的奶媽，以及白蘭地注射液的故事

幾千年來，人類為了生存苦苦掙扎，滿腦子只想著要獵殺足夠的猛獁象度過一週，也許週末時還能起個火堆放鬆一下。然後，在某個湮沒在時間迷霧中的光輝之日，一個新石器時代的原始人不小心把一個裝著漿果汁的陶罐扔在外頭好幾天。於是，酒精就這樣被發現了，人類突然有了早上起床的新理由。

從那幸運的一天開始，酒精（特別是乙醇）就成了我們飲食和藥箱中的一項主力。早期的人類除了注意到酒精對大腦的愉悅作用，還意識到它也是一種有效的防腐劑，而當你必須縫合傷口的時候，它又是一種輕微的麻醉劑。

酒神為你的健康乾杯。

「小比利又被劍齒虎咬了？我們去拿漿果酒吧。」

沒過多久，人類就意識到酒精也是一種極佳的溶劑，尤其從藥草中萃取活性成分特別好用。於是，醫學和酒精結合起來的種子就此播下。以下是從新石器時代原始人到今天下班後的一杯葡萄酒之間的一些經過的站點。

葡萄酒

當人類還需要幾千年才能搞清楚蒸餾法時，葡萄酒是調製藥物的首選酒精。真的，只有這個選擇。因此，從埃及到希臘，再到羅馬，所有的古代療法，都建議將草藥浸泡在酒中，以治療多種疾病。

但真正使釀酒藝術臻於完美，並大肆宣揚它對健康有益的是古羅馬。憂鬱、記憶減退、悲傷？喝點酒吧。腹脹、便秘、泌尿系統問題、拉肚子、痛風？再多喝點。

被毒蛇咬了？條蟲？讓我們喝個痛快。

根據加圖[1]所述，其中一個配方是可以解決便秘的葡萄酒混合物：用葡萄藤混合灰燼、糞肥和嚏根草（hellebore，一種劇毒植物）。你能想像侍酒師怎麼介紹這種酒嗎？

「微泛果香，帶點灰燼、糞肥和毒藥的風味。」

加圖接著建議，將老酒混合杜松子，用鉛鍋煮沸，可以治癒泌尿疾病。還附帶贈送鉛中毒和鉛中毒性痛風。

蓋倫曾經短暫負責過帕加馬（Pergamon）競技場鬥士的醫療護理，他不惜工本地用大量葡萄酒消毒傷口——包括將重傷鬥士的腸子浸泡在葡萄酒裡，再把它們放回體內。（這是一種極端的醉酒方式，尚未被美國兄弟會所接受。）

然而，這並不全然只是一場大

1.馬爾庫斯‧波爾基烏斯‧加圖（Marcus Porcius Cato，前234－前149），通稱為老加圖（Cato Maior）或監察官加圖（Cato Censorius）以與其曾孫小加圖區別，羅馬共和國時期的政治家、國務活動家、演說家。

型酒神節，有些羅馬作家陳述了飲酒過量的負面影響，他們認為酒會放大飲酒者的人格缺陷。在官方場合，例如元老院，是不允許當眾醉酒的，但馬克·安東尼（Mark Antony）就曾在那兒因宿醉而嘔吐。

葡萄酒具有治療效果的名聲和它一起走出羅馬，進入了黑暗時代的歐洲，那裡的修道院將葡萄酒做為藥物的傳統一直保留下來。十三世紀的修士羅傑·培根（Roger Bacon）就寫道：葡萄酒可以「保護胃部，增強自然的熱量，幫助消化，保護身體不受腐蝕，調理食物，讓食物充分化為血液。」

不過，培根也提醒人們不要過度嗜酒：

要是喝得太多，反而會造成很大的傷害：因為它會讓人的理解力變差，對大腦產生不良影響，使自然活力降低，令人健忘，使關節變弱，導致四肢發抖，視力模糊；它會心臟的血液黯淡變黑，而心臟正是恐懼、顫抖和許多疾病產生的地方。

聽起來培根對醉酒並不陌生呢。

葡萄酒在藥用武器庫中的地位一直保持到二十世紀，它在這個時間點過得稍微有點艱難（禁酒令真的很嚴厲），但最近它在醫學領域得到了復興，經常有人反覆建議每天喝一杯紅酒，以減少心臟疾病的風險。

工作中的羅傑·培根。中世紀科學家的工作福利：涼爽的長袍。

琴酒

　　長久以來，杜松子一直和治療有關。在古埃及，人們認為它們可以治好黃疸。在古希臘，它們被用來治療腹部絞痛，並且在裸體摔跤比賽前當成小小的體能增強劑。終於，在古羅馬，這種漿果進入了酒精製品，迪奧斯科里德斯（Dioscorides）將杜松子浸泡在葡萄酒中，以幫助治療胸痛。

　　西元一世紀時，老普林尼也寫過杜松子泡酒對健康的好處，儘管在他的病例中，他指出將杜松子泡在紅葡萄酒中會「對腸道產生收斂作用」。

　　然而，杜松的收斂效果卻讓它成了醫生們的最愛。黑死病席捲歐洲時，估計奪走了一億人的生命，醫生們建議病人燃燒杜松焚香，在身上塗抹杜松油，戴上塞了杜松子的鼠疫面具，並且飲用杜松果汁消毒身體、強化體質。

　　巧合的是，就在黑死病達到頂峰的同一時期（十四世紀中葉），

荷蘭的釀酒商們正在試驗製造白蘭地。也許受瘟疫肆虐的民眾的絕望情緒，讓那些釀酒師試著在他們的調劑中加入了杜松子，當成白蘭地中某種潛在的保護成分（額外獎勵！）

　　很快的，荷蘭人就從依賴葡萄（這東西在荷蘭北部的氣候下實在不太容易種）的白蘭地，開始嘗試從穀物中蒸餾酒精，同時保留杜松子作為添加成分。

　　最原始的琴酒就這樣誕生了。荷蘭人很快就把這些杜松子酒放進了藥櫃，他們由於各種不同的目的飲用它。甚至連哺乳期的母親和奶媽都喝琴酒，把杜松子的某些療效傳遞給她們照顧的嬰兒。根據荷蘭的英國裔釀酒師威廉·沃斯（William Worth）的說法是：

　　在荷蘭有個很普遍的習慣，當孩子有了驚風的困擾，孩子吸奶的時候，母親喝下杜松的力量或精神，孩子就能緩解。

　　到了十五世紀，大多數荷蘭城

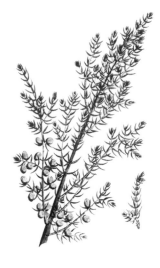

杜松子，即將變成某種棒呆了的東西。

鎮都有了自己的釀酒廠，大量生產這種特殊的含酒精新發明，他們稱它為「荷蘭琴酒」[2]，儘管它最初的起源是醫學，但由於它的口味和它對心靈的愉悅影響，很快就在整個北歐受到歡迎。

當荷蘭琴酒傳入英國，喝慣了摻水啤酒的英國工人階級對這種飲料的高酒精含量大為吃驚。於是，十八世紀的琴酒熱潮就此開始，它將毀掉許多人的生活，數量驚人，並在這個過程中，讓琴酒從藥櫃平穩過渡到琴酒商店。

到了今天，我們知道過量飲用琴酒（或者說任何酒精）也會帶來「琴酒花」[3]。是的，有時候這個詞意味著深夜的多愁善感，以及當你懷念柯林頓時代時，重複播放的那首〈嘿！嫉妒〉[4]，但更有害的是出現在你臉上那種琴酒花。琴酒花是酗酒者臉上的紅線和斑點，那是飲酒過量引起的毛細血管擴張。

征服者威廉爆炸的屍體

征服者威廉（William the Conqueror，1028—1087）並沒有真正感受到他名字裡「征服者」的那個部份，隨著他年齡漸長，他的體重也趕了上來。當威廉實在胖到連上馬都有困難時，他決定，征服自己身體的時候到了。他開始節食，用的是一種嚴酷的極端飲食法，只喝酒，其他一概不吃。威廉躺在床上，基本上是一段長時間的狂飲。這方法還蠻有效的。很快，他的體重就減輕到可以再次騎馬，這成了個諷刺，因為就是騎馬造成他英年早逝的。一〇八七年，威廉的肚子（依然很肥）猛力撞上了馬鞍的鞍座，力道相當大，造成了內傷。威廉最終因此而死。在「強者是如何殞落的」分類底下，有一條可怕的歷史附註提到，威廉後來屍身膨脹，原來準備好的石棺放不下。當他的侍從打算將他的屍體強行塞進棺材的時候，屍體爆炸了，教堂裡瀰漫著可怕的惡臭和各種令人作嘔的體液。不用說，這是一場簡短的葬禮。

白蘭地

從醫學角度來看，大家普遍認為白蘭地優於其他烈酒……

——《刺胳針》，一九〇二年

在八世紀摩爾人（Moors）抵達南歐之前，歐洲還完全是葡萄酒和啤酒的地盤。北非人不僅讓歐洲重新認識了科學和數學，還帶來了精細的蒸餾技術。為了尋找新藥物，摩爾人幾乎把他們弄得到的所有東西都蒸餾遍了——包括他們在西班牙建立據點後得到的當地葡萄酒。

當你把葡萄酒蒸餾到精華程度，會得到一種高濃縮的烈酒，也就是我們今天所稱的白蘭地。西班牙人收復伊比利半島時，摩爾人留下了他們的蒸餾法，和當地人對這種新型酒精飲料的喜好。西班牙

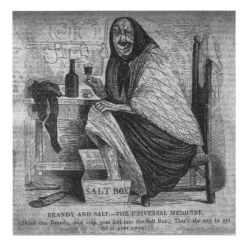

BRANDY AND SALT.—THE UNIVERSAL MEDICINE.
Drink the Brandy, and clap your feet into the Salt Box. That's the way to get rid of your corns !!!

白蘭地加鹽：宇宙萬靈丹。你不希望看起來跟她一樣嗎？

修道院保留了將葡萄酒蒸餾成白蘭地的傳統，並且開始將它運往基督教世界各地，包括梵蒂岡，教宗的私人醫生開始開出白蘭地處方，把它當成一種延年益壽的補藥。很快的，白蘭地就憑著它健康飲品的名號流行起來。

接下來的幾百年裡，白蘭地享有醫學界所有酒精飲料中最高的讚譽。人們把它當成興奮劑，在有人

---

2. 荷蘭琴酒（genever、Jenever、Dutch gin或Hollands），它混合了兩種不同烈酒，因為它加入了部份的麥酒（malt wine），混以穀物釀造蒸餾的中性烈酒，再加進杜松子等香料，可以說是琴酒的老祖宗。

3. 琴酒花（gin blossoms），即酒糟鼻（rosacea），是一種慢性臉部皮膚病，由於微血管反應過度，導致潮紅或蛛網紋而呈現泛紅現象。

4. 〈嘿！嫉妒〉（Hey Jealousy）是一九九二年野薑花合唱團（gin blossoms）出道專輯中的一首歌。這個合唱團的團名英文即「琴酒花」。比爾·柯林頓（Bill Clinton，1946—）是美國第四十二任總統，一九九三年上任，期間美國經歷了二十一世紀前和平時期持續時間最長的一次經濟發展。

暈厥時，它通常是第一個選擇。你進門時那英姿颯爽的樣子把阿卡貝拉夫人弄暈了？給她一杯白蘭地讓她醒醒吧。

醫生面對大出血的病人時也會使用白蘭地，因為人們認為酒精可以促進凝血。有時醫生會將白蘭地直接注射到病人的手臂或屁股上，或者在艱難的懷孕期間打進靜脈。我們很容易想像出這樣的場景，在硬脊膜外麻醉問世前的時代，準媽媽在分娩的痛苦中大喊：「快給我一針該死的白蘭地！」

另外，人們也認為白蘭地對於體溫過低的病例具有刺激作用，這種名聲讓白蘭地成為早期北極探險

✦ 掛酒桶的聖伯納犬神話

在阿爾卑斯山危險聖伯納山口的一座修道院裡，養著一群聖伯納犬，隨時準備協助搜救被暴風雪或雪崩困住的旅人。狗狗們非常擅長這項工作，能夠嗅出人類的氣味，並且在救援人員趕來前為他們保暖。根據流行的傳說，聖伯納犬脖子上還掛著一個酒桶，在碰到體溫過低的人時讓他們暖身或甦醒。雖然這是個很令人愉快的故事——如果你在暴風雪中受困，見到一隻溫暖的狗和一桶酒，確實會讓你振奮起來——但這純粹是一個傳說。沒有任何歷史文件記載過這種作法。考慮到酒精對低體溫患者的影響，這說不定是最好的結果。

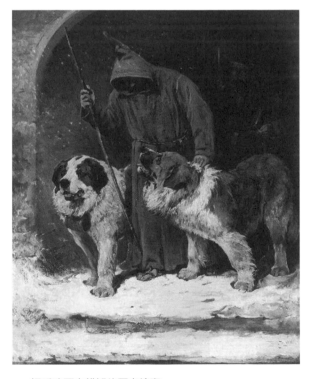

一幅反映歷史錯誤的歷史繪畫。

物資中的重要角色。問題是，雖然酒精會讓你覺得溫暖一點，其實它一開始會擴張血管，導致熱量流失。之後，它又會收縮血管，讓凍傷加劇。然而，即使在今天，大家都更加理解這整個生物過程之後，你依然會發現寒冷氣候中的獵人在物資包裡放著一瓶酒。他們把兩個可怕的想法結合成恐怖的一整套：既帶酒又帶槍，還喝酒「保暖」。

雖然酒精的血管活性作用讓它成為處理低體溫病例的糟糕選擇，但每克酒精提供的熱量確實比蛋白質或碳水化合物要多。這個事實，再加上酒精能把病人弄醉，因而讓他們平靜下來的特性，讓許多十九世紀的醫生將酒精納入他們的醫療武器庫。

即使到了二十世紀初，醫生們仍然將白蘭地當成一般健康補藥開出處方。但第一次世界大戰結束時，隨著人們對於病理學有了更深的理解、新的靜脈注射劑出現，白蘭地終於從醫生藥物架上的尊貴位置跌落下來。

啤酒

儘管啤酒存在的時間可能比葡萄酒還長，但它卻從未享有同樣的醫學聲響。連很久以前的醫生都似乎認為啤酒弊大於利。根據義大利錫耶納（Siena）的醫生奧爾德布蘭丁諾（Aldobrandino）一二五六年時的說法：

但無論是用燕麥、大麥還是小麥製作，所有啤酒都會傷害頭部和胃，引起口臭，破壞牙齒，讓胃裡充滿難聞的氣味，因此，不管是誰，只要把啤酒和葡萄酒一起喝，很快就會醉倒；但它確實可以促進排尿，使肌膚白皙光滑。

關於啤酒促進排尿這件事，奧爾德布蘭丁諾確實說得有理。只要問問那些星期五晚上在市中心走來走去，眼神急迫的人就知道了。

有點怪異的是，藥用啤酒這個概念突然冒出來了，在禁酒令期間，當時少數特殊利益團體聯合起

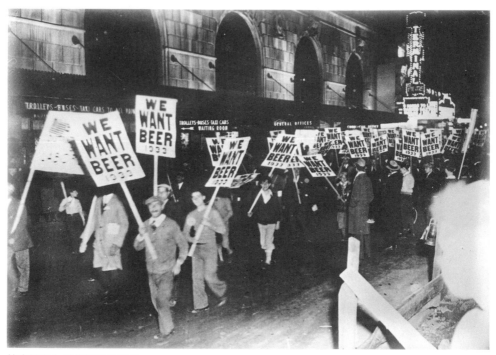
簡直是史上最佳的抗議標語。

來，共同努力製造醫療販賣用的酒精——事實上是每一種酒。在放棄了比葡萄酒或啤酒更烈的酒之後，倡導者開始宣傳啤酒的藥用價值，希望政府能夠對《沃爾斯泰德法》（Volstead Act，一九一九年通過，禁止飲酒）做出例外規定。雖然藥用啤酒最終在現代的醫院裡有了一席之地，醫生有時候會給病人開啤酒處方，以防止戒斷反應，但禁酒令時代的酗酒者就沒有這麼幸運了。

「自從禁酒令生效以來，很多醫生找我商量，要我提供啤酒，理由是，這對他們病人的福利是絕對有必要的，」雅各布‧魯伯特上校（Colonel Jacob Ruppert，1867—1939）說，他除了是一名釀酒師，也碰巧是紐約洋基隊的老闆。魯伯特悲傷地告訴《紐約時報》，他「沒有能力幫助他們。」

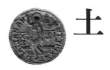

土

關於死刑交易、封印土，旅行礦工、毒死狗，以及吃土人的故事

一五八一年，年輕的溫德爾・圖姆布拉特剩下的日子不多了。在德國的霍恩洛厄鎮（Hohenlohe），圖姆布拉特因為連續搶劫被判絞刑。不過他還有一張底牌沒亮出來。他聽說有一種解毒劑十分強大，叫做「terra sigillata」，意思是「封印土」，當時在德國風行一時。他提議，與其吊死他，還不如把他的身體拿來當小白鼠做實驗。

圖姆布拉特建議他們用「能設想出的最致命毒藥」毒死他。這麼一來，就可以「對那塊藥用泥土的價值進行一次完美的試驗」了。這是個很聰明的賭注：如果他死了，好吧，反正那本來就是他要去的地方。但要是他活下來了，他就能獲得自由。

當時那片領地的主人伯爵沃夫岡二世（Wolfgang II）對此非常感興趣。就在幾天前，有個名叫安德烈・貝爾霍德（Andreas Berthold）的人出現在鎮上，他原本是個德國礦工，現在轉行做醫生，他在鎮上兜售這種稱為封印土的小陶片。根據貝爾霍德的說法，這些陶

片是治百病的靈丹妙藥，但它們最特殊的能力是解毒。解毒劑在當時是個大問題，那時給人下毒相當容易，只要去一趟當地的藥店，在酒杯裡快速灑點粉末，事情就解決了。當十六世紀梅第奇家族統治整個歐洲的時候，沃夫岡二世就和當時所有的優秀統治者一樣，非常關注解毒劑的發展。

他同意了罪犯的要求。

圖姆布拉特從地獄般的地牢裡被人拖出來，硬灌了一打蘭半（打蘭（dram）是液體單位，一盎司等於十六打蘭）的「氯化汞拌玫瑰醬」。這個囚犯的願望真的實現了，得到了「能設想出的最致命毒藥」。汞中毒是一種極劇烈而恐怖的死亡方式，會造成可怕的腎臟損傷，以及痛苦萬分的黏膜和胃壁腐蝕……而你這時依然是清醒的。他們逼囚犯喝下的劑量是致死劑量的三倍，經過審慎考慮之後加了點玫瑰醬，這樣比較容易下嚥。

沃夫岡二世完全不打算碰運

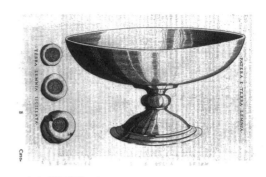

來自萊姆諾斯（Lemnos）的封印土，和偌大的杯子比起來相形見絀。

氣。

圖姆布拉特吞下毒藥之後，他們立刻給了他一些葡萄酒，裡面溶進了四克的貝爾霍德封印土片。

看哪，圖姆布拉特居然活著見到了隔天的太陽，雖然之後「毒藥確實把他折磨得生不如死」。沃夫岡二世認為，從汞中毒倖存下來已經足以嚇阻他不再搶劫，因此他的第一個命令是將圖姆布拉特交給他父母照顧。第二步是從這位流動推銷員那兒買下了終身供應的封印土。他甚至給了貝爾霍德一封蓋了自己印章的信，這樣他就可以安全地周遊德國，宣傳他的小土片了。

古老的土，神聖的土

食土習俗（geophagy）——也就是吃泥土——相當古老，至少可以追溯到西元前五百年，當時地中海希臘島嶼萊姆諾斯島的居民，會在每年某個特殊的日子，從一座特定的山上採集紅色的藥用黏土。在政府官員監督下，他們把黏土洗淨、精鍊、壓成特定的厚度，然後製成小土片。隨後島上的女祭司出場，為小土片祝福並蓋上官方印記（這就是封印土之名的由來，「蓋了封印的土」），然後分發給萊姆諾斯的藥店，黏土片就在那裡做為藥用救護品出售。

救護什麼呢？你可能會問。自古以來，黏土一直被當成解毒劑，因為它能減緩消化道對藥物的吸收，甚至對傷口癒合也有幫助。江湖騙術的部份在於賦予小泥片宗教意義，宣稱特殊的地理位置可以增強它們的力量、讓它們具有萬靈丹的能力。但就算它沒有獲得女祭司的祝福和封印，

也不是萊姆諾斯的山上挖的，黏土在某些醫療情況下也確實有效。

希波克拉底也提到了食用黏土片的治療作用，他例子中提到的黏土來自薩摩斯島（Samos）。接著是迪奧斯科里德斯，他推薦用黏土作為解毒劑、收斂劑和止瀉劑。蓋倫則親自前往萊姆諾斯觀看了封印土的製作過程，留下了深刻的印象，深刻到讓他在西元一六七年帶了足足兩萬片泥土回羅馬。

隨著古典世界衰落，封印土的

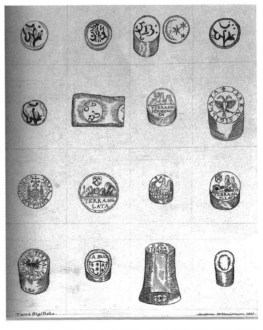

歐洲各式各樣的封印土印記。把它們全收集起來吧！

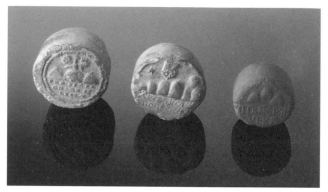

快，你被人下毒了，有三種封印土解毒劑可以選，你要銀土、金土，還是紅土？

流通也逐漸減少，直到鄂圖曼土耳其軍隊入侵，才把它再度帶回歐洲，鄂圖曼土耳其人相信來自亞美尼亞的一種特殊黏土可以治療瘟疫。雖然嚴格來說，食用亞美尼亞黏土對鼠疫細菌的攻擊是無效的，但攝取神聖或特殊物品所產生的安慰劑效應可能確實有助於偶然的康復。

你知道有塊地方也被土耳其佔了嗎？就是斯特里加（Striga，今天的波蘭斯切戈姆）一帶，也就是安德烈‧貝爾霍德當礦工賺錢過日子的地方。

用黏土建立帝國

貝爾霍德曾經出現在德國幾個城鎮，向當地領導者宣傳他的封印土。他去過的地方，身後總是留下一群死狗，因為鎮民們要是想看看神秘黏土是不是真能解毒，狗就是首選的實驗動物。吃了泥土片的狗活了下來，其他的狗，活下來的就沒那麼多了。

文藝復興時期，封印土全歐洲都在用，不但當成解毒劑，還用於治療痢疾、潰瘍、出血、淋病、發燒、腎臟疾病和眼部感染。從生物學的角度來看，這些治療大部份都是無效的，很可能只是人們對這些小泥片無比熱情的副產品，有時這也能發揮一點解毒作用。但如果它的力量拯救得了氯化汞中毒的人，那，為什麼不看看它能不能治好淋病呢？

霍恩洛厄鎮那場人體實驗讓貝爾霍德攀上了主流，名聲和財富與

日俱增。十六世紀末，他的個人賣土秀聲勢無人能擋。當然投入賣土行業有個顯而易見的問題是，這並不算是種稀有礦物，這種東西很容易找到。因此，對貝爾霍德和那些緊追其後的人來說，為他們的黏土庫存賦予一些特殊之處，或者更棒的，一種神奇的特性，是非常重要的。貝爾霍德聲稱，他的黏土之所以具有特殊的藥用價值，是因為它們來自斯特里加周圍的山區。

換句話說，這不只是普通的老泥土。你當然不可能隨便挖挖鄰居花園裡的土就得到不尋常的醫療效益。不，你需要的是封印土，真東西，專門蓋上封印，從斯特里加附近的山上挖來的。貝爾霍德聰明的行銷計畫一開始很成功，幾年之內，從紐倫堡到倫敦的藥店都在賣斯特里加的封印土。

美學加強了安慰劑效應：不管是出自萊姆諾斯島或斯特里加島，這些封印小土片本身就是美麗的東西，它們的部份功效可以歸功於病人對這些小土片神奇、幾近護身符般特性的信仰。

甚至，只要靠近封印土，就會有一種特殊的魔力。所以有些徘徊在科學和魔法之間模糊文藝復興界線上的醫生，乾脆建議病人在脖子上戴一塊封印土片，以享受它的療效。

但是，好日子總是會過完的，很快的，許多城鎮開始加入，他們自己開採黏土，在上面蓋上自己的印記，宣稱自家的土片有獨特的藥用價值。貝爾霍德的黏土帝國開始瓦解。

中毒漸漸變得不那麼常見了

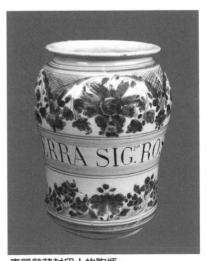

專門儲藏封印土的陶瓶。

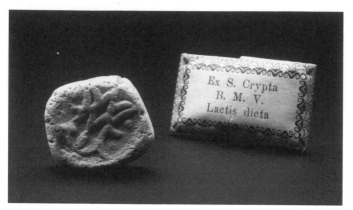

封印土,加上了拉丁文。

(耶,人類好厲害!)現代早期的醫學進步,為痢疾、潰瘍、出血、淋病、發燒、腎臟疾病和眼部感染帶來了更有效的治療方法。因此,人們漸漸不再使用封印土片,少數留存下來的土片在十九世紀歐洲壯遊[1]中被富有的古董商買下,最後進入了珍品展示櫃和博物館。

自己吃土

雖然你的醫生不太可能推薦你這麼做,但在替代療法[2]中,為了醫療目的吃黏土依然相當流行。支持者聲稱,攝取黏土可以吸附並排出聚積在你體內的重金屬。

但問題是,我們的身體系統實際上是需要一點金屬的,比如說鐵,而黏土在區分金屬類型方面不是很在行。要確切地知道你吃的黏土裡究竟還有什麼其他的東西,也不是件容易的事。它可能帶有寄生蟲、細菌,甚至諷刺的是,可能還有像鉛之類的重金屬。因此,這種做法現在的醫生通常不推薦。

但這並沒有阻止雪琳·伍德利(Shailene Woodley)在二〇一四年的《大衛深夜秀》(Late Show with David Letterman)採訪以及美容網站「Into the Gloss」的部落格文章中宣稱她自己做了吃黏土

---

1. 壯遊(Grand Tour)是指自文藝復興時期以後,歐洲貴族子弟進行的一種歐洲傳統的旅行,後來也擴展到中歐、義大利、西班牙富有的平民階層。壯遊尤其盛行於十八世紀的英國,留下了豐富的文字記述。
2. 替代醫學,也稱另類醫學、邊緣醫學(alternative medicine、fringe medicine、pseudomedicine或questionable medicine)指任何聲稱產生醫療效果,但並非源於科學方法及循證醫學收集證據,也未經科學證實的醫療實踐。

的實驗：

所以，我發現黏土對你很好，因為你的身體不會吸收它，而且它顯然提供了一個負電荷，所以它會和負同位素結合。而且瘋狂的是：它還能幫你清除體內的重金屬。我朋友開始吃了之後，隔天她打電話給我，說：「嘿，我的屎聞起來像金屬。」她真的很擔心，但是我們一起找了一些資料，結果都是說，當你一開始吃黏土，你的大小便，甚至你自己，聞起來都會有金屬味。

如果你也想實驗一下，讓你的大便聞起來有金屬味，請注意：吃少量加工過的黏土一般認為是無害的，但狂吃的話就會導致便秘至死……或者更糟。從你家外面挖出來的土坑並不是攝取鈣和其他礦物質的最佳方式。

 ## 南方的吃土人

一九八四年，《紐約時報》刊登了一篇關於食土習俗有下降趨勢的文章。如果你認為只有在最糟的情況下人們才會吃土，那你一定沒見過格拉斯太太（Mrs. Glass）。「對我來說，土始終都那麼好吃，」住在密西西比農村的格拉斯太太在接受《紐約時報》採訪時表示。「好的土，從對的地方挖出來，會有一種細緻的酸味。」

許多年來，吃土一直是南方農村烹飪傳統的一部份，這種做法是跟著奴隸貿易從西非引進的。吃土在十九世紀末到二十世紀初相當普遍，幾乎只有貧窮婦女才吃，她們漸漸習慣了這種味道，甚至喜歡上了。

這位格拉斯太太接受採訪時正準備放棄吃土，但她戀戀不捨地補充道：「有時候我真的很想念它。真希望我現在手裡就有土。」

南方人選擇的土是黏土，事實上黏土是有一定藥用價值的；根據不同的來源，它可能含有大量的鈣、銅、鎂、鐵和鋅，這些對人類的健康都非常重要，而且對孕婦來說（她們偶爾會在不同的文化群體中參與吃土活動）更是不可或缺。西非和美國南部的土壤剛好都富含這些礦物質，也許這可以解釋這種做法之所以發展和延續的原因。

毒素無處不在。不管是自然還是非自然的，它都可能存在於土壤（砷）、空氣（一氧化碳）、飲水（鉛）和食物（氰化物）當中。身邊有這麼多的危險在，難怪人類痴迷於尋找一種通用的解毒劑——一種能將我們從所有毒素中拯救出來的東西。想像一下，如果你是一個中世紀的王子，即將繼承王位，很可能很多渴望權力的人都在伺機而動。一點點砷或毒芹可能是你最好的朋友，也可能是你最可怕的惡夢。為了以防萬一，最好還是先備妥解毒劑。

幾千年來，人們在武裝自己對抗毒藥時，都使用了一定程度的魔法思維，因為科學發展的速度太慢了，追不上。所以，拿起你的獨角獸角和胃腸結石，讓我們一起來看看吧。

胃腸結石

幾世紀以來，胃腸結石一直被當成毒藥的解毒劑。胃腸結石是未消化的食物、植物纖維，或者毛髮形成的固體，存在於動物的消化道中，包括鹿、豪豬、魚，以及，是的，人類。貓科版本的結石不是很漂亮，養過貓的人應該都很熟悉，就是毛球。

胃腸結石和其他由動物產生的類似石頭狀物體，背後往往有個很不錯的故事。傳說中，鹿吃了毒蛇之後就會有免疫力，或者哭出來的眼淚會凝結成能治療中毒的石頭。一世紀的阿拉伯作家比魯尼（al-Biruni，973—1048）聲稱，胃腸結石可以抵禦一種稱為「撒旦鼻涕」的毒藥，希望我們永遠不要遇到這種毒藥。到了十二世

紀，當時歐洲飽受瘟疫之苦，胃腸結石便以靈丹妙藥和解毒劑的身分，悄悄進入了藥典。

對於身處於暗殺風險的富人和皇室成員來說，胃腸結石讓人很心動。這些石頭通常會裝在鑲珠寶的金器中展示，或者當成護身符配戴。特別是印度牛黃，可以治療危及生命的高燒、有毒動物咬傷、出血、黃疸和憂鬱症。買下這些牛黃的人也都知道，刮下一點牛黃加進飲料裡，可以強心兼治療腎結石。這些補藥有時還會摻進有毒的汞或銻，引發嘔吐和腹瀉，好讓買的人覺得這東西有效。

但它們是真的有效嗎？一組研究人員將牛黃浸泡在含砷的溶液中，發現這些石頭吸收了砷，或者說，砷

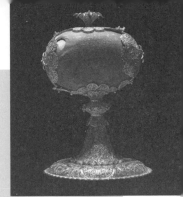

十七世紀裝在金器中的印度牛黃。毛球就從來沒這麼花俏過。

的毒性被中和了。它是不是有效到足以治癒致命的毒藥劑量還很難說。安布魯瓦茲・帕雷（Ambroise Paré）是十六世紀法國最傑出的醫生之一，也是一位懷疑論者。國王的廚子一直在偷銀器，他可以選擇被吊死，或者成為帕雷的小白鼠。他選了後者。廚子吃下毒藥之後，帕雷親眼看著一塊牛黃塞進他的喉嚨。六小時後，他在極度痛苦中斷了氣。也許他這個選擇……很不智？

米特里達梯萬用解毒劑（Mithridates）

這種解毒劑是以本都（Pontus）暨小亞美尼亞（Armenia Minor）國王米特里達梯六世（Mithridates VI）的名字命名的。他生於西元前一三四年，以每天服用毒藥的方式防止自己被暗殺，幾乎可以說是「凡殺不死你的，必使你更強大」這句話的創始人。他的宮殿裡滿是魟魚刺、毒蘑菇、蠍子、礦物毒藥，還有一座種滿有毒植物的花園。毒藥根本毒不死他，甚至在他兒子接管了他的王國之後，他面對處決，想服毒自殺卻做不

到！他只好求警衛刺死他（這招有效。）

雖然國王真正的解毒劑配方已經無處可尋，但在他死後，各種版本開始流傳，並成為國王本人的同義詞。流行的成分表裡揉合了各種冗長而昂貴的東西，包括鳶尾、小豆蔻、八角、乳香、沒藥、薑和番紅花。西元一世紀時，老普林尼尖酸地說：「米特里達梯的解毒劑由五十四種成分組成……到底是哪些神靈，以真理的名義，確定了這些荒謬的比例？……這顯然是藝術的炫耀，也是科學的巨大吹噓。」

不管是不是炫耀，人們都會混合大量草藥，用蜂蜜一起搗碎，吃下堅果大小的份量給自己治病。至少這東西讓他們嘴裡的氣味聞起來挺貴的。

角

自從西元前三百年左右這種神獸奔進文學作品以來，獨角獸的角一直是解毒劑傳說的一部份。之後的幾個世紀中，真正的地球動物犧牲了自己

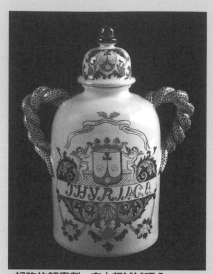
好吃的解毒劑，有人想試試嗎？

泌彩虹色的珍珠質蓋住讓它不舒服的東西，像是寄生蟲或沙粒）。雖然它們很漂亮，但它們有用的程度和你床頭櫃上那些白色粉質的抗胃酸藥片是一樣的；兩者的主要成分都是碳酸鈣。它對緩解吃了辛辣食物後的胃痛有幫助，但這並不全然是因為奇蹟。

珍珠粉在傳統中醫裡用於治療各種疾病，中世紀時，阿育吠陀[2]醫生也將珍珠作為解毒劑。據說它還能讓人長生不老。有個古老的道家藥方建議，取長珍珠一顆，浸泡在麥芽糖、蛇膽、蜂巢和浮石當中。軟化之後，它會像太妃糖一樣可以拉長，將它切成一口大小服下，然後，看哪！你突然就不需要再靠食物活下去了。眾所周知，埃及豔后曾經將一顆碩大昂貴的珍珠溶在葡萄酒醋中喝下，儘管這時她並不是為了避免中毒，而是為了不想輸掉和安東尼的打賭——這可能會對她的自尊心造成致命的傷害。

的生命和角，只為了滿足我們對於這種神奇、不存在的動物的渴望，包括犀牛、獨角鯨和劍羚，甚至連菊石化石也難逃一劫。人們相信，這些角製成的酒器可以中和毒物，光是握著它靠近自己，就能治癒傷口。據說十六世紀時蘇格蘭女王瑪麗[1]就是用獨角獸的角來保護自己免於被下毒。可惜的是，這沒能擋住她被砍頭。

珍珠

長久以來，人們一直認為珍珠是強大的解毒劑。珍珠是一種美麗而罕見的珠寶，由長相平凡的牡蠣製造，珍珠因煩擾而生（這種軟體動物會分

底野迦解毒舐劑（Theriac）

底野迦是尼祿皇帝的御醫安德羅馬庫斯（Andromachus）在一世紀時發明的一種草藥，據說安德羅馬庫斯

手中握有米特里達梯的秘密筆記。這是一種大約七十種原料的搗碎配方，包括肉桂、鴉片、玫瑰、鳶尾、薰衣草，和浸在蜂蜜裡的金合歡。到了十二世紀，人們公認威尼斯製造的底野迦解毒舐劑最為特別，於是「威尼斯糖蜜（Venetian treacle，源自中世紀英語對theriac這個字的翻譯）」成了熱門商品。它公開而戲劇性的製造過程經常吸引好奇的人群。

到了十八世紀，更便宜的黃金糖漿（golden syrup）取代了蜂蜜。當糖蜜作為療法這件事逐漸褪去光芒，這個字代表某種草藥的定義也慢慢從白話中消失。但甜蜜的糖漿卻存留下來了。這就是為什麼當我們想到糖蜜（treacle）這個字時，我們想到的是糖漿塔[3]，而不是一種把我們從致命中毒中拯救出來的花俏手段。

確實有效的解毒劑

值得慶幸的是，科學已經為我們帶來了各式各樣的解毒劑，就算不是全部，也可以治療許多我們不該接觸到的危險物品。N-乙醯半胱氨酸（N-acetylcysteine），醫生們親切地稱它為NAC，可以治療我們的乙醯氨基酚（acetaminophen）用藥過量。乙醇可以治療防凍劑中毒。頗具諷刺意味的是，阿托品（Atropine）是有毒的顛茄屬（nightshade）植物（如曼陀羅）的主要成分之一，卻可以治療某些危險的化肥和武器用化學神經毒劑造成的中毒。許多年來，人們一直用催吐劑治療中毒，但事實證明，以活性炭形式存在的普通舊炭，在毒素被人體溶解消化之前，就能吸附消化系統中的毒素（毒物會黏在炭的表面）。

只要自然界和生活在自然界的人類繼續製造能殺死我們的東西，我們就會不斷開發方法以避免過早死亡。

只是我們會把那些花俏的毛球從清單上移除掉。

1.瑪麗一世（Mary I，1542－1587），亦稱瑪麗・史都華（Mary Stuart）或蘇格蘭人的女王瑪麗（Mary, Queen of Scots），一五八六年捲入以刺殺英格蘭女王伊莉莎白及在英格蘭復興天主教為目標的巴賓頓陰謀，隔年被斬首。
2.阿育吠陀（yurveda，意為「長生之術」）為印度教及佛教的傳統醫學，也譯為壽命吠陀或阿愈吠陀。
3.糖漿塔，或糖漿餡餅（Treacle tart）是一種傳統英格蘭甜品。它主要由油酥脆餅和糖漿製成。這種餡餅通常會趁熱和一團凝脂奶油一起上桌，有時候也會改用普通奶油、奶油凍或者酸奶。

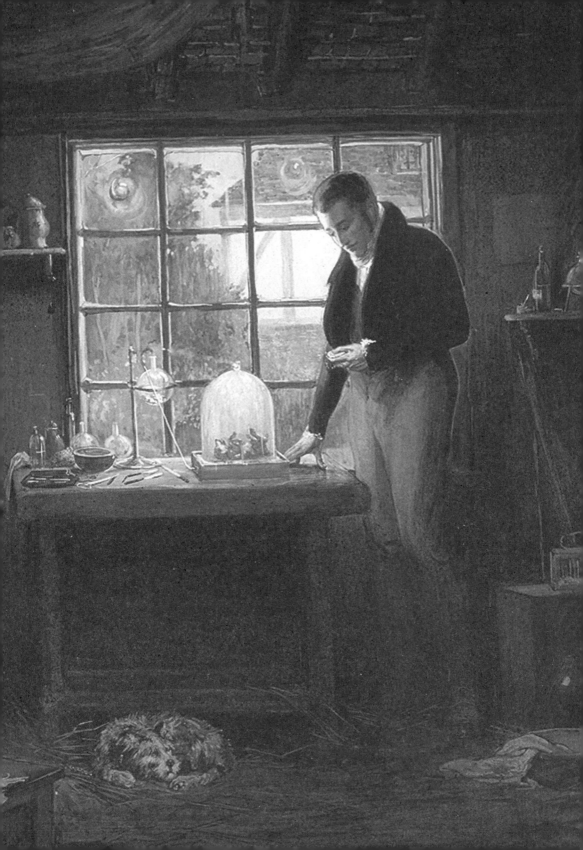

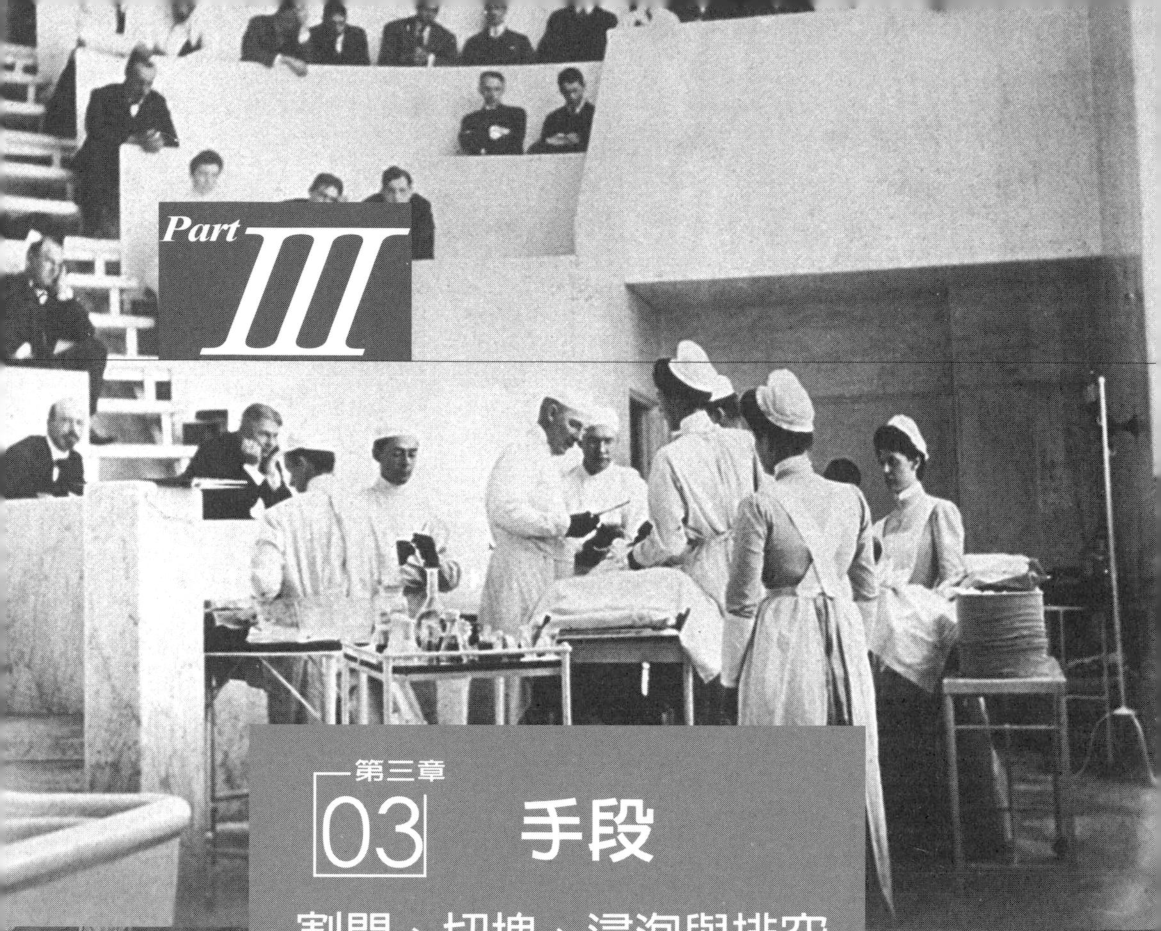

Part III

第三章

03 手段

割開、切塊、浸泡與排空

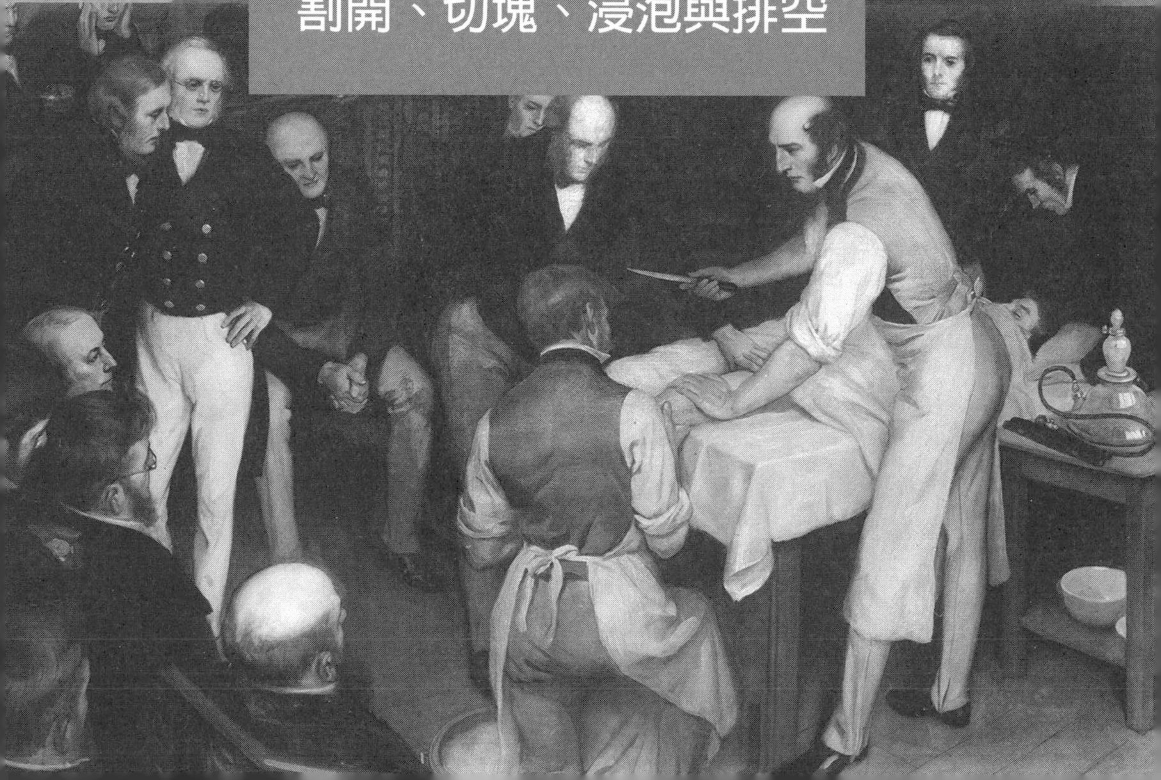

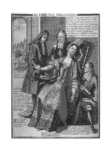

放血

關於莫札特的安魂曲、一點也不幽默的體液說（Humors）、理髮柱的起源、真正的鋼鐵人，以及喬治・華盛頓非常不妙的重感冒的故事

一七九一年八月，當時三十五歲，狀況不佳的沃夫岡・阿瑪迪斯・莫札特（Wolfgang Amadeus Mozart）接到一份委託，為一位匿名贊助者創作安魂曲。莫札特一直受到體重下降、貧血、頭痛和昏厥困擾，他開始疑神疑鬼，認為這份委託要他創作的是他自己的安魂曲。

幾週之後，他原本就喜怒無常的個性已經不是唯一惡化的事。到了十一月，他已經不能下床。劇烈的嘔吐、腹瀉和關節炎，再加上手腳腫脹，讓他無法繼續作曲。他連心愛的金絲雀發出的歌聲都無法忍受。他確信，自己一定是被人下毒了。

他的醫生想救他，但當時流行的一種治療方式可能正是導致他死亡的原因：放血。有人估計，在他生命的最後一星期，他的失血量可能超過四品脫（約兩公升）。他的大姨蘇菲・海貝爾（Sophie Haibel）記下：「他們給他放血，然後冷敷他的頭，這時他的氣力顯然離開了他，他失去了意識，再也沒有恢復。」莫札特在二十四小時後去

世，埋在一個沒有標示的墳墓裡。

由於沒有驗屍，所以也沒有人知道他的真正死因，但許多人確信，莫札特非凡的一生之所以會結束，放血也推了一把。

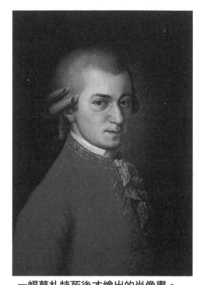

一幅莫札特死後才繪出的肖像畫。

壞血

血液從病人割開的手臂淌下。空氣中有鐵的味道。黏稠的液體滴入陶瓷集血碗，側邊還特地做了凹陷，剛好可以擺進一隻無力的手臂。時至今日，故意且自願切開血管讓血液流出這種行為，會讓現代人搖頭表示不可置信。自古以來，血液一直是公認的生命基本組成部分，甚至連《聖經》都說「活物的生命是在血」，讓放血這種做法變得更加吸引人。畢竟，究竟為什麼要把你存活所必須的東西去除掉呢？

首先，你必須把自己放進古代醫生的思維模式裡。最早的放血證據，是在西元前一千五百年左右的埃及人那裡發現的，那時人體內部

的運作還是一個謎。他們從有限的資料中得出結論。古羅馬人認為，女性的月經是排出體內毒素的自然方式，所以從人體中排除血液似乎是保持健康的一種合理方法。由於當時距離我們發現血液在全身循環這件事還很久，漢代（西元前206年—西元220年）的文獻也討論了血液如何變得「停滯（血瘀）」，如何去除老舊、「衰敗」的血液，便是修復這種停滯的其中一個方法。

或者，病人只是有點失衡，需要好好淨化一下。於是希波克拉底

的理論和他的四體液說就登場了。血液、黏液、黃膽汁，還是黑膽汁太多嗎？我們可以用放血、嘔吐、通便來淨化。

埃拉西斯特拉圖斯（Erasistratus）也是整個「血液過多」理論的擁護者，他並沒有提倡過放血，卻無意間在西元三世紀推動了這種做法，因為他說許多疾病都是源於「plethora」，也就是血液過多。儘管他建議透過嘔吐、節食或運動來改善多血症，但很多醫生還是選擇了放血。

我們進入「某種療法可治百病」的領域只是時間問題。二世紀時，蓋倫宣稱流血是解決身體所有問題的方法——包括刻意讓它出血在內。我們先別管他，讓他自己苦思一陣子。

顯然解剖學和生理學還有很長的路要走。

通常，放血是以合理的方式進行的——不能對幼童和年邁老人施行，或者施行但盡可能不過量放血——但情況並不總是這樣。在我們走向現代放血術這一路上，有過許多血淋淋的失誤。當然，放血背後的原因令人不安，但如何放血也很讓人毛骨悚然。

那麼，究竟是誰在放血呢？

刮鬍子、理髮和流血

在古羅馬，多才多藝的造型師稱為「tonsures（剃頭匠）」，他們負責為客人理髮、修剪指甲和老繭、拔爛牙和放血，把客人打理得容光煥發。只要你付錢，出門的時候就能擁有漂亮的指甲、缺了牙的笑臉，還有貧血。

而在中世紀的歐洲，理髮兼外科醫生不但是美容服務的首選，還負責截肢、拔罐、放水蛭和排膿。天花是個問題嗎？用放血法把它放掉。癲癇？那也得放血。黑死病？進來吧，別管地上血淋淋的破布，還有，請別死在我的椅子上。

一開始，放血通常是由神職人員為自己和其他神職人員進行。

血腥行業的工具

所有能切割的東西都可以用來放血。動物利齒、石頭、削尖的木片、羽毛翎管、貝殼都行。隨著過程不斷發展，工具也一路演變。到了十七世紀，這個行業的從業人員已經把放血過程變成了一門科學：首先，使用止血帶，然後切開上臂的肱內靜脈（basilic vein）。那麼，是用什麼切開靜脈的呢？讓我們來看看……

柳葉刀[1]是過去幾世紀中比較複雜精細的一種工具。它具有彎曲或尖銳的刀刃，末端有手把。今天最受歡迎的一本國際醫學期刊就是以

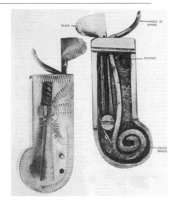

彈簧柳葉刀。

這種受人喜愛的工具命名的。寬柳葉刀（Thumb lancets）是袖珍版本，可以折疊收進漂亮的象牙或玳瑁盒裡，供時髦的流血人隨身攜帶。

獸醫用放血刀（fleam）是一種多刃、多尺寸的新奇裝置，用於切割較大的傷口，通常用來給較大的動物放血，像是馬。

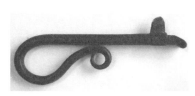

一把十三世紀的鐵製獸醫放血刀。

劃痕器（scarificator）這個名字可能會被誤認是一九八〇年代的恐怖電影，其實他是一個帶有多個彈簧刀片的盒子，一般在拔罐（在玻璃杯底下製造真空）之前使用，好抽出更多的血。

每樣工具都擁有忠實的擁護者。一八四一年，斯諾格拉斯（J. E. Snodgrass）就毫不掩飾地對他的彈簧柳葉刀公開表達了愛慕之情：

我愛你，我血跡斑斑的、忠實的朋友！……我會愛你，永誌不渝！

也許當時沒人跟他說——這種事，還是低調點比較好。

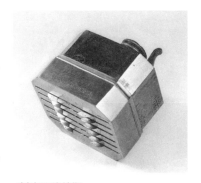

劃痕器的外觀。

1.「lancet」或譯柳葉刀，或譯刺絡針，一八二三年英國外科醫生湯姆．魏克萊（Thomas Wakley）創立醫學期刊時，以外科用具「手術刀」（Lancet）的名稱來為這份刊物命名，而「Lancet」也有「尖頂穹窗」的意思，藉此寓意著期刊立志成為「照亮醫界的明窗」（to let in light）。但採血針也稱為lancet。目前期刊中譯仍未統一，但這個字在此處較接近「柳葉刀」。

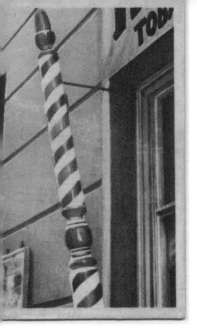

經典理髮柱，呈現出理髮業在放血這件事中扮演的角色遺跡。

僧侶和神職人員都是獨身，放血似乎可以進一步馴服他們的性慾（當時的抗威而鋼！）但在一一六三年之後，教宗亞歷山大三世（Pope Alexander III）禁止神職人員參與和身體性質有關的研究。教規宣布「教會憎惡鮮血」，從此之後，神職人員不再進行手術或放血，也不再研究解剖學。在英國，身兼外科醫生的理髮師承擔了這個角色。放血的人會聞一聞、摸一摸、嚐一嚐血的味道（讓我們一起噁心一下），以診斷病人的情況。為了吸引顧客，理髮店的窗台上會擺上一碗碗的血。後來某條法律通過，才要求他們改把血悄悄地倒進泰晤士河。

近代的旋轉理髮柱在我們這個時代已經成了古董，這種由紅白藍三色（或者只有紅白兩色）構成的柱子可以回溯到理髮兼外科醫生那個時代，他們會把理髮柱放在他們工作場合外面，藉此宣傳他們的職業。柱子象徵病人為促進出血握住的棒子，底部有個碗，好接住溢出的液體。也有人說白色條紋象徵止血帶，藍色代表靜脈，紅色呢，自然就是血了。

下次你去理髮的時候，也許可以要求理髮師好好幫你放個血，看他聽不聽得懂這個歷史笑話。

自我放血，以臻極樂

現在是十七世紀，你被一個紳士甩了，原本還以為他就是真命天子呢。啊，要如何修補這顆破碎的心呢？和好朋友喝點白蘭地聊八卦？還是來一品脫巴洛克時代的班傑利（Ben & Jerry's）冰淇淋？很接近了！一顆破碎的心確實需要一品脫的某樣東西；只是它可能不像胖猴（Chunky Monkey）香蕉堅

果冰淇淋那麼讓人愉快。

一六二三年，法國醫生雅克‧費朗（Jacques Ferrand）用一整本書的篇幅闡述了相思病的外科療法，特別是病人「肥胖且營養充足」時該如何處理。他建議，放血放到心臟衰竭的程度（就是字面意義），並且指出「割開痔瘡是最可靠的治療方法」。因為不知道為什麼，他發現心碎和痔瘡總會相伴而生。

這並不是放血第一次進入精神健康領域。和解剖學一樣，心理學長期以來對醫生來說也一直是個謎。像心碎、憂鬱和狂躁這樣讓人弄不懂、似乎也治不好的疾病，就會讓許多醫生伸手去拿柳葉刀。漢代的《黃帝內經》對於「笑不休」或「癲狂」的症狀開出了放血的處方，因為流點血肯定會讓你安靜下來。後來，蓋倫認為不同類型的「精神錯亂」（瘋狂、狂躁、憂鬱和愚蠢）都是由於體液失衡，因此需要放血。十八世紀，世界最

惡名昭彰的一家精神病院，位於倫敦的伯利恆聖瑪麗醫院（St. Mary of Bethlehem in London）因為可怕的行徑、環境和治療方式，以「瘋人院（bedlam）」這個外號臭名遠播。作家亞歷山大‧克魯登（Alexander Cruden）曾經好幾次被送進精神病院，因為他出現了驚世駭俗的行為，例如企圖和寡婦約會，為亂倫感到心亂如麻。好個大膽狂徒！他曾經指出：「伯利恆醫院派的醫生開出來的處方一般都是通便和催吐，以及再次催吐，再次通便，偶爾會放放血。」遺憾的是，這時候霧化室內除臭劑還沒發明出來。

醫生兼開國元勳班傑明‧若許建議用「英雄式損耗療法」（見〈汞〉，頁16）治療許多種疾病，其中包括這個治療狂躁症的處方：「可以一次放掉二十到四十盎司（2.5品脫）的血液……盡早大量放血對讓人平靜下來效果極佳。」他的說法不算錯。畢竟，不管什麼

個性的人，在疲憊和貧血到無暇他顧的時候都是很平靜的。

就連古老的梵文經典《妙聞集》[2]也說，放血之後，病人會出現一種愉悅感。這誰不想要呢？把刀遞過來。

好吧，也許這會兒還不是時候。以下我們要提到的這些人，可能不會用「愉悅」來形容他們的經歷。

富貴名流們的放血生活

瑪麗・安東妮[3]在一屋子彬彬有禮的旁觀人群面前生孩子，之後被放了血。（如果你認為這真是令人印象深刻，請記住，如果當時她有社交媒體，她可能會在幾百萬人面前生孩子。）最後皇后昏了過去，放血後才醒過來，或者，至少也是因為放血痛醒的。

有些人的結局要糟得多，尤其

當放血成為絕望時刻的最後手段時。一六八五年，英格蘭國王查理二世（Charles II of England）在刮鬍子的時候中風倒下。他的十四名御醫承受著必須讓他活下去的巨大壓力。除了流血之外，這位可憐的國王還忍受了灌腸、瀉藥和拔罐，另外還得吞下一塊東印度山羊的膽結石。他們細心地把鴿糞製成的膏藥塗在他的腳上，一次又一次為他大量放血，有一次甚至割開了他的頸靜脈。最後，他在斷氣前血液幾乎流乾，儘管他的靈魂可能只顧著尖叫逃離鳥糞膏藥。三十年後，查理二世的姪女安妮女王（Queen Anne）當時主政，也在中風後昏迷不醒，她接受了放血和通便治療；御醫們來了之後，她只活了兩天。

拜倫勳爵得了嚴重的感冒，發燒而且全身疼痛，他和醫生針對放

「讓血管呼吸」，一八六○年。

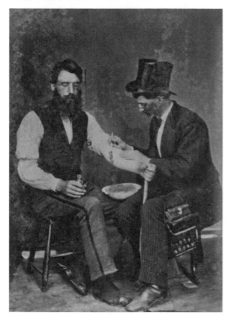

機。

喬治・華盛頓是另一個著名的放血受害者。卸任總統三年後，他在下雪天騎馬，結果發燒了。他呼吸困難，可能是由於嚴重的會厭炎。他的醫生積極地給他放血，試著讓他喝糖漿、醋和奶油混合的飲料（幾乎讓他窒息而死），為他燙水泡，然後再次放血，試著用瀉藥和催吐劑，接著為了穩妥起見又給他放血。過了一天，他又放了一次血。整個加起來，他可能放掉了五到九品脫的血，不久後便過世了，為一場剛開始只是重感冒的病付出了相當大的代價。

血這件事持續爭辯。他堅決不肯，說之前有人也是感冒，這種做法對這種病毫無幫助。最後他屈服在他們的嘮叨之下，宣布：「你們來吧；我看見的是一群該死的屠夫。你們想放多少血就放多少，但要把這病了結掉。」拜倫在三次放血中流掉了幾品脫的血，他的醫生們驚訝地發現拜倫的情況惡化了。絕望之下，醫生們給他燙了水泡，並在他耳朵周圍放水蛭吸血。拜倫勳爵沒多久就死了，醫生們隨即將責任歸咎於他，說是他拖延了放血的時

鮮血緩緩滴落，匯成涓涓細流

即使面對眾多批評，班傑明・若許醫生仍然堅定地為放血高聲辯護，他家外頭的景觀就證明了這一點。在費城黃熱病流行得最嚴重那段時間，連他家門前的草地都布滿了外溢的凝血，散發著惡臭，嗡嗡作響的蒼蠅徘徊不去。家園頻

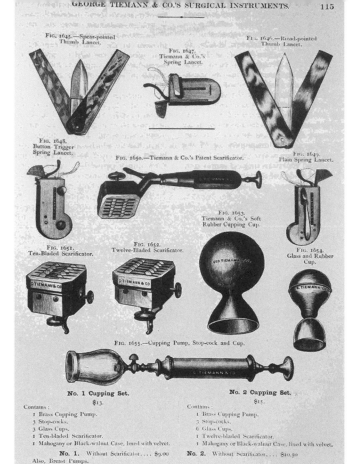

FIG. 1645.—Spear-pointed Thumb Lancet.

FIG. 1646.—Broad-pointed Thumb Lancet.

FIG. 1647. Tiemann & Co.'s Spring Lancet.

FIG. 1648. Button Trigger Spring Lancet.

FIG. 1650.—Tiemann & Co.'s Patent Scarificator.

FIG. 1649. Plain Spring Lancet.

FIG. 1651. Ten-Bladed Scarificator.

FIG. 1652. Twelve-Bladed Scarificator.

FIG. 1653. Tiemann & Co.'s Soft Rubber Cupping Cup.

FIG. 1654. Glass and Rubber Cup.

FIG. 1655.—Cupping Pump, Stop-cock and Cup.

No. 1 Cupping Set.
$13.
Contains :
1 Brass Cupping Pump.
3 Stop-cocks.
3 Glass Cups.
1 Ten-bladed Scarificator.
1 Mahogany or Black-walnut Case, lined with velvet.

No. 1. Without Scarificator.... $9.00
Also, Breast Pumps.

No. 2 Cupping Set.
$15.
Contains :
1 Brass Cupping Pump.
3 Stop-cocks.
6 Glass Cups.
1 Twelve-bladed Scarificator.
1 Mahogany or Black-walnut Case, lined with velvet.

No. 2. Without Scarificator.... $10.50

一系列放血工具。

克伯特（William Cobbett）評論家忍不住譴責：「庸醫和庸醫之間喊的不是通便就是放血，這真是個不祥的時代。」克伯特甚至說，若許所謂的「英雄療法」，「根本就是對自然療癒力的曲解。」他真的氣壞了！

儘管兩千多年來，放血一直是醫生們鍾愛的武器，但是像克伯特這樣的批評者也一直都存在。埃拉西斯特拉圖斯便認為失血會讓病人變得虛弱（他是對的）。十七世紀，一位名叫拉馬齊尼（Bernardino Ramazzini）的義大利學者表示：「放血醫生彷彿手持德爾菲之劍，要殺盡無辜之人。」

到了十八和十九世紀，眾多

道[4]不管哪個節目都挽救不了這場災難。對若許的病人來說，最不幸的是，這位醫生大大高估了人體的血量——而且整整高估了一倍。他通常會在一天內放掉四到六品脫的血（人類男性的平均血液量是十二品脫）。而且記住，他經常會連續放血好幾天。他治療病人的死亡率實在太高了，一位名叫威廉·

4.家園頻道（HGTV）是華納兄弟探索公司（Warner Bros. Discovery）旗下的美國付費電視頻道，主要播出與家庭裝修和房地產相關的真人實境節目。

醫生和科學家的反對開始促成改革趨勢。路易・巴斯德（Louis Pasteur）和羅伯・柯霍（Robert Koch）表明，發炎源自感染，放血是無法治癒的。一八五五年，來自愛丁堡的醫生約翰・休斯・班尼特（John Hughes Bennett）用統計數據表明，肺炎死亡率隨著放血的減少而下降。隨著當時對人類生理學和病理學的逐步理解，西方的臨床醫學也開始擺脫陳舊的體液醫學觀念。

時至今日，放血，或稱「靜脈切開術」（phlebotomy，希臘語「切開血管」之意）依然在世界各地施行。加州不得不在二〇一〇年禁止針灸師放血。而放血目前依然是尤納尼醫學（Unani）的一種現代作法，尤納尼是波斯─阿拉伯醫學的一個分支，可以追溯到十三世紀。拔罐放血法（所謂的「濕拔罐」）在阿拉伯傳統醫學中也依然在使用，並且還有一些積極的研究。（二〇一六年夏季奧運

會上，游泳選手麥可・費爾普斯（Michael Phelps）就全身佈滿拔罐的瘀傷，出現在世人眼前。他的拔罐是「乾拔罐」，只有抽吸，沒有放血。）

根據我們對人體的現代理解，放血有可能改善高血壓的症狀，偶爾對心臟衰竭也有效，這有它的道理；但既然我們有非侵入性的藥物可以用，就不需要把血管切開了。可是對於某些疾病而言，放血依然是一種合適的療法。血色素沉著症（Hemochromatosis）是一種會導致鐵質危險地過度累積的疾病，可以透過定期放血治療，以消耗身體中的鐵。放血也可以用來治療真性紅血球增多症（polycythemia vera），這種病會引起紅血球病態性增加。在蓋倫寫了那一大堆東西之後，事實證明，血太多確實是個嚴重的問題。

遺憾的是，過去那些放血的人並沒有意識到，大多數時候，血最好還是留在體內，而不是體外。

腦白質切除術

古老的穿孔頭骨、瘋狂之石、神經打蛋器、廚房冰錐，以及沃爾特・弗里曼的「腦白質切除車」

甘迺迪家族（Kennedy family）就是美國自己的皇室家族，這一點毋庸置疑。他們個個英俊美貌，教養好，人脈廣；他們有錢，有血統，有智慧，有政治關係，在我們國家的歷史和文化意識上留下了不可磨滅的印記。但他們也有想隱藏的秘密。

幾十年來，羅斯瑪麗・甘迺迪（Rosemary Kennedy）一直是約翰・甘迺迪（John F. Kennedy）所有兄弟姊妹中最不為人所知的一個。一九三八年，她出現在喬治國王（King George）和伊莉莎白女王（Queen Elizabeth）宮廷的照片裡，面帶微笑，黑髮梳理得非常完美，白手套和高級訂製禮服完美地展現她曲線優美的身段。英國媒體為她的美貌瘋狂，有資格的年輕男子在各種活動中向她示愛。乍看之下，她輕而易舉地就超越了她貴族出身的母親和相貌平平的妹妹凱瑟琳。

但大多數人不知道的是，羅斯瑪麗的內在世界有很多部份是秘而不宣的。她出生時，她母親緊緊夾住雙腿不讓她出來，直到兩小時後醫生抵達——這是

護士建議的，事實上當時嬰兒已經著冠了[1]。許多人將羅斯瑪麗的智力缺陷歸咎於此，認為可能是那段關鍵時間缺氧所致。她的兄弟姊妹都是運動健將和成功人士，但羅斯瑪麗卻連她該有的發育標準都沒能按時達到。她成年時，智力只有小學四年級的程度，寫起信來有許多難解的簡寫字跡，滿是拼字錯誤。我們可以從幾張照片中看到，她的父親，駐英國大使喬·甘迺迪（Joe Kennedy）緊緊抓著她的手臂，證明他一直試圖維持羅斯瑪麗的行為不失控。

多年輔導和持續警戒可以看到的一切成果，到了她二十歲出頭都慢慢消失了。她從修道院辦的寄宿學校逃出來，晚上在街上遊蕩。她毫無來由的情緒爆發變得難以控制，有時大喊大叫，有時拳打腳踢（她揍人很痛的，因為她既健康又強壯）。對於甘迺迪家族這種

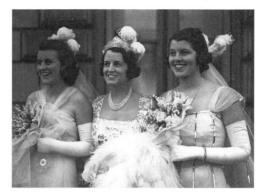

一九三八年的凱瑟琳、羅斯，和羅斯瑪麗。

社交活躍的波士頓菁英家庭而言，一個無法控制、有「可恥的」智力缺陷的孩子，無異於社交自殺。他們就是需要她冷靜、可預測，而且更……像個甘迺迪家的人。

就在這時，正好有種新的神經外科技術引起了人們的騷動和興趣。一九四一年，《星期六晚郵報》（Saturday Evening Post）刊登了一篇文章，聲稱可以幫助那些「給家人也給自己帶來麻煩」的病人。

喬·甘迺迪於是打了電話給沃爾特·弗里曼醫生（Walter

1.當胎頭已完全處於陰道口，不會隨著宮縮結束而退縮時，稱為著冠（Crowning），一旦嬰兒頭部著冠後，生產過程很快就會結束。

最古老的外科手術形式，頭顱穿孔手術（trepanning，也叫trephining，這兩個字都來自希臘語的trypanon，意思是「鑽」或「鑽孔」）會先削去頭骨，切出一塊方形，去除中心，然後鑽出一個像郵票穿孔似的小洞，或者鑽成一圈。使用的工具可能是燧石、黑曜石、金屬或者貝殼。根據推測，這並不是腦部手術。我沒有開玩笑的意思——真的，這不是玩笑。大腦、腦部血管，以及那層像皮膚一樣的覆蓋物，腦膜，都沒有碰到。當時的人們似乎明白，要是你把布丁似的大腦攪了，就壞事了。

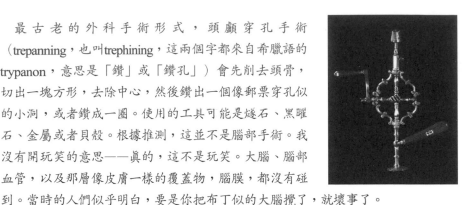

爲什麼要做這個手術呢？好理由很多：很多證據表明，這個手術是在顱骨骨折後進行的，可能是爲了清除碎骨片，並藉由清除血塊減輕腦壓。事實上，很多頭骨都顯示出骨頭癒合的跡象，這表示病人活下來了。

至於打洞的壞理由呢？隨機性的頭痛、癲癇、憂鬱、精神疾病，以及頭部輕傷。希波克拉底建議所有人，就算只是頭撞了一下，也要做這個手術，以防萬一。（「我絕對不要，就像我不要腦袋裡有個洞一樣」這句俏皮話，突然變得意義更豐富了。）

文藝復興時期，槍枝的使用導致頭部外傷增加，穿孔療法的數量也隨之上揚。不幸的是，到了十八世紀，頭顱穿孔手術已經成爲危險的事。消毒措施發明前的歐洲是個相當骯髒的地方。有些估計指出，鑽孔的頭骨中有半數死亡（不像之前發現的古代頭骨，它們的死亡率不到兩成）。這種情況實在太殘忍，一八三九年，外科醫生阿斯特利‧庫柏爵士（Sir Astley Cooper）便提出：「如果你打算鑽別人的頭，你就應該排下一個讓人鑽。」

儘管穿孔手術依然用於腦部外傷，但偶爾也會有少數人偏離這種明顯的救命目的，無聊到拿它來尋求刺激。一九六五年，一個名叫巴特‧休斯（Bart Huges）的荷蘭人認爲頭顱穿孔可以讓他進入更高的意識狀態。他用電鑽、小刀和皮下注射針，開始動手。後來他說：「我覺得我就像回到了十四歲之前。」（就像我們會想重溫我們最狼狽卻荷爾蒙爆棚的青春期一樣——永遠都想。）這件事發生在他從醫學院退學之後，繼續寫《頭顱穿孔術：精神病治療》（Trepanation: The Cure for Psychosis）之前。其他人也紛紛效仿，但幸運的是，比起用神經外科手術，大多數理智的人更喜歡用LSD[2]協助他們獲得存在主義式的迷幻效果，這樣比較不那麼麻煩。

Freeman）求助，他的妻子當時在國外，並不知情。一九四一年十一月，羅斯瑪麗‧甘迺迪接受了腦白質切除術，從此在公眾視野中消失。

鑽入瘋狂的根源

為了更清晰地理解羅斯瑪麗的命運，我們必須把時間軸拉回腦部外科手術的起源，事實上，這是史上第一種手術：頭顱穿孔術（見左頁專欄「頭顱穿孔簡史」）。頭部穿孔術就是在頭骨上鑽一個洞，這是歷史上最早的外科手術。中石器時代（Mesolithic times，可以追溯到西元前八千至一萬年）的頭骨清楚顯示了這種手術的痕跡。我們知道好幾個古代文明中都有這種作法，包括中美洲、希臘、羅馬帝國、印度，和中國。

每一種頭顱穿孔術的合理用法，像是移除顱骨骨折造成的碎骨或減輕腦壓，都會有很多誤傷。好

消息是：人們正確推定了大腦是思想和情感的中心；壞消息是：我們修復混亂的思維過程時用了很多可怕的方法。十二世紀時的一位希臘外科醫生建議用頭顱穿孔術治療憂鬱和瘋狂。十三世紀一份希臘外科文獻建議對癲癇患者進行頭顱穿孔，好讓「體液和空氣排出並蒸發掉」。這簡直跟氣球放氣一樣簡單，對吧？人們還認為，引發疾病的惡魔也是因為開了這麼一個顱骨逃生艙，才讓它落荒而逃的。

文藝復興時期出現了一種理論，認為大腦中的一塊石頭是瘋狂、愚蠢和痴呆的根源。只要移除它，就可以防止心智其他部份遭到污染。在耶羅尼米斯‧博斯（Hieronymus Bosch）一四七五年的畫作《切除石頭》（Cutting the Stone，也稱為《取出瘋狂之石》（The Extraction of the Stone of Madness））中，一個可憐的傢伙被綁在華麗的椅子上，用

2.麥角酸二乙醯胺（Lysergsurediethylamid），常簡稱為LSD，是一種強烈的半人工致幻劑和精神興奮劑。

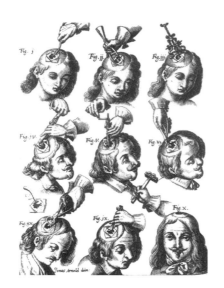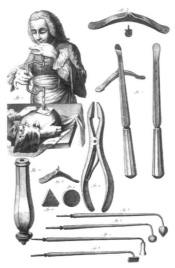

為喜愛自己動手做的人們展示頭顱穿孔的作法和工具。

堅決的神情側眼凝視著觀者。一個醫生（不知道為什麼，他戴著一個金屬漏斗）正在切割病人的頭。在這個世紀和下個世紀還有許多藝術作品都描繪了這種充滿希望的手術。目前我們還不清楚這些畫是誇張手法，還是確實畫出了企圖移除那塊該死（而且根本不存在）的石頭的外科手術場景。

然而，生活竟也開始模仿起藝術了，一八八八年，瑞士醫生戈特利布・布克哈特（Gottlieb Burckhardt）鑽進了六個人的大腦。布克哈特沒有任何外科手術經驗，卻為精神分裂和嚴重精神病幻覺病人進行了手術。就像古代的醫生一樣，他使用環鑽（trephine，基本上就是一種圓餅乾模似的骨鋸，裝在一根棍子上）在太陽穴附近鑽洞，但他要做的事從這裡才開始：接著他穿過硬腦膜，某些情況下，他會用鋒利的湯匙挖出部份大腦皮質。是的，挖掉了幾湯匙大腦。儘管有些病人變得「安靜一些」，不再出現幻覺，但許多人留下了難以消除的神經系統問題，死於隨之而來的併發症，甚至自殺。當時一位精神病學家說：「（布克

哈特）建議，煩躁不安的病人，可以用刮除大腦皮質的方式讓他們安靜下來。」

布克哈特的手術是第一場腦白質切除術，儘管這個術語直到幾十年後才創造出來。它和頭顱穿孔術不同，穿孔術的目的只是在顱骨上開洞，並不影響大腦或腦膜覆蓋物，但這種新的手術完全是另一回事，呃，另一種用上了湯匙的事。（另外還有冰錐、打蛋器。我們稍後會介紹更多的工具。）它也標誌了精神外科的開端（為了治療精神疾病而故意破壞大腦），這是我們的大腦和行為之間聯繫的新發現（見頁149專欄，「費尼斯・蓋吉（Phineas Gage），腦子有洞的帥哥」），再加上其他神經解剖學的大進展，這應該是很令人興奮的事。

醫學界認為布克哈特很野蠻，對他的作法態度冷漠而反感。他再也沒有做過這種手術。將近五十年後，才有人嘗試了另一種腦白質切除術。

是什麼改變了？因為世界陷入了精神健康危機。

腦白質切除術：美國（偷來的）發明

從一九三〇年代末到四〇年代初，美國的醫生們非常絕望。精神病患住院人數增加到四十多萬，佔據了全國一半以上的醫院床位。當時還沒有夠好的藥物治療方法，這些病人為家人和精神病院帶來了巨大的身心及經濟負擔。他們的救世主呢？是一位痛風纏身、拿著酒精針筒的葡萄牙神經學家。

一九三五年，埃加斯・莫尼茲（Egas Moniz）嘗試了另一種治療精神疾病的精神外科手術：腦白質切除術（leucotomy，希臘文意思是「切割白色」，即大腦白質）。第一個被選中的病人是個住在精神病院的女性，多年來飽受憂鬱症折磨。莫尼茲的手因為痛風而變形，所以他請了一位外科醫生在

病患頭部接近頂端的地方鑽了一個洞，然後注射純乙醇讓部份額葉壞死。（是的，這東西和你在葡萄酒裡發現的酒精是一樣的，但你不會因為喝了一杯玫瑰紅酒就讓你的腦細胞壞死，不會的。所以請不要恐慌。）

在之後的手術中，他們使用了一種叫做「腦白質切斷器」（leucotome）的儀器，這是一根靈巧的金屬棒，推進你柔軟的大腦時，會射出一個旋轉的鋼絲圈，變成一支好用的攪拌器。它用起來不太像用打蛋器打爛焦糖布丁，而更像是用挖球器挖熟透的蜜瓜。後來，美國外科醫生詹姆斯·瓦茲（James Watts）將挖出來的大腦質地描述成「奶油從冰箱拿出來放了一段時間後的樣子」。好了，現在我們又把焦糖布丁、蜜瓜和奶油毀掉了。

莫尼茲之後因為他的工作獲得了諾貝爾獎，儘管事實上他的病人有許多都回到他們一開始待的精神病院。雖然這又一次震驚了醫學界，但莫尼茲並沒有像布克哈特一樣退縮。他開始到處傳播這個消息。

沃爾特·弗里曼就是聽信了莫尼茲所傳福音的其中一位醫生，最後對羅斯瑪麗·甘迺迪進行腦白質切除術的正是這位美國神經學家。弗里曼和神經外科醫生詹姆斯·瓦茲合作，在美國本土繼續做莫尼茲的工作。一九三六年，他們的第一個病人活了下來，而且似乎痊癒了（她的焦慮減輕，看起來很健康，但是「待她的丈夫暴躁而苛刻」）。他們繼續做下去，但許多患者的病情沒有改善，或者只有短暫好轉。許多人失去了自主能力，幻覺通常繼續存在。

這些挫敗並沒有阻止這對樂觀的雙人組。弗里曼和瓦茲僅僅做了六次手術，就開始進行積極的宣傳活動，展示他們所做的一切。《華盛頓郵報》和《時代》雜誌很快地刊出了相關文章。有報導說，「口

袋塞著小筆記本、滿心期待的的醫生們」，成群結隊地參加會議。儘管他們在治療第五個病人時遭到了可怕的失敗，這個病患術後不但沒有任何改善，還多出了癲癇和失禁。

他們很快就成了名人，弗里曼甚至為這種手術創了一個新詞：「lobotomy」。藉由重塑莫尼茲的腦白質切除術，弗里曼和這位葡萄

費尼斯・蓋吉，腦子有洞的帥哥

一八四八年九月十三日，一位名叫費尼斯・蓋吉的英俊工頭在佛蒙特州的一家鐵路公司工作。他和他手下的工人們會在岩床上鑽洞，放進炸藥，用沙子把洞填滿，再用鐵棒夯實。

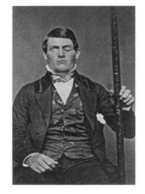

過程應該就是這樣。蓋吉在填沙子之前輕輕壓實炸藥粉末，他一個分心，轉過頭察看他手下的人，頭骨正好就在標槍似的鐵棒上方。鐵棒意外在洞邊刮了一下，摩擦岩床，冒出了火花，隨之而來的爆炸將鐵棒從他的左臉頰、左眼後方炸了進去，再從頭頂穿出來。

神奇的是，他沒一會兒就醒了。抽搐幾下之後，還能說話。他的左眼球爆出眼窩，鐵棍落在八十英尺外，上面佈滿了他的腦組織。鎮上的醫生很快地為他做了檢查，在病歷上記下：「G先生站起來嘔吐。嘔吐的力量擠出了大約半茶匙大腦，掉在地板上。」啪嗒。

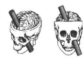

鐵棒穿過蓋吉頭骨的軌跡。

除了他活下來這件事之外，最有趣的是他性格的變化。事故發生前，他是個「心智正常……精明、聰穎……活力充沛的人」。在這之後，他變得「反覆無常、出言不遜，有時沉迷於最粗俗的髒話（這不是他以前的習性），很坦率，但對同伴很不尊重，對約束和建議顯得不耐煩……他的智力和表現是個孩子，卻有著一個強壯男人的動物性激情。」

就像他們說的，蓋吉，「不再是蓋吉了」。他將成為理解大腦生理學的一個迷人研究案例，並為前額葉手術的進一步科學探索奠定了基礎。

牙醫生拉開了距離，這樣一來，這個術語就和他建立了緊密的聯繫。幹得好啊，弗里曼醫生。此外，他也是一位出色的公關和推銷員，他向美國各地的精神病院發送了幾千封信和文章，抓住每個機會對這個手術大加宣傳。

一九三八年，弗里曼和沃茲決定改變手術方式。他們不再從頭骨頂端鑽孔，而從太陽穴開始手術。莫尼茲的腦白質切斷器不夠堅固，有時候會斷在大腦裡。他們改用一種看起來像窄版奶油刀的東西，這就是用在羅斯瑪麗‧甘迺迪身上的工具。根據凱特‧克里福‧拉森（Kate Clifford Larsen）為羅斯瑪麗寫的傳記所述，那把「四分之一英吋寬的彈性刮刀」從她太陽穴上開的孔洞插進去。「沃茲一面往她的大腦深處移動，一面旋轉刮削。」他們要羅斯瑪麗在手術中背誦故事、詩句，甚至唱歌。但在切下一片過多的腦組織之後，「她變得語無倫次。她慢慢地停了下來，

不再說話。」

他們認識的羅斯瑪麗，不在了。

手術之後，她變得不能行走，也不能說話，之後永遠地住進了精神病院。她從甘迺迪家族的信件中消失了，彷彿被強行遺忘。但這些「挫折」並沒有阻止弗里曼。他即將對手術作出重大的革新。

弗里曼單飛

有一天，弗里曼在廚房抽屜翻找東西的時候發現了一支冰錐。他想，這真是件完美的工具。鋒利，但不是太鋒利；結實，而且粗細恰到好處。莫尼茲的腦白質切斷器經常斷裂，用奶油刮刀又需要一個真正的神經外科醫生，很麻煩。弗里曼決定，他再也不需要那些煩人的東西了。

於是，「冰錐腦白質切除術」（ice-pick lobotomy）登場了。

弗里曼會先用電擊療法讓病人失去意識，接著掀開眼皮，插入冰

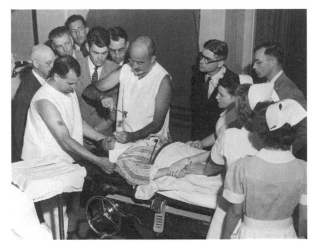

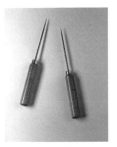

左圖：沃爾特·弗里曼正在進行腦白質切除術。上圖：他值得信賴的冰錐。

錐，用錘子輕輕敲擊，捅破眼球上方薄薄的眶骨，刺進腦組織，進入前額葉（在這裡，他通常會暫停一下，拍一張照片）。他會上下左右揮動冰錐，然後在另一側重複這套過程。病人離開的時候會帶著一雙瘀青腫脹的浣熊眼，希望行為舉止能變得更平靜。

他的前搭檔沃茲對這種既不需要手術室也不需要他的新方法感到憤怒，但弗里曼不在乎。現在他可以自由地做腦白質切除術，想做多少就做多少，同時在全國各地兜售他的神奇療法。他甚至有一部他稱之為「腦白質切除車」

（lobotomobile）的車，車上裝著他出外動手術時需要的所有設備。他把接受了腦白質切除術的病人稱為「戰利品」。噢，多麼狂妄自大！

不過，也不是沒有人反對弗里曼。許多人認為，照理說，切開或擾亂腦部組織並不能使人恢復正常。醫生們在美國醫學協會（AMA）會議上痛罵他。一位醫生後來感嘆：「看到這些手術所產生的殭屍數量，我確實很不安。我想，全世界到處都在進行腦白質切除術，造成的精神殘疾比治癒的要多得多。」

儘管他的方式很冷酷，但弗里曼並不是江湖騙子。他是真的相信腦白質切除術會解決精神病學最大的包袱——給家庭和社會帶來負擔的大量病患。但也有為數不少的病人因手術而完全喪失行動能力，或死於大出血。病人中女性比例過高。甚至連大腦尚未發育完全的兒童也接受了手術，最小的只有四歲。「麻煩」的親戚、低智商或脾氣不好的孩子也被切斷了腦葉，就像羅斯瑪麗·甘迺迪一樣。霍華德·杜利（Howard Dully）寫了一本自傳，叫做《我的腦白質切除術》（My Lobotomy），當時他是個心智健全的十二歲男孩，他的繼母瞧不起他，也厭惡他不夠完美的行為。儘管有六個精神醫師說霍華德沒有精神疾病，她還是想給他做腦白質切除術。有四個醫生告訴她，她才是需要治療的人。但她還是說服了弗里曼，給他做了腦白質切除手術。

你原本可能以為，邪惡的繼母只有童話故事裡才有吧。

今天的精神外科

弗里曼繼續進行腦白質切除術，直到一九七六年，他的最後一次手術導致一名婦女因腦出血死亡為止。但是腦白質切除術已經在慢慢消亡。為什麼呢？因為一種叫氯丙嗪（chlorpromazine）的小藥丸誕生了，它的商品名叫索拉嗪（Thorazine，以挪威的雷神索爾命名）。索拉嗪是第一種有效的抗精神病藥物，雖然它並不完美，卻比腦白質切除術要人道多了。

今天的神經外科是一門精密、令人生畏、嚴謹的科學，和過去的顱骨穿孔手術相去甚遠。那麼精神外科呢？今天，我們對大腦、精神疾病的複雜性有了更深的理解，再加上多專業治療團隊和藥物武器庫，已經改變了精神病學的面貌。外科手術確實存在，但極少使用。

至於冰錐，謝天謝地，已經消失很久了。

燒灼和起泡

關於灼熱的頭部、沸騰的油、粗暴的昏迷喚醒法、西班牙蒼蠅，以及穿透你的膿包抽動豌豆的故事

假設你現在頭痛得厲害。你最想用哪一種方法處理？

一、用燒紅的滾燙烙鐵貼在你的太陽穴上，直到燒焦。

二、用滾油滴在你的前額，讓表皮壞死脫落。

三、把閃閃發光的綠甲蟲搗爛塗在你的頭皮上，讓頭皮起泡滲水。

四、吃點伊布洛芬（ibuprofen），找個安靜的房間小睡一下，然後就沒事了。

如果你選了四，那麼你顯然錯失了一些可怕的療法。會想到用這些療法本身就是件令人費解的事。說到起泡，大多數人都希望別讓皮膚受損，最好不要出現灌滿膿或滲水的水泡。那燒灼呢？嗯，人類神經系統中有一項主要工作，就是把你的手從剛剛碰到的那支灼熱鍋柄上抽回來。除了有氧運動之外，沒有人想真的感受燃燒的感覺。但這些「療法」卻十分平常地用來治療人類從疲勞到相思病等各種疾病。準備好迎接滋滋作響的肉體和一個個爆出來的水泡了嗎？朋友，繼續往下讀吧。

讓你驚聲尖叫的古老技法

用燒熱的金屬或電燒儀器止血、切割皮膚、將腫瘤燒死，或者消滅任何會使傷口潰爛的物質，這一切都是具有科學意義的。事實上，正是由於這些理由，燒灼術在今天的外科手術中使用普遍，而且非常成功。然而，在過去的幾千年裡，這並不是個俐落有效的過程，就算醫生的意圖是好的，他們的工具也太過粗糙，導致每次執行任務都是一場噩夢。這噩夢恐怖到什麼程度呢？讓我們快速回顧一下灼燒人體的歷史吧。

當我們用滾燙的金屬或電流灼燒肉體時，這個操作稱為火灼術（actual cautery）。如果你想到的是你最喜歡的烹飪節目，節目中要求你「煎香肉塊，封住肉汁」，那麼，你想的已經相當接近了。只要把「肉塊」換成「人體」，「封住肉汁」換成「把所有攪局的東西都燒掉」就行了。妙哉！

這是怎麼操作的呢？假設你是一個頭痛欲裂的洗碗女工，你之前選了1。醫生或藥劑師會把一根長鐵棒（或者，如果他希望看上去花俏昂貴一點，也可能用銅棒或白金棒，不過不太常見）塞進壁爐或裝滿熱煤炭的火盆裡。等到工具燒紅了，他就會把它按在你的太陽穴上，直到發出滋滋聲，把皮膚煎熟。如果你頭上有個開放性傷口呢？醫生會燒掉血管末端，讓它閉合，使傷口液體蒸發，變得乾燥，如果一切順利，就會留下一塊漂亮的煙燻焦炭。你會尖叫大喊殺人了，但至少你還活著！（目前啦）。至於頭痛，誰還他媽的在乎呢？處理臉上燒焦的皮膚已經夠你忙的了。

或者，也許你選的是2？你真幸運，中了腐蝕劑燒灼術（potential cautery）的大禮包！這種技術用的是「更溫和」的方式，像是酸和沸騰的油，以化學方式灼燒肉體。首先，你得先躺好，與此同時，你的醫生為銅燒瓶

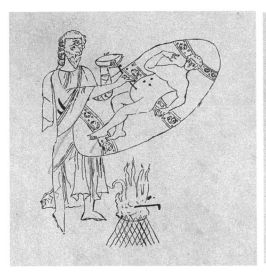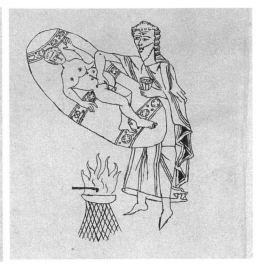

十世紀時描繪燒灼沖浪板的過程。（只是開個玩笑）

裡的油加熱。等到油沸騰（想想炸薯條的溫度），他會把少量的油倒進一個小一點的容器，然後一滴一滴地滴在你額頭上。如果情況需要腐蝕性物質，他會在繃帶底下放一小塊燃燒的化學物。這和火灼術不同，是一種慢得多的折磨，因為腐蝕劑溶解和燒傷組織需要時間。

顯然，這兩種燒灼方式未必每次都能按計畫進行。如果燒焦的肉黏在烙鐵上，烙鐵移開的時候，就會撕裂傷口。可惜當時還沒有不沾鍋防沾噴霧油。如果碰到這種情況，你會流血不止，並且留下更大的傷口，這並不是燒灼術的初衷。十七世紀的外科醫生詹姆斯・楊（James Yonge）聲稱，如果烙鐵沒有加熱到適合的溫度，整個過程「只會帶來疼痛和痛苦」。如果這還不夠的話，它還可能帶來發燒，留下可怕的疤痕，甚至在燒灼之後死亡。它也不是一直都能解決問題。法國外科名醫安布魯瓦茲・帕雷（Ambroise Paré）說，使用沸油時，油可能會滴到完全正常的組織上，導致「疼痛、發炎和其他可

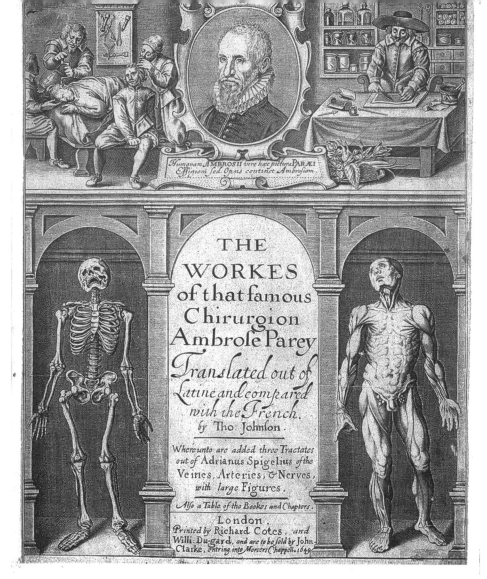

法國外科醫生安布魯瓦茲・帕雷在十六世紀處理燒灼術的「恐怖症狀」。

怕的症狀」。

　　我們有沒有提到還會有很多尖叫？

火療法和其他痛苦的處方

　　你可能想知道，到底多殘忍

的人才會讓自己的病人承受這樣的痛苦。我們的醫學之父就是其中一位。西元前四世紀，希波克拉底就曾經用燒紅的烙鐵燒灼腫痛的痔瘡（hemorrhoids，它也曾經稱為「痔瘡團」（piles））。「在

施行燒灼時，」他指示，「應該按住病人的頭和手，好讓他……叫出來，因為這樣會讓直腸脫出更多。」謝天謝地，這個範例沒有插圖。不用謝我。燒完之後，他建議用一種小扁豆和蔬菜做的膏藥敷在肛門上。喔，好吧。把扁豆湯從你這週打算要吃的清單上劃掉。

另外我們要感謝希波克拉底的是，他激勵了一代又一代的醫療從業人員拿起滋滋作響的滾燙火鉗。他在《醫書》（the Corpus）中有一段名言，稱讚燒灼術是萬能藥，當其他選項都不起作用的時候，醫生應該試試這個：「藥物無法治癒的疾病，用刀就能治好；刀無法治癒的疾病，用火就能治好；火無法治癒的疾病，就必須視為不治之症。」

西元一世紀時，塞爾蘇斯真的採納了這個「火可以治癒一切可治之症」的理論，並付諸實踐。他指出：「所有的病痛……要是沉痾已深，不用燒灼法很難治癒。」如果頭痛，可以用烙鐵燙頭，直到皮膚潰爛。咳得厲害？那應該要燒灼下巴、脖子、胸部和肩胛骨下方。癲癇？中風？把那個可憐的病人燙到屁滾尿流吧。

隨著槍枝發明，醫生們也面臨了一個希波克拉底一無所知的致命新問題：槍傷。古代醫學先驅不需要和槍打交道，所以十五十六世紀的醫生不得不即興發揮。當然，絕望時刻需要的就是猜測，以及沸油——這種情況一直持續到安布魯瓦茲・帕雷出現為止。

一五三七年，在法國和神聖羅馬帝國皇帝查理五世的第三次戰爭中，年僅二十七歲、尚未宣誓成為外科醫生的帕雷被派往戰場。他依照名外科醫生赫羅尼姆斯・布倫施維（Hieronymus Brunschwig）和喬凡尼・達・維果（Giovanni da vigo）的著作處理槍傷——燒灼傷口，因為當時人們認為，火藥是有毒的。

但是帕雷遇上了一個小問題。

他燒灼用的接骨木果油用完了，於是他在病人傷口塗上用蛋黃、玫瑰油和松節油製作的燒灼後配方，然後上床睡覺，心裡很怕受傷的士兵第二天早上會全數死亡。他醒來之後卻驚訝地發現，接受過燒灼的病人傷口非常可怕，不但滲出組織液，而且疼痛不堪，沒有燒灼過的病人卻正在無痛復原。「槍傷有毒」的理論便到此為止。帕雷開始對這種長期存在的作法心生懷疑，他指出，燒灼會導致「可怕的症狀……而且它本身往往正是導致死亡的原因。」

帕雷的發現是一個里程碑，但醫生們並沒有就此扔掉手裡的油和烙鐵。兩百多年後，美國南北戰爭期間，燒灼法依然被用在槍傷和截肢上。儘管事實上，帕雷已經表明結紮血管（綁住血管）在截肢手術中效果更好，但戰時需要廉價、快速和簡單的方法。遺憾的是，這並不包括無痛在內。

和人們的直覺相反的是，正是因為燒灼如此痛苦，才讓它在某些人心中如此受歡迎。讓我們為您介紹一下反刺激（counterirritation）這個令人費解的概念。

燒這裡，不是那裡：反刺激理論

一八八二年，一位煩惱的病人諮詢了紐約的卡曼醫生（Dr. A. R. Carman）。這位年輕女士臥床不起已經好幾週了。她是

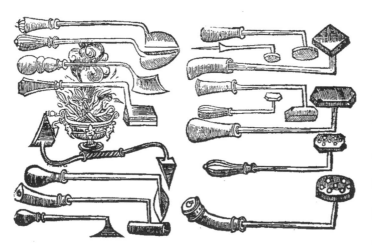

各種燒灼器具（酷刑的）。

一名教師，卻無法工作賺錢，劇烈的頭痛、嚴重失眠，和那個可以用來形容一切都糟透了的萬用術語「身體不適」（malaise），讓她變得像個廢物。當然，藥房裡到處都是也許幫得上忙的療法——滋補藥可以提振精神、強化肝臟，鎮靜劑可以讓患者輕鬆進入美好的藥物睡眠或午後昏睡——但卡曼醫生有個更好的主意。和她情況類似的病人，在接受了一系列脊柱上下燒灼之後，都奇蹟般地恢復了。

那她反應怎麼樣呢？嗯，她接受燒灼治療之後也驚人地康復了，而且立刻回到了工作崗位。事後看來，很顯然，可能有其他因素在起作用。（如果有人威脅說，如果你在床上再躺一天，就要用烙鐵燙你，難道你不會跳起來跑回去工作？）然而對當時的醫生來說，這就是一個以燒灼進行反刺激的經典病例研究。

反刺激（有時也用「counterstimulation」這個字），並不是當你因為別人出言不遜扇了他一巴掌，於是也好好地被回扇了一巴掌的意思（事實上，這算是雙重反刺激加一份訴訟邀請函）。這個理論認為，如果你在實際問題所在位置之外的其他地方提供疼痛或刺激來源，就會把令人不快的疾病引到其他地方，這樣一來，原來的部位就會痊癒。這個理論的書籍中充滿了奇聞軼事，比如說有個「狂亂」的傢伙（他們認為是腦子受了刺激），在「隨意在下半身用火」之後康復了。隨意？這隨意是怎麼回事？

但有時，在顯而易見的事實面前，這個理論似乎有點過度溫和。一八七五年，夏爾愛德華·布朗塞加爾醫生（Charles-Édouard Brown-Séquard）用燒灼術將病人從深度昏迷中「喚醒」（這在技術上是行不通的——他很可能只是喚醒了熟睡的病人）。「當其他療法全都失敗的時候」，用燒灼來反刺激也可以治療憂鬱和疑似狼人症。

醫生們聲稱它甚至可以治好頭痛、中暑和癲癇。

不過，燒灼確實產生了巨大的安慰劑效應，或者至少分散了人們對實際問題的注意力。一六一〇年，雅克·費朗（Jacques Ferrand）建議用滾燙的烙鐵燒灼額頭治療相思病。而對於腫脹，十二世紀某位醫生建議全身燒灼至少二十處，包括太陽穴、胸部、腳踝、唇下、鎖骨、臀部……你懂得的。

反刺激療法並不怎麼受病人歡迎，這不意外。卡曼醫生對於燒灼術的最後一點幾乎說明了一切：「有時很難說服膽小的人相信這不是個可怕的操作。」

完全同意。但火還不是最糟糕的。有些古老的反刺激方法極其可怕。我們指的是起泡（blistering）。

起泡：甲蟲的故事

現在，假設你在那些治頭痛選項中選了3。也許你覺得把燒紅的烙鐵放在某個人背上讓她起床有點乏味？那你應該會很高興見到斑蝥（Lytta vesicatoria），一種水泡甲蟲，也叫西班牙蒼蠅。

西班牙蒼蠅作為春藥的名聲是眾所周知的，但它用來作為起泡劑更可以追溯到幾百年前。這種甲蟲相當漂亮——半英吋長，有個閃著虹光的綠背。不過最好看看就行，別摸：它身體裡含有一種叫做斑蝥素（cantharidin）的化合物，塗在皮膚上會起水泡。雄性的斑蝥素含量比雌性更高。他們通常會提供一個浪漫的包裹，用帶有斑蝥素的分泌物包住雌性的卵，好讓她們不被捕食者傷害。

十九世紀初，倫敦某家藥房提供了一種配方，當中包括一磅甲蟲粉、一磅蠟，以及一磅豬油。看起來挺美味的。把它調成膏狀敷在皮膚上，直到起水泡。敷哪裡呢？看情況。一般來說，我們的目的是要在病灶附近起泡，好把病灶拉到皮

聖修伯特的鑰匙

　　假設你被一隻得狂犬病的吉娃娃咬傷了。我們明白，你今天過得真是糟透了。畢竟，狂犬病其實算是不治之症。但在你開始華麗地口吐白沫之前，拿一根燒紅的釘子戳進你傷口裡怎麼樣？反正你也沒什麼好失去的了。

　　這個想法可以追溯到西元一世紀，當時塞爾蘇斯就用火灼術治療瘋狗咬傷。如果你真的想把狂犬病燒掉，就要去拿一把複製的聖修伯特鑰匙（St. Hubert's key）。

　　這個工具看起來像根吃了類固醇的釘子，是以一個一世紀的比利時人命名的，他是獵人、數學家、磨鏡片師和金屬工人的守護神。（好像沒什麼關聯性，不過話說回來，搖滾樂手大衛・李・羅斯[1]最後還成了一名醫護人員呢，所以……）顯然，聖修伯特從聖彼得那兒得到這把鑰匙之後，用它治好了一個得了狂犬病的人，讓他大為出名。幾百年後，人們製作了這東西的複製品，聲稱只

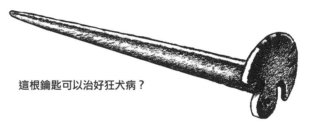

這根鑰匙可以治好狂犬病？

要用燒紅的聖修伯特鑰匙燒灼被狗咬傷的傷口，就能防止狂犬病。這個想法很好，只不過狂犬病治療還包括切開被咬者完好無損的前額，放進一根從聖修伯特衣服上抽下來的線，再用黑布蓋住傷口。甚至還要把鑰匙掛在房裡以示保護。不幸的是，這種迷信作為預防狂犬病的措施，最後卻發展到狗和人都得接受烙刑的地步。

膚表面來。所以，胃痛就要在腹部起泡，痛風在小腿上起泡。如果病人神智不清，就在他頭上起泡。不幸的是，在某些人身上，水泡會導致壞疽，底下的肉會直接壞死變黑。

　　為什麼要起水泡呢？一八四五年的一本醫學教科書提到了查爾斯・威廉斯（Charles Williams）醫生的重要理論：許多疾病，像是

1.大衛・李・羅斯（David Lee Roth），美國搖滾歌手，范海倫（Van Halen）合唱團主唱。同時也是詞曲作者、演員、電台DJ和作家，並且曾經擔任急診醫師。

麻疹，直到皮膚發疹之後才會有所改善。人們並不認為皮疹是疾病的症狀，而是治癒的實際途徑。因此，無數醫生認為刺激皮膚可以治病，這些理論可以追溯到古希臘的醫生。

水泡起得越大，就越好。起泡劑（也稱為起皰劑，vesicants）的種類就和雷根糖的口味一樣多。吐酒石是一種銻化合物，一般用於催吐（見〈銻〉頁27），也能做成軟膏，產生類似天花那種充滿膿汁的水泡。強酸很有效，但不好操作，也不容易控制。和噴滾水一樣；沸油也有效。兩種方式都能透過局部燒傷產生漂亮而疼痛的水泡。

和大多數庸醫療法一樣，起泡幾乎被當成所有疾病的最後手段：歇斯底里、喉炎、慮病症、發炎、發燒、白喉、腦炎，甚至到一九二九年還在用這種方法治療鴉片成癮。然後呢？嗯，有時候他們會把水泡割開，讓液體持續流出，或者用水泡藥膏製造一堆水泡，好讓「體液持續排出」，這是十八世紀一本英國藥理書的說法。有時候，在一種不太常用、稱為「水疱漿療法」（phlyctenotherapy）的操作中，他們會把水泡液體收集起來，怪異地注射回病患體內。

你不喜歡水泡？明智的選擇。我想你終於決定在遇到頭痛時用第四種方法處理。世界和平，讚。

今天的起泡與燒灼

燒灼術今天依然繼續使用，儘管它顯然已經沒那麼可怕了。這我們一部份要感謝麻醉，一部份是因為我們拋棄了體液理論，面對疾病時不再因為無助而恐

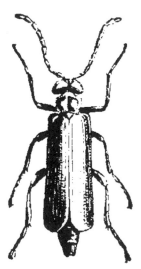

西班牙蒼蠅，隨時任您差遣。

慌。外科醫生精確地操作現代電燒器械，古老的熱烙鐵從很久以前就已經放在世界各地的博物館裡冷卻了。

有種分散注意力和反刺激的方法人們也依然在使用，就是使用含有薄荷醇、辣椒素、樟腦或水楊酸甲酯（帶有標誌性的冬青氣味）的藥膏來緩解身體疼痛或充血。這些藥膏往往會引起不同程度的輕微刺痛和灼熱感，但不會吸收到足以精確緩解氣管痰液或肩膀疼痛的份量。

至於起泡，現代的醫療工具箱裡沒有它的位置是有原因的，因為水泡並不能真的從身體裡「引出」疾病。為什麼出現在藥房貨架上的，是溫和分散注意力的藥用肌肉軟膏，而不是西班牙蒼蠅軟膏，理由很明顯。現代的貼布和按摩軟膏其實感覺很好，只要你沒有大面積貼滿全身皮膚（是的，你是可能被這些薄荷味按摩軟膏毒死的）。它們相對來說很安全，而且眼前不會出現鼓脹、滴水、濕黏的水泡，這點真是太令人高興了。

 ## 豌豆，誰想試試？

有時，起泡或燒灼還是不能完全引出病根。從傷口流出來的壞體液自然是越多越好，對吧？所以有時候，他們會把水泡揭開，或者用烙鐵在皮膚上燙出一個小凹坑，然後在裡面塞一顆乾豌豆。豌豆會引起更大的刺激，可望產生大量的膿液（作者現在想爲你接下來幾週沒辦法吃豌豆致歉。）

偶爾，豌豆也可能會換成一根洩液線（seton），或者以此作爲補強，這是一條用針穿過皮膚的線，最好穿在脖子後面。這條線（還可以塗上一層松香基底軟膏，讓它更刺激）每天都要像用牙線一樣，在新傷口上來回抽動。基本上，這就像是在小提琴弓毛上抹松香，然後摩擦傷口演奏。伴奏的聲音想必相當要命。想想那些黏答答的膿汁，更別提人類的哀嚎了。

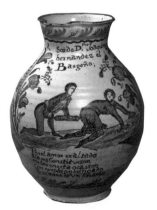

灌腸

關於自體中毒、屍鹼恐懼、公開灌腸、直腸噴射墊，和肛門守護者的故事

此時此刻，在這個地球上，存在著一個八百磅的浣腸球。沒錯。那是一座位於俄羅斯溫泉小鎮熱列茲諾沃德斯克（Zheleznovodsk）的黃銅雕像，這座小鎮以結腸水療聞名。浣腸球有大約四英尺長，由三個小天使高高舉起，滿懷愛意地將它對準天空，就像他們在誘人地邀請天上的仙子們下凡來享受一次美妙的肛門清洗似的。這正是我們對灌腸痴迷這件事金光燦爛的讚美與證明！

自有記載以來，人類就一直對自己的腸道念念不忘。醫生們一直在對抗那頭名叫便秘的野獸，而他們在戰鬥時手裡拿的利劍往往就是灌腸。當然，便秘是個惱人的問題，沒有人想便秘，但人們認為灌腸除了可以治療大便不暢之外，還可以解決各種疾病。

灌腸（enema）這個字源自希臘語，意思是「扔」或「送進去」。後來，它的拉丁語意義變成了enemas的同義詞：注

西班牙花瓶，約十七世紀。瓶上的文字寫著：「我是唐‧華金‧赫南德茲（Don Joaquin Hernandez）的罐子。由於我對自己身體的熱愛，我發現自己因為這個理由丟臉地被農奴灌腸清洗了。」

射。十七世紀時，灌腸用的是「clyster」這個字，感覺說不定要更漂亮一點，它源自於希臘語的「清洗」。

綜觀歷史，許多東西都曾經被用來當灌腸劑，包括水、草藥混合物、牛奶、糖蜜、松節油、蜂蜜、啤酒、肥皂、葡萄酒和油。這些東西到底治療什麼呢？各式各樣多采多姿的疾病——肺結核、水腫、疝氣、闌尾炎、憂鬱、營養不良、頭痛（莫札特的父親曾經說過一句名言——屁股能治腦袋）、肥胖、行動遲緩、呼吸困難、發燒引起的疾病、性功能障礙、溺水，以及咳血。在這個疾病纏身之人後方的洞穴中有個黑暗的地方，只要用靈巧的手用力清洗乾淨，就可望恢復健康。

一開始，輸液系統比較簡陋，用的是挖空的葫蘆、管狀的骨頭或動物膀胱。經過深思熟慮，他們雇用了一些人來當「人肉打氣機」，用嘴給藥液一點推動力，將它們送到黑暗的目的地。在更近的幾百年中，出現了構造精美的金屬和象牙灌腸器，長達一英尺，有些管子連著裝飾華麗的泵室，有些椅子你坐在上頭就會有液體往上噴。大多數人可能都知道有些設計今天依然存在，像是有彈性軟管的橡膠口袋，以及橡膠浣腸球。

灌腸用品和藥液種類繁多。名聲最好和名聲最臭的人都用過（希特勒用的是甘菊茶，不是用來喝的，而是灌腸「清洗」用的，也可能用來減肥）。那麼，為什麼灌腸會這麼令人痴迷呢？

自體中毒：不，不是喝一加侖啤酒

灌腸的吸引力很大程度上源於「自體中毒」（autointoxication）的概念，也就是糞便中充滿了毒素和有毒物質的理論。現在我們知道，自然狀態下，腸道並不會讓我們中毒，但我們花了幾千年才明白這一點。

根據希羅多德（Herodotus）

西元前五世紀的著作所述，古埃及人將它稱為「wḥdw」，是一種在糞便中發現的腐爛性元素，可以導致疾病，因此每個月有三天必須藉由催吐和灌腸來淨化身體。大約在同一時期，希波克拉底也說過，疾病是由結腸中未消化食物產生的蒸氣引起的。

到了西元二世紀，蓋倫認為，在條件符合時，人體的體液會腐壞，將這些體液排到糞便中會讓情況有所改善。還有一種理論認為，這些腐壞的顆粒可能存在於空氣中，隨時準備引發疾病。除了源自腸道之外，人們還認為這些「瘴氣」是來自惡臭沼澤或腐爛植物的帶病空氣。瘴氣也被簡稱為壞空氣或夜氣，人們認為這是許多流行病的起因，包括霍亂和黑死病在內。幾百年間，大家廣泛接受這個概念。在《簡愛》中，奪去半數孤兒性命的斑疹傷寒，是從「霧以及霧中滋生的瘟疫」引起的。兒童讀物《草原上的小木屋》（Little

House on the Prairie）中，英格斯媽媽告誡爸爸不要吃西瓜，因為西瓜是「在夜氣中長大的」，可能會讓他染上「發燒和瘧疾」（fever'n'ague，ague就是瘧疾，源自義大利語的「壞空氣」），這種病當時正在拓荒民眾中肆虐。但爸爸還是吃了西瓜，而且平安存活下來。

為什麼便秘是腐敗理論的源頭，這很容易理解。因為人類的排泄物對大多數人來說，是徹頭徹尾的令人作嘔，你知道那堆噁心的糞便來自你的體內，嗯，那必然表示糞便本身是種危險的東西。說不

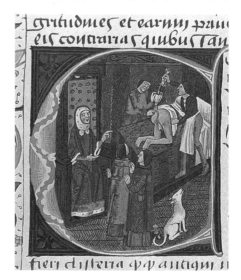

蓋倫正在為人灌腸。那條狗看起來很開心！

定，如果糞便在結腸中停留的時間更長，排便次數也不多，那這些骯髒的毒素就會跑到身體裡。然後腐爛元素會被吸收到循環系統中，導致發燒和化膿、精神錯亂、出血，然後就會世界大戰，然後外星人就入侵了⋯⋯你懂的。

十八世紀，約翰・坎普（Johann Kämpf）大聲宣稱，所有的疾病都來自於梗阻的糞便（乾燥、堅硬的糞便「卡」在結腸裡）。因此，如果你用灌腸法讓它們快點排出來，就不太可能生病。

或者，至少理論上是這樣。

十九世紀時對「屍鹼」（ptomaines）的嚴重恐懼，使我們更加篤信自己腸子裡潛藏著邪惡。屍鹼是好幾種化學物質，包括腐胺（putrescine）和屍胺（cadaverine）（名字還挺美味的！）能讓腐爛的東西發出難聞的氣味，也被認為是導致嚴重疾病的微粒。基本上，當時的假設是，病菌在你的腸道中消耗有機物，而屍鹼就是副產品。這個字源於「ptōma」，在希臘語中的意思是「倒下的身體」或「屍體」，所有因食物而起的疾病，都將屍鹼當成罪魁禍首。人們不但誤以為屍鹼會引起食物中毒，還認為它們是從便秘的糞便中產生的。（自體中毒理論再度出擊！）這讓人們更擔心了，原來糞便不只是健康生理過程的最終產物，光是體內的糞便就會讓人生病。直腸清潔可以解決這一切，因為如果污物是所有疾病的根源（在很多情況下是這樣沒錯），那麼結腸內清潔應該可以防止疾病。不過呢，這裡有個小問題——屍鹼理論是錯的。導致食物中毒的原因，其實是細菌和它們的毒素，而非屍鹼，所以這個理論已經不再使用了。洗手？是個預防感染的好方法。洗結腸？那就未必了。

除了自體中毒之外，體液理論也普遍存在。幾世紀以來，「灌腸、放血、催瀉」一直是治療所有疾病的良方，當黑膽汁／憂鬱性體

液不正常時尤其是。使膽汁流出肛門的治療方式一直居於主導地位。灌腸器被視為治療人體所有問題的直腸救星。對灌腸的熱愛變得太過極端，連莫里哀在一六七三年的劇作《奇想病人》（The Imaginary）都拿它來取笑。當醫生被反覆詢問如何治療水腫、肺部疾病、慢性疾病時，他的回答總是千篇一律的「給病人灌腸，然後放血，然後催瀉。接著再放血、再催瀉、再灌腸。」

這一幕對當時的醫學，以及持續過久的「以不變應萬變」療法發出的評價，真是既有趣又尖酸。

直腸之門盟主

在古埃及，關注健康和消化是件至高無上的事，於是灌腸便成了生活中不可或缺的一部份。西元前一千六百年到一千五百五十年的文獻不但描述了灌腸，還提到法老擁有自己的專業保健僕人（並且被尊稱為「肛門守護者」。）也許我們

會嘲笑這個想法，但和現在不同的是，古埃及人對下消化道的重視可是一點也不帶喜劇色彩的。

希波克拉底也吹捧過受人喜愛的灌腸對於「熱病」或瘧疾經常出現的間歇性發燒帶來的好處。如果灌腸沒用，「那就用煮過的驢奶催瀉」。西元二世紀，蓋倫描述了他治療一位生病咳血女士的過程。除了為她搓揉身體，給她服用鴉片之外，「我還下令進行了一次激烈的灌腸。」好痛。

到了中世紀，我們第一次看見描繪灌腸的藝術作品。在一幅十五世紀的插畫中，蓋倫正使用漏斗將液體倒進某個人的直腸，其他人在房間裡四處走動。旁邊有一條狗在嚎，或者在笑；這點很不確定。

在十五世紀和十六世紀的法國，灌腸成了一種慣例和風尚，這也許是因為皇室非常喜愛的緣故。根據傳說，國王路易十四一生中接受過兩千次治療。兩千次。在法國灌腸熱潮的高峰期，許多人每天

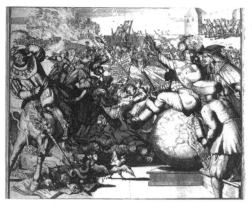

在十七世紀新教徒反抗的混亂中，路易十四坐在世界之巔接受灌腸。

灌三次以「保持健康」。勃艮第公爵夫人（Duchess of Burgundy）的著名例子說明了當時這個程序有多平常。她讓僕人躲在裙子底下給她灌腸，在國王面前。當然，她灌腸的時候是遮得嚴嚴實實的。但你還是會很慶幸自己不是路易十四皇室的一員，也不是負責灌腸的僕人——不管那些灌腸器具有多閃亮華麗。

自己動手來灌腸

十九世紀晚期，騙子們開始利用我們對自體中毒的恐懼，推出了一系列產品。阿爾奇諾斯・伯頓・賈米森（Alcinous Burton Jamison）一邊努力嚇唬顧客，讓他們擔心腸子裡有「吸飽了毒物的傳染病院」，一邊賣出他的

「渴望直腸洗劑」（eager colon cleanser）和馬蹄形的「體內噴泉浴」（internal fountain bath）。渴望清洗的病人被綁在一張類似「韋斯特重力儀」（West Gravitiser）的傾斜桌子上，好讓東西朝正確方向（往下，往外）移動。或者像「楊醫生」（Dr. Young），他的治療方向正好相反。他的「自動固定直腸擴張器」（self-retaining rectal dilators，見〈性〉，頁237）是一套短短的陰莖狀棒子，尺寸依序遞增，他吹噓說，這東西可以治療便秘和痔瘡。因為把一根粗橡膠棒插在屁股裡是緩解痔瘡疼痛最有效的方式，屌打其他一切療法。

接下來，我們要簡單介紹一下查爾斯・A・泰瑞爾（Charles A. Tyrrell，1843—1918），一位可能是因為他的便秘產品而掛上庸醫頭銜的醫生。故事當然從他講述自己的故事開始。他聲稱，在從事醫療工作之前，他曾經去過包括紐

西蘭、南非和遠東地區等異國；他曾和當地原住民共進晚餐，也得過「叢林熱」（瘧疾）、傷寒和痢疾等疾病。他還在印度因槍傷癱瘓過。但直到一八八〇年，癱瘓才再次發作，原因不明，灌腸拯救了他。他讀了一篇醫生的論文，文中讚美灌腸療法無所不能。經過多年自我治療並且從癱瘓中復原之後，他領悟了一個直腸病學方面的奧秘。泰瑞爾在紐約市開設了衛生保健中心，並宣布：「人會生病，只有一個原因，」那就是便秘。

灌腸來拯救世人了！（請小喇叭奏樂！）

泰瑞爾延續過去的自體中毒理論，認為癲癇、關節疼痛、霍亂和痢疾等疾病，都是腸道中產生的腐爛瘴氣引起的，所以必須採取極端手段將它清除。當時的大多數灌腸袋都是一個裝滿液體的橡膠袋子，利用重力將液體透過管子和噴嘴注入躺著的病人體內。但泰瑞爾的「J.B.L.小瀑布」（J.B.L. Cascade）不同。J.B.L.代表「快樂、美麗、生命」（joy, beauty, life），並且保證會以一個裝著五夸脫液體的大橡膠瓶提供「體內沐浴」。橡膠瓶中央伸出一個噴嘴，尋求健康的人坐下的時候可以把他或她自己「戳穿」在噴嘴上。這個人的體重會壓下蓄水瓶，讓液體在體內噴發，想多常用就多常用。他推薦每週使用「小瀑布」多達四次，並且樂於利用滿意顧客的實例來推銷自己的產品。有位男子的妻子從失火的房子裡救出了「小瀑布」——而且只救了「小瀑布」。希望這對夫妻沒有孩子。另一位先生送給女兒一套「小瀑布」作為結婚禮物。多麼慈愛，又多麼噁心啊。真遺憾我們在Bed Bath & Beyond家用品大賣場的婚禮部門找不到這個東西。

二十世紀後期，德

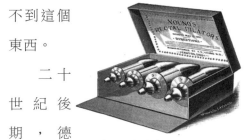

這是痔瘡療法？不。

國出生的內科醫生馬克斯・葛森（Max Gerson）繼續改革排毒理論，並因此獲得了豐厚的利潤。在他職業生涯早期，植物性飲食徹底治好了他的偏頭痛，他聲稱它同時也治好了一次惱人的皮膚結核發作。他將病因歸咎於體內積存的環境污染。到了一九二〇年代，他提出癌症也是可以治癒的，並推薦了蔬菜汁、維生素、胰脂肪酶、咖啡和蓖麻油灌腸，以及直腸臭氧氣體療法。為什麼要用咖啡灌腸？顯然，它有助於肝臟排毒（其實並沒有，真的）。

葛森最後死得很神秘——他女兒說他是被砷毒死的。儘管如此，葛森協會至今仍在吹捧這些說法，而且依然有很多人願意相信咖啡灌腸有效。用一杯上好的咖啡灌到滿？要是星巴克的得來速可以點這個就好了。

今天的灌腸：後方的終結

自體中毒的想法很難根除。直

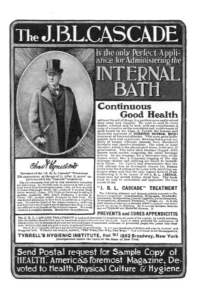

用一次灌腸噴射，讓你擁有「快樂，美麗，生命」。

到今天，不管事實為何，人們依然繼續以「排毒」之名接受深度大腸水療。由於灌腸確實可能改善便秘（雖然未必能治癒），它們因此成了醫學界的主流，隨處可見。直腸和下結腸有吸收液體和藥物的能力，因此有了栓劑藥物存在。然而，改變的是我們合法施行灌腸的原因。

體液醫學和「放血、催瀉及灌腸」不再被視為治療疾病的精準科學方式，如今我們對各種致病因素有了更扎實的理解。由於大多數人

接受了食物中毒是由沙門氏菌和大腸桿菌等病原體引起的，屍鹼中毒的概念也從公眾意識中消失了。

一九一二年，亞瑟・J・克蘭普博士（Arthur J. Cramp）在《美國醫學會雜誌》上寫了一篇文章，抨擊泰瑞爾和他的「小瀑布」。泰瑞爾幾乎沒有合法的專業推薦，那些推薦文都是非醫生的成藥製造商或當時恰好剛過世的人寫的。泰瑞爾在創辦衛生保健中心時就自稱醫生，雖然幾年之後，他才從一所可疑的折衷醫學¹機構（並不是哈佛）獲得了醫學學位，那時他已經快五十歲了。

一九一九年，沃爾特・C・阿爾瓦雷斯醫生（Dr. Walter C. Alvarez）也在《美國醫學會雜誌》發表文章，徹底駁斥了自體中毒理論。他嚴厲抨擊那些無視高血壓、子宮腫瘤和腎臟疾病，只會把便秘當成一切疾病病因的醫生。阿爾瓦雷斯指出，腸壁並不是什麼布滿孔洞的毒素門戶，結腸內的菌群是有益的，不是有害細菌。醫生在「給病人注射恐懼疫苗」之前必須先傾聽理性的聲音，不要理會那些「只會照搬老套的外科醫生，因為他們的結腸短路了。」

即使如此，透過腸道排毒和「清潔」的概念目前依然是價值數十億美元的產業，這要歸功於口碑、推薦和出色的市場營銷。可以說，結腸在人類的意識中，重要性依然一如以往。

葛森使用咖啡灌腸治療癌症的想法，目前也依然是另類療法治療師積極使用的治療方案，儘管美國國家衛生研究院的一項研究表明，胰腺癌患者接受常規化療壽命會更長。咖啡灌腸療法總是不乏支持者。

但是，拜託，看在希波克拉底的份上，別用滾燙的咖啡。

1.折衷醫學（Eclectic medicine）又稱草本醫學，是美國醫學的一個分支，它利用植物療法以及其他物質和物理治療方法，在十九世紀下半葉和二十世紀上半葉很流行。

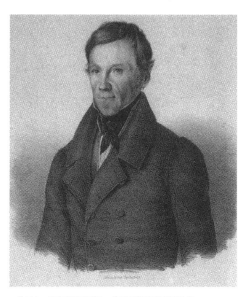

水療和冷水療法

一八〇七年，文森・普里斯尼茲（Vincenz Priessnitz）年僅八歲時，他的父親便雙目失明。四年後，他哥哥去世，這場悲劇讓文森成了這個家和他們奧地利阿爾卑斯山農場的主要照顧者。

普里斯尼茲十八歲那年的某一天，他駕著一輛滿載燕麥的馬車去附近的農場，他的馬受了驚。他跳下車想安撫馬，但這匹馬後腿一踢，踢掉了他的門牙，還把他直接甩到馬車前方，馬車立刻碾過了他。這個男孩因為多處肋骨骨折和嚴重內傷，昏了過去。

文森・普里斯尼茲，穿得就像個狠角色。

他醒來時，是一位巡診外科醫生在照顧他，他宣布普里斯尼茲可能會死。主治醫生認為，要是夠幸運，他也可能活下來，但肯定一輩子都是個廢人了。

然而，文森‧普里斯尼茲是個道道地地的奧地利狠角色。他不打算這樣就輕易放棄。普里斯尼茲把外科醫生放在他斷裂肋骨附近的熱敷布扔到一邊，從床上爬起來，把一張木椅靠在自己腹部，深吸一口氣，然後……猛力一推（我們在這裡停一下，讓大家一起倒吸一口氣）。

這招有用。這個少年真的把自己的肋骨推回了原位，釋放了對體內器官的可怕壓力。

當普里斯尼茲躺在床上，從狠角色恢復成自己時，他想起某天下午在樹林裡的一幕：他觀察到一頭鹿反覆回到一處寒冷的泉水清洗傷口。他將同樣的邏輯應用在他目前的情況，開始用浸泡在冷水裡的亞麻布巾對傷處進行冷敷治療，這和

醫生提倡的熱敷形成了鮮明對比。他還開始大量飲用冷水，並且定期更換繃帶。

也許對現代讀者來說，結果是可以預見的，普里斯尼茲沒有感染，避開了發燒，讓自己的傷獲得了充分治療，事故發生之後沒幾天，他就能下床回去照看農場了。

雖然這時普里斯尼茲自己還沒有意識到，但他剛剛發現了「冷水療法」（cold water cure），這個奇蹟很快就會席捲十九世紀初的醫學界，並且讓他成為一個富有的名人。

讓你自己不舒服

時至今日，我們多半會把普里斯尼茲的醫學結論當成常識。多喝水？無誤。定期更換繃帶？無誤。清潔傷口？無誤。但是在他還年輕的那個時代，這一切沒有一個是為人接受的普通作法。

一八二六年，普里斯尼茲把自己家翻修成一座療養院，稱為葛拉

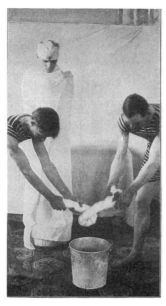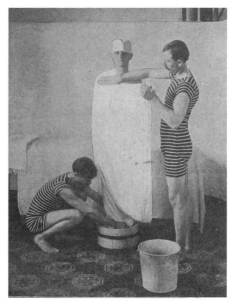

嚕啦啦，嚕啦啦，嚕啦嚕啦咧⋯⋯

芬堡水療所（Gräfenburg Water Cure）。一個男孩將自己從死亡邊緣拉回來的新聞迅速傳遍了奧地利阿爾卑斯山，讓他成了一個可以用冷水治癒傷病的治療師。

普里斯尼茲受歡迎的程度和成功率都很驚人，這比什麼都能讓我們瞭解十九世紀早期歐洲可怕的衛生條件。想像一下那個只要建議人們多洗幾次澡，就能成為一名成功內科醫生的時代。很快的，普里斯尼茲甚至讓歐洲皇室成員都排起隊，只等著來葛拉芬堡水療中心體驗一趟。

仿效者開始在歐洲各地湧現。在英格蘭，許多水療所（在那裡稱為「水療中心」（hydropathic institutes））紛紛開張，吸引了眾多維多利亞時代名人如湯瑪斯·卡萊爾（Thomas Carlyle）、查爾斯·狄更斯（Charles Dickens）和丁尼生（Alfred Lord Tennyson）的關注和熱烈好評。

每個水療中心基本上都在一

個共同主題（多洗澡，多喝水）上做細微變化。然而具體技巧各有不同。雖然洗澡補水的概念都很合理，但就像許多江湖郎中療法一樣，水療所經常會把原來的好主意做到令人不適和危險的程度。以下就是你會在十九世紀的水療中心找到的一些水療法：

【濕床單療法】這種療法似乎是受到發燒病人的症狀啟發，用浸

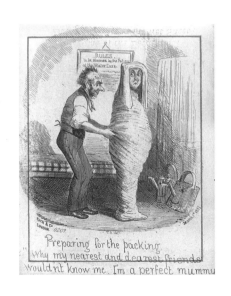

過冷水的床單緊緊裹住病人，然後叫他躺下。等到床單乾了之後，病人會因為裹得很緊而大量出汗。最後取下床單，把病人扔進冷水池

裡，之後再仔細烘乾。這種冷—熱—冷療法對於讓人保持清醒是個好方法，但如果你感冒了、發燒了，或者得了幾乎任何一種疾病，可能都不是太好的主意。

【濕衣服療法】病人穿著一件冷水浸泡過的寬鬆睡袍，在水療中心裡走來走去，自此首度將長期流行的「濕T恤造型」引入了時尚界。（令人欣慰的是，為了符合維多利亞時代的禮節標準，這裡會將男女分在不同的側廳。）有時病人甚至穿著濕衣服睡覺。在緊身馬甲和襯裙禁錮女性身體的年代，這種寬鬆的服裝大為流行，甚至催生了一種全新的女性時尚宣言：燈籠褲（bloomers，以記者愛蜜莉亞・布盧默（Amelia Bloomer）命名，她曾經熱情而頻繁地報導伊莉莎白・史密斯（Elizabeth Smith，新英格蘭禁酒活動家）和伊莉莎白・凱迪・斯坦頓（Elizabeth Cady Stanton，美國女權運動領袖）推出的街頭版燈籠褲）。穿濕衣服唯

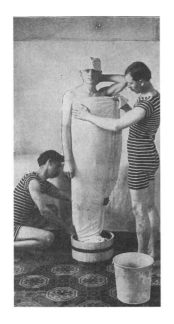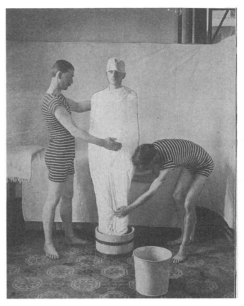

三個男人一個浴桶。

一的真正好處，就是可以讓你的身體從緊身馬甲的束縛中解脫出來。至於冷和濕？那只是你享受那件自由寬鬆衣服時身體需要克服的一個障礙而已。

【冷水浴】這種做法對今天的讀者來說很熟悉，但對十九世紀接受水療的病人來說是相當震驚的。要知道，這是一個「我想我是去年一月某日洗的澡，所以我還有好一段時間不用洗」的時代。不只是洗澡文化的問題。有些水療中心會用水管將冰冷的河水從病人頭上至少十英尺的高處傾瀉而下，這種做法事實上會將一些虛弱的病人擊倒在地。到了冬天（順帶說一句，水療中心的營業並不因為冬天而中斷），病人還必須閃避落下的冰柱。能在水療中心的冷水浴療法中倖存下來，確實是一項了不起的成就。

【冷水灌腸】請自行腦補。

衝擊的力量

雖然病人在水療中心接受的治療通常並不舒服，但至少他們是自願的，想來就來，想走就走。然而，這麼簡單的選擇與行動自由，在十八世紀和十九世紀早期的精神病院裡，卻不是病人有權選擇的奢侈享受。在精神病院，他們被反覆浸泡在冷水中，或者在浴缸裡幾乎淹死，只為了引起他們的恐懼，或「糾正」他們的行為。

隨著十九世紀的發展，精神病院的醫生終於有了相對開明的觀點，他們開始以一種非懲罰型的方式使用水療，或者至少他們是這麼認為的。精神病院的醫生開始使用各式各樣的水療技巧讓病人靜下來，「衝擊」他們瘋狂的大腦，或者為精神錯亂看似狂熱的行為降溫。然而，病人可能會覺得以下這些水療法是相當該死的懲罰：

【灌冷水】這是「美國精神病學之父」班傑明・若許醫師推薦的，這種療法企圖用往病人袖子裡倒冷水的方式，「建立對精神錯亂

患者的管理」。

【連續熱水浴】想像一下你被困在一個無法逃脫的熱水浴缸裡是什麼感覺。病人被放進一個浴缸，不斷放熱水，讓溫度保持在攝氏35到43.5之間。然後用床單蓋住浴缸，床單上有個洞，病人可以把頭伸出來，就這樣讓病人坐在浴缸裡幾小時到幾星期。一位瑞典護士回憶當時的治療過程：「病人可以在浴缸裡一口氣待三個星期。他們也睡在浴缸裡。他們泡在浴缸裡的時候，我們餵他們吃飯，把水杯捧到他們嘴邊……他們在水裡尿尿和排便，這是當然……有些病人因此變得平靜，真的！這真把他們累壞了。」

【灌洗】這和你腦子裡剛冒出來的那種灌洗完全不同。這種灌洗是用一股冷水不斷澆在一個無法逃脫的病人頭上。這非常可怕，經常導致暈厥、嘔吐、體力耗盡和休克。

【骨盆腔灌洗】一種針對生殖

器的高壓水柱,是一種比上面那種「灌洗」更令人愉快的灌洗。「骨盆腔灌洗」用於治療各種「女性疾病」,像是十九世紀普遍到猖獗的

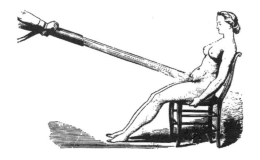

歇斯底里診斷。當然,這種療法的目的是獲得高潮帶來的愉悅感,儘管當時接受骨盆腔灌洗的人不會這麼說。一位法國醫生在一八四三年的某篇文章中,描述了骨盆腔灌洗在女病人中的盛行:「生物體對寒冷的反應,會導致皮膚潮紅,並重建身心平衡(作者註:這真是史上最好的性高潮委婉說法),為許多人創造了極為愉悅的感覺,因此有必要採取預防措施,不要讓她們超過規定的時間,這通常是四或五分鐘。」

【淋濕】還記得二〇一四年參加冰桶挑戰的人們為漸凍人症(ALS)籌集了大量資金的事嗎?這裡的淋濕,基本上就是一種非自願的冰桶挑戰,沒有什麼好理由,並且重複到令人作嘔的程度。(確實如此。)

【滴水器】這是一個放在病人頭部上方的水桶,讓水緩慢而穩定地滴在病人額頭上的某個特定位置上。沒錯,這和一般稱為「中國水刑」的作法完全相同(不過,公正地說,這應該是某個義大利人在十五或十六世紀某個時間發明的)。

八杯水?試試三十杯吧

大量飲用冷水是水療中心的一個招牌療法。我們現代醫學建議「每天八杯水」就是源於水療法,儘管這個量比較適度一點。在某家水療中心,有份報告說有一個病人僅僅在早餐前,就喝了三十杯水!

當然,就是有些庸醫會把一個

像喝水這樣的好主意用過頭。於是弗列敦·拜門蓋勒（Fereydoon Batmanghelidj）醫生出現了，他的暢銷書《你的身體需要水》（Your Body's Many Cries for Water）於一九九二年出版。拜門蓋勒聲稱，脫水是「許多痛苦的退化性疾病、哮喘、過敏、高血壓、過胖，以及包括憂鬱症在內的一些情緒問題」的源頭。治療方法呢？喝水。大量的水。

拜門蓋勒用一個親身體驗的動人故事來宣揚自己：這位醫生曾經是伊朗的政治犯，當時看守經常要求他去治療他的獄友。由於缺乏適當的醫療工具，醫生只好使用他唯一能拿到的東西：水。他的結論是，疼痛事實上是身體要求更多水的方式。於是，水成了拜門蓋勒的療法，基本上，他用水治療所有的病。

然而，這位醫生的科學卻不怎

查爾斯·達爾文

查爾斯·達爾文對水療極為熱中。這位科學家一輩子都被某種神秘、無法確診的疾病折磨，而且有一系列奇怪的症狀。因此達爾文花了很多時間嘗試各種醫學新發展，包括水療在內。（註：這個問題困擾了歷史學家多年，多位專家現在得出了結論，達爾文患有克隆氏症（Crohn's disease）。）

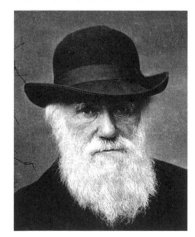

達爾文談到自己在一家水療中心接受治療時，他寫道：「我完全不明白水療是怎麼對我產生效果的，因為它確實對我有效。它會讓人的大腦變得非常遲鈍，我離開家之後，就沒想過任何一個物種。」

這是來自一個痴迷於物種進化的人的最高讚揚。

麼對勁。他在書中聲稱，水能產生「水電」能量，是大腦和身體的主要能量來源，這完全沒有根據。他還說自己有多方面的醫學研究背景，但當其他醫生想核實他的證書時，卻發現他的背景神秘莫測。他在書中宣稱的飲用水治癒名人疾病之間的聯繫也完全沒有科學依據。

儘管如此，拜門蓋勒的書依然在一九九〇年代成了暢銷書，直到今天依然在重印，而且很受歡迎。

而在拜門蓋勒之後，又出現了千禧年氧氣冷水機（Millennium Oxygenating Water Cooler），它在二〇〇〇年初首次亮相，並大肆宣傳能為你的水充氧。這種冷水機的氧濃度比普通自來水高600%。提高氧含量的好處包括能為血液細胞提供更多的氧氣，「增強身體對抗傳染性細菌、微生物和病毒的能力」。含氧水甚至可以清除「留在體內的排泄物和毒素」。製造商甚至還提出了一個奇怪的說法，就是今天空氣中的氧含量「遠低於古代

（一萬年前的氧含量是38%，而現在是21%）」。

覺得驚慌失措嗎？不要慌。地球大氣中的氧含量其實和一萬年前差不多。而且你的身體也沒辦法從水裡吸收氧氣，即使這樣做有益。人類不是魚。如果你想吸收更多氧氣，可以試試這個簡單的建議：深呼吸。

今天的水療

水療法有許多信條至今依然與我們同在。經常洗澡的習慣最早就是由水療法引進的，到了二十一世紀，已經很少有美國人會考慮一天不洗澡不淋浴。（要知道到這一天我們走了多遠，這裡有段文字，摘自一八三五年某封寫給波士頓道德重整協會成員的信：「過去的這個冬天，我養成了每三週洗一次熱水澡的習慣。要是一整年都這樣，會不會太頻繁？」）大家普遍穿著不束縛身體的服裝。現代水療（以及大部份健身房和運動中心能找到的

水療法）是十九世紀水療中心的直接後裔。每天喝足量的水是現代醫學作法中的另一個普遍現象，儘管應該喝多少水這件事仍然會引起激烈的爭論。

雖然水療領域引來了江湖郎中，但最初的水療法仍然有它的意義。它們在歷史進程出現得恰逢其時，為個人衛生帶來了迫切需要的改變。透過喝水、大量運動和常洗澡，人們確實可以預防部份疾病，過著更健康的生活。

下一次，當你數著每天該喝的水杯數時，要知道，你事實上是參與了一場十九世紀的醫學奇觀。就是別向你朋友身上倒冷水，還聲稱你是在幫他過熱的腦子滅火。

 礦泉水

二十一世紀的瓶裝水趨勢發展到二○一五年，已經是一個價值一百五十億美元的產業，它同樣起源於十九世紀的醫學。十九世紀後期，美國人喝遍了來自全國五百多座溫泉的礦泉水。他們的目標是治癒各式各樣的疾病，但特別是普遍被使用、內容包山包海的所謂「神經衰弱」，我們如今對這個詞的理解倒是更適當一點：壓力。

礦泉水越來越受歡迎，因為人們普遍認為泉水中自然存在的礦物質具有治療作用，是比城市中的水更佳的飲用選擇。（考慮到十九世紀後期城市的整體清潔狀況，他們的觀點可能是對的。）醫生會建議病人在疾病的「不活躍期」喝礦泉水，每天大約喝二到四杯。

然而，關於礦泉水的醫學主張實際上並沒有科學依據，礦泉水製造商引起了美國醫學協會的憤怒，他們在一九一八年發佈了一份譴責報告：「醫學界不會接受礦泉水，因為它所謂的藥用特性只有鄉村政治家和浪漫老婦的證言支持。」唉呀呀。瓶裝礦泉水因此不再流行，但到了一九八○年代，它又捲土重來，當時美國人經歷了一九七○至一九八○長達十年的飲酒狂歡，正忍受著集體宿醉的痛苦。瓶裝礦泉水成為夜晚結束時替代烈酒的流行選項。從那時起，這種做法就一直跟著我們。

手術

關於弓弩手術刀、急速飆刀、百分之三百死亡率、手術表演室，和沾滿膿汁的醫師袍的故事

你可能做過手術。沒有？等著吧，可能哪一天就會做了。這個曾經為最極端的醫學疾患設置、只有有限的人能學習的科目，現在已經很平常了。通常這是一門選修課。我們會假設所有手術都是無菌、無痛的，我們的外科醫生技術都很嫻熟（而且確實都是外科醫生，廢話）。但過去曾經有過一段充滿膿液的時代，那時的外科手術，就沒那麼整潔精確了。

手術突破的是最終的致命障礙——身體本身。切開皮膚、戳穿眼球、鋸斷骨頭、結紮血管，這一切象徵著改變自然，也改變了疾病和創傷的自然歷程。是不是有點像神？呃，讓我們把這個問題留給精神分析學家回答吧。

自古以來，醫生們就會以外科手術修復骨折，治療外傷，切掉病變的肢體。我們曾經在頭骨上鑽孔治療頭痛和癲癇，用滾燙的烙鐵燒灼截肢處，甚至從身體裡把箭拔出來。沒錯。從史前時代到槍枝出現之前，箭傷一直是個重要的問題。拔箭這任務很棘手，有時，醫生深思熟慮之後，決定弓弩是拔箭的理

想方式。在一幅中世紀的插畫中，一個可憐的傢伙緊緊抱著柱子，他脖子上嵌著的箭則掛在弓弩上準備取出。你覺得你這星期過得真是糟透了。

這一章，我們將焦點放在現代外科手術的曙光上，它起於十六世紀，當時新發現、絕望和獨創性（以及偶爾的自我）全都碰撞在一起。在手術室宏大、血腥和充滿惡臭的歷史中，有幾個停駐點讓我們相當震驚。透過今天的鏡頭，手術史充滿了不科學的作法和江湖郎中。讓我們刷刷手消消毒，進手術室去看看吧。

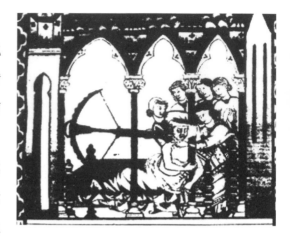

用弓弩把病人脖子裡的箭拔出來……嗯，那時他們似乎覺得這是個好主意。

「各位先生，幫我計時！」速度和表演的代價

截肢可能是幾千年來最常見的外科手術。面對腿部外傷和致命的壞疽，截肢往往是存活機會最大的，即使它的死亡率高達六成甚至更高（一八七〇年普法戰爭期間，截肢的死亡率達到驚人的七成

六）。

直到十九世紀，我們還沒有可靠的麻醉方式，這表示截肢手術必須快速進行，以減少病人清醒時的噩夢。為了追求速度，通常會把所有東西都在同一平面切斷，稱為無瓣截斷術（chop amputation）或斷頭臺式截肢術（guillotine amputation）。法國外科醫生好像覺得這些術語還不夠可怕，在第一次世界大戰中，他們把這種手術比做切香腸，稱之為「香腸式截肢」（amputation en saucisson），有意思。

雖然這聽起來可能很嚇人，但如果你是個受了重傷的士兵，你也會希望有場快速的切香腸手術。從十六世紀到十九世紀，典型的截肢手術是這樣進行的：病人被強行按住，避免他們亂動（也可能是避免他們改變心意，搖搖晃晃地逃走），同時使用止血帶阻斷腿部大動脈。外科醫生會用一把彎刀切開骨頭周圍的皮膚和肌肉，最好是一口氣切開，然後把骨頭鋸掉。開放的血管有時候會加以燒灼（用烙鐵、沸油，或者用硫酸進行化學處理），皮肉則保持原狀，或者縫合。

完成這一切的時間，比在Youtube上看一首音樂影片更短。十八世紀的蘇格蘭外科醫生本傑明・貝爾（Benjamin Bell）可以在六秒內切除一條大腿。法國外科醫生多米尼克・讓・拉雷（Dominique Jean Larrey）的速度相比之下比較慢。但他也夠不容易了，拿破崙戰爭期間，他在二十四小時內做了兩百場截肢手術——每七分鐘一場。

當然，速度減少了病人在難忍的疼痛中停留的時間，但這也導致了手術草率。通常情況下，由於皮肉會從切割面收縮後退，骨頭就會突出。皮肉切面可能很粗糙，會減緩癒合過程。手術的速度，再加上環切肢體的棘手位置，意味著會意外切到別的地方。而且，不管外科醫生動作多快，手術通常還是伴隨著病患令人毛骨悚然的尖叫。

有時候，尖叫是來自病人之外的人。

讓我們為您介紹羅伯特・李斯頓（Robert Liston），號稱「倫敦西區第一快刀」。

在一八四〇年代的蘇格蘭，李斯頓是個傳奇人物，他可以算

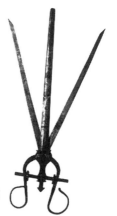

十七世紀德國外科器械。或者叫邪惡的剪刀。你想怎麼稱呼都可以。

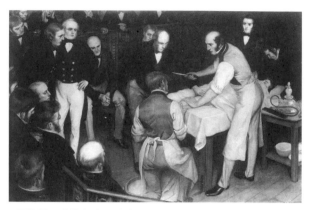
羅伯特·李斯頓在他的表演舞台上。

是半個外科醫生兼半個藝人,手術室就是他的表演舞台。他的截肢手術可說是高朋滿座,學生們會坐在階梯式教室上方往下觀看手術過程。偶爾李斯頓會咬著刀,對圍觀的人群大喊:「幫我計時,各位先生,幫我計時!」

他們為他計時。李斯頓動作很快(他的截肢手術從劃下第一刀到傷口縫合一般不到三分鐘)。他的速度實在太快了,結果有一次不小心切掉了病人的睪丸。附送免費閹割!還有一次,他不小心切掉了助手的指頭(他通常幫他抓著病人的腿);手術過程中,一名參觀者因為恐懼倒地身亡,因為當時刀子離他很近,幾乎快要割到他的外套。不幸的是,病人死了。那位可憐的助手後來也因為被切了手指而死於壞疽,從此李斯頓成了一位足以自豪的外科醫生,現在他可以驕傲地說,他單憑一次手術,就達成了驚人的百分之三百死亡率。

像李斯頓這樣充滿浮誇手術氣氛的醫生並非僅此一家;隨著現代外科手術出現,觀眾們蜂擁而至,爭相觀看這些搖滾明星的表演。倫敦和巴黎更出現了類似百老匯演出的手術。他們賣票,因為最具娛樂性的外科醫生收費很高,現場有數十到數百位觀眾,手術前還有名人表演。外科醫生在手術前和手術中都會有人鼓掌叫好。同時代的作家巴爾札克(Honoré de Balzac)評論道:「外科醫生的光環,就跟演員一樣。」這種炫耀的風格,在今天看來很不可思議,儘管名醫的想法肯定不是這樣。

以膿為傲

可能每個人都在現實生活或電視上見過現代的手術室——都是煞費苦心地消毒過，閃閃發光，配上鋒利的器械，以及只用一次就焚化的口罩和手套。十九世紀的手術室可要噁心多了，而且人們更喜歡那樣的手術室。

十九世紀初至中期，你會看到一張幾乎被之前無數次手術的血和膿染黑的桌子。當時是不戴手套的——因為外科手套還沒發明出來。手術器械如果洗過，通常也只是在水裡沖一下，而醫生的手多半是不洗的。那醫生穿的醫師袍呢？它經常沾了一層又一層的血，血結

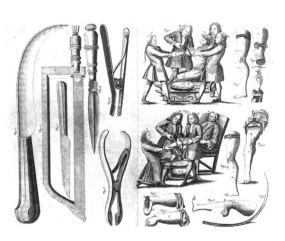

了塊，把衣服弄得硬梆梆的——這就是「好外科醫生」的標誌。

即使是外科醫生自己，也沒辦法從潛伏在醫院和醫學院中的危險中倖免。一八四七年，雅各布·科列奇卡（Jakob Kolletschka）教授在某次屍體解剖中割破了自己的手指，結果死於敗血症。一八四〇年時，維也納總醫院的醫科學生會在解剖後不洗手就直接到產科病房，導致每三個母親就有一個死於產褥熱。相比之下，由助產士學生管理的病房死亡率只有百分之三。當醫學生換病房實習時，可怕的死亡率也跟著醫學生和他們滿是細菌的手轉移。伊格納茲·塞麥爾維斯醫生（Ignaz Semmelweis）觀察到這件事，於是讓工作人員做了一件簡單而神奇的事：用肥皂和含氯溶液洗手。瞧——死亡率急速下降了。但可悲的是，沒人肯聽他的。

到了十九世紀，李斯特

各種截肢器械和有用的使用方法示意圖。

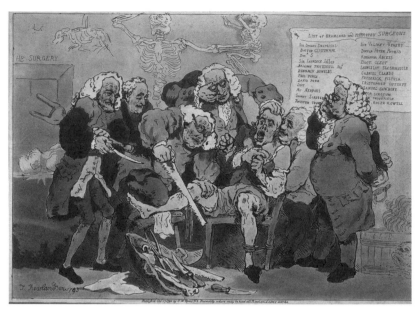

一七九三年的一場截肢手術。請注意病人是怎麼被眾人和繩索壓制住的。

（Joseph Lister）以微生物學家巴斯德（Louis Pasteur）的細菌疾病理論為基礎，引進了消毒的概念，最終徹底改變了外科手術。許多人對細菌這個概念嗤之以鼻。一位愛丁堡的教授哼了一聲，說：「這些小畜生在哪？有人看見它們了嗎？」另一位外科醫生堅持：「我們有充分理由相信，李斯特用來作為治療基礎的巴斯德理論，是不可靠的。」但是李斯特的理論和事實——使用石炭酸之類的化學殺菌劑和一般無菌清潔法時，死亡的人數更少——最終還是在邁入二十世紀之際贏得了勝利。他們甚至以他的名字為一種漱口水命名：李施德霖（Listerine）。現在我們許多人都以咕嚕咕嚕呸呸呸的聲音向他致敬。

但對我們的第二十任總統詹姆斯·加菲爾（James Garfield）來說，不幸的是，他的醫生對李斯特並不買帳。在遭受一處非致命的槍傷之後，加菲爾接受了醫生的

值得銘記的截石術

布蘭斯比‧庫珀（Bransby Cooper）有個比他更著名、更受人尊敬的外科醫生叔叔阿斯特利‧庫珀爵士（Sir Astley Cooper）。這位姪子並不是個好外科醫生，但顯然他的叔叔堅持要讓他在倫敦的蓋伊醫院（Guy's Hospital）任職。

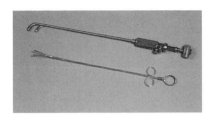

手術只是簡單的移除膀胱結石，稱爲截石術（lithotomy）。一般情況下，這種手術可以在五分鐘內完成。一般情況下，這個可憐的病人會被綁起來，綁法是用布條繞過他的脖子後方，把脖子和他的膝部綁在一起，生殖器整個露出來（因此，現代婦女在醫院分娩就是運用了截石術的姿勢）。一般情況下，外科醫生會在肛門和陰囊之間（一個叫做會陰的區域）下刀，進入膀胱，撈出結石，然後在病人狂叫的時候把一切縫合起來。

布蘭斯比‧庫珀嘗試做這個手術的時候情況卻不太一般。他找不到膀胱，然後又找不到結石。他用盡了手邊所有的手術器械，最後庫珀用手指在附近蠕動摸索，試圖把石頭撈出來。

這時病人大喊：「哦！別管它了！求求你，就讓它留在裡頭吧！」但是沒用。庫珀將問題歸咎於病人的會陰太深，然後對助手大喊：「多德，你手指夠長嗎？」最後他終於找到了那塊石頭，但手術時間已經長達五十五分鐘。第二天，病人一命嗚呼，毫無疑問，他的陰部有個洞，和火山口差不多大。

在《刺胳針》雜誌創始人托瑪斯‧魏克萊（Thomas Wakley）公開揭露了庫珀的無能之後，庫珀醫生控告了他，要求賠償兩千英鎊。最後他打贏了官司，但只獲判微不足道的一百英鎊。

這成了歷史上第一起醫療失當審判，但肯定不是最後一起。

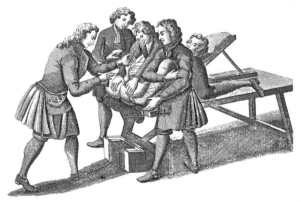

一七六八年，一場進行中的截石手術。

檢查，他們用沒洗過的手指和儀器檢查了傷處。就在他努力恢復的時候，傷口開始化膿，醫生又用沒洗的手再次檢查。幾個月後，一八八一年，他死了，死因是感染併發症。

很快的，公共手術室和手術室裡骯髒的表面都消失了。清潔、洗手和外科手套成為慣例。手術不再是最後的手段，而是對抗疾病時的敏銳戰術。

首先，不造成傷害……喔，算了

有些外科手術的創新雖然讓人起雞皮疙瘩，卻相當出色。在印度外科醫生妙聞於西元前五百年寫的《妙聞集》裡，他提出：「應該在傷口邊緣放一些大黑螞蟻，在它們用下顎牢牢咬住傷口之後，只留下頭，把它們的身體切掉。」瞧，用昆蟲的下顎當閉合傷口的天然釘針。真是天才，對吧？

但很多外科史書都提到了一些不那麼天才的故事，有些人透過手術改變了也許不該改變的東西。口吃就是個典型的例子。十九世紀，德國外科醫生約翰·弗里德里希·迪芬巴赫（Johann Friedrich Dieffenbach）會在舌根附近切出一個三角形的開口，以治療口吃。其他人則試圖「調整」舌頭大小，或切斷繫帶，這是舌頭和口腔底部之間的一塊脆弱組織。這些作法，沒一個有用。

一八三一年，有位姓普雷斯頓（Preston）的先生認為，在病人中風的一側綁住頸動脈是個好主意。只是有個問題：中風之所以發生，通常是由於缺乏流向大腦的血液。用切斷血液供應提供幫助，就像讓雨雲到別的地方執行任務以緩解本地旱災一樣。這個病人不知道為什麼竟活了下來。普雷斯頓還建議，為了治療中風、癲癇和精神錯亂，也許可以把兩條頸動脈都綁起來。謝天謝地，沒有人採納他的建議。

隨著人們對自體中毒（消化的

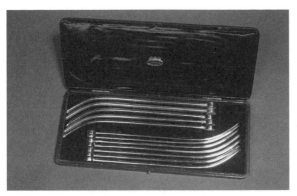
尿道探針，一八七〇年左右。

正常最終產物含有毒素的理論，見
〈灌腸〉，頁164）的恐懼感越來
越高，許多人在二十世紀初試圖用
各式各樣的設備和瀉藥治療便秘。
英國外科醫生威廉‧阿布斯諾‧連
恩爵士（Sir William Arbuthnot
Lane）比這更進一步，他把結腸全
切除了。他做過一千多例結腸切除
術，大部份是女性。毫無疑問，蠕
動緩慢的結腸是女性智力缺陷，例
如愚蠢、頭痛和易怒的原因。幸運
的是，你切除結腸也可以活，但可
能會有大量腹瀉的副作用。就跟你
身體大部份功能性器官一樣，結腸
還是保持完整比較好。

連恩還建議讓跑錯地方的器

官歸位。是的，你沒聽錯。
二十世紀早期，很多人認為
腹部和全身隱約的不適可能
是因為器官「掉下來」或
「跑錯了地方」。腎臟可能
是有史以來最會跑錯地方的
器官了。連恩將自殺、殺
人、憂鬱、腹痛、頭痛，以
及更明顯的泌尿系統疾病身體症狀
都歸咎於腎臟掉落，或稱腎下垂
（nephroptosis）。但就算只切掉
一個腎也會導致很多病人死亡，
所以外科醫生改用「腎固定術」
（nephropexy）——用縫合線將腎
臟釘回原位，用線量可多可少，偶
爾也會用橡皮筋和紗布填料。到了
一九二〇年代，這種手術逐漸失
寵，一些外科醫生聲稱：「腎下
垂最嚴重的併發症，就是腎固定
術。」泌尿科醫生似乎「心思都狂
熱地放在釘腎臟上」。（公平地
說，本來心思釘在腎臟上就是泌尿
科醫生的工作，但「狂熱」這部份
就有點誇張了）。

腎臟並不是唯一一個被外科醫生惡搞的身體器官。位於喉嚨後方的扁桃腺也大量被切除，以防止兒童感染，這是個好心卻誤入歧途的目標。當然，扁桃腺切除術在現代治療睡眠呼吸暫停和復發性扁桃腺炎方面有它存在的價值，但這是最後的辦法。一九三四年紐約的一項研究表明，一千名兒童中，有六百多人接受了扁桃腺切除手術，這件事讓許多人感到震驚。這並不是完全沒有風險的手術；每年都有不少孩子因此而死。手術後可以吃冰淇淋的承諾根本不值得。

對於不必要手術的討論，要是不提無意義惡搞男性柔軟下體的故事，就不夠完整。約翰・哈維・家樂（John Harvey Kellogg）是一位健康中心醫生兼早餐穀片發明家，他建議在其他方法都失敗的情況下（包括包紮、用籠子套住生殖器和綑綁雙手），以割禮平息自慰的邪惡衝動。手術應該「在不使用麻醉藥的情況下進行，因為手術帶來的短暫疼痛會對心靈產生有益的影響，如果它和懲罰的想法相連尤佳。」唉喲。好吧，但任何一個割過包皮的男人都會告訴你，這個手術並不能阻止自慰。

手術刀的誘惑還在繼續

「快速切除，一勞永逸」的承諾總是很吸引大眾。有些人實在太喜歡當病人了，所以他們會為了虛假的症狀而動刀，另一些人則反覆回到手術室，尋求一個幻影般的完美身體。但和過去幾百年不同的是，外科醫生和醫院如今在清潔、優質培訓、低死亡率，以及經得起時間和科學放大鏡檢驗的結果上都受到嚴格的審查。而多虧了麻醉技術的發展，我們也不再需要在兩分鐘之內匆匆忙忙地又砍又鋸，真是謝天謝地。

麻醉

關於窒息、催眠海綿、氯仿、笑氣、麻醉寵物、乙醚狂歡，和有毒的屁的故事

征服疼痛不是件容易的事。麻醉（Anesthesia）一詞，來自希臘語，意思是「沒有感覺」，自從人類第一次敢在頭上鑽洞做手術以來，麻醉就一直是人類追求的東西。古代中國使用哈希什（hashish，或稱印度大麻），埃及人求助於鴉片，迪奧斯科里德斯建議用致命的曼德拉草（mandrake）配酒。在中世紀，甚至有「催眠海綿」的配方，用曼德拉草、天仙子、毒芹和鴉片浸泡過，然後在太陽下曬乾。使用時泡在熱水裡，擠壓過但保持潮濕，然後放在病人的鼻子上讓他吸。

使用酒精或其他類似物質的問題是，需要使用很大的量（和中毒劑量差不多）才能避免病人在手術中醒來。於是，人們便開發出其他的方法。有故事說，在中國古代，男人被閹割之前要先猛擊頭部，然後他就會因為腦震盪而昏睡不醒。顯然，我們在這方面還有很長的路要走。

要達到我們現代的無痛醫療程序，需要大量的試驗、出錯，以及絕不只寥寥幾隻被麻醉了的寵物。麻醉史上有幾

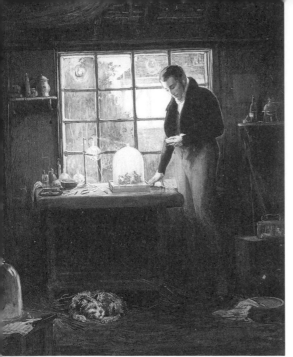

亨利‧希爾‧希克曼。請注意玻璃罩下那隻失去知覺或可能已經死亡的小狗。

章是一些玩得很嗨的反社會邊緣人物寫出來的。因此，當你下次手術後幸福地醒來時，記得要感謝過去那些掐孩子脖子的人、吸海綿的人和亂玩乙醚的人。讓我們為您介紹其中幾位。

二氧化碳會讓你昏過去

亨利‧希爾‧希克曼（Henry Hill Hickman）是個小狗殺手。身為現代麻醉的其中一位祖師爺，這位英國醫生在十九世紀早期就在動物身上驗證了他的「假死」理論。他用碳酸氣（也就是現在所說的二氧化碳）作為吸入劑：

我帶了一隻剛滿月的小狗……把他放在玻璃罩裡，以防止大氣進入；十分鐘後，他表現出極大的不安，十二分鐘後開始呼吸困難，十七分鐘後呼吸完全停止，十八分鐘時我取下他一隻耳朵……這隻動物似乎一點也不覺得痛。

讓我們暫停一下，為實驗對象一掬同情之淚。

噢，我的天哪，那隻小狗好可憐啊！

所以，是的，希克曼讓小狗窒息——有時窒息至死。但他並不是第一個用窒息當麻醉的人：據說亞述人也會把孩子勒昏，讓他們失去意識之後進行割禮——義大利也有這種做法，而且一直沿襲到十七世紀。（切割生殖器前還要先勒喉？不，不，不。絕不。）事實上，這很有效！當你因為缺氧而失去意識時，你也可以完全無痛地割掉你的耳朵或小弟弟。

但問題是，它也會致人於死。

希克曼在報告他的方法時，聰明地只寫了正面的結果。但醫學界看穿了他的把戲：大家對他不是置之不理，就是嚴厲抨擊。下面這篇文章來自《刺胳針》，標題是〈外科騙局〉（Surgical Humbug），文中寫道：「如果他建議一個準備拔牙的人先上吊、溺水或窒息幾分鐘，好讓他在手術過程中不感到疼痛，那麼全世界的人都會嘲笑他。」這篇文章的作者還稱希克曼的作法是「江湖郎中的謊話連篇」和「騙局」，還在文末署名：「我，反庸醫人士某某某。」

唉呀。真想知道希克曼被火辣辣地打臉之後是不是也給自己用了二氧化碳，好讓自己失去知覺。不過，還好希克曼的想法沒能成功。畢竟，二氧化碳當麻醉劑就和絞刑套索一樣好用。致命的窒息副作用是不可逆轉的。

氯仿：深深地吸氣……

愛丁堡醫生詹姆斯・楊・辛普森（James Young Simpson）是十九世紀麻醉領域的另一位先驅。如果先驅的意思是和你的同事一起隨機吸入各種物質，只是為了看看會發生什麼，那就是了。他從一堆垃圾底下撈出了一瓶氯仿（之前他認為這大概不值得一試），他和朋友們便開始深深吸了起來。氯仿有種噁心的甜味，不用多久，就會頭暈目眩，耳朵裡嗡嗡作響，四肢沉重。接著吸了氯仿的人開始大笑（辛普森解釋說，這是「興奮的初級階段」），喋喋不休，然後砰一聲！所有人都失去了知覺，在過程中，他們還把吸氯仿的那間飯廳弄得一團糟。

他們醒來之後，認為氯仿簡直

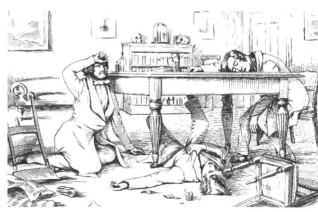

詹姆斯・楊・辛普森與朋友們與氯仿的相遇。

棒呆了，於是他們又吸了好幾次，以確定它會讓他們變得像之前那樣愚蠢和失去意識。辛普森夫人的姪女也加入，她大喊了幾聲：「我是天使！噢，我是個天使！」然後就昏過去了。

氯仿是種簡單的分子。使用甲烷（methane，天然氣主要成分），以三個氯取代當中的三個氫，就可以得到氯仿。辛普森很快就開始倡導以氯仿作為外科手術麻醉劑，在十九世紀中期的派對玩樂中，氯仿成為一種吸引人的東西，吸乙醚也是這種派對的特色（稍後我們會詳細介紹）。

就和大多數掩蓋疼痛的藥物一樣，沒過多久，我們就開始混淆了舒適和治癒。也許人們認為，要是什麼東西能讓我感覺昏暈麻木，肯定對我有好處。氯仿開始出現在各種藥品中，比如吉布森亞麻仁甘草片（Gibson's Linseed Licorice）、氯仿口含錠（Chloroform Lozenges），以及蜂牌白松及焦油止咳糖漿（Bee Brand White Pine and Tar Cough Syrup）。他們聲稱這些藥對所有咽喉和肺部疾病都有幫助（儘管氯仿其實很刺激），還能治好肺結核（治不好的）。還有一些萬靈丹保證可以緩解嘔吐、腹瀉、失眠和疼痛等各式疾病。身為鎮靜劑，它用在後面幾種疾病上還算說得通，但氯仿距離完美的萬靈丹還差得遠。它可是會致命的。

「吸入猝死」害死了太多使用氯仿的病人。健康的病人莫名其妙地死了，死因是心律失常，以及呼吸和心臟衰竭。氯仿還可能引起肝腎中毒，以及致癌。到了二十世紀，由於危險，它不再受到青睞，如今它殘留在謀殺懸疑作品中，成了最受歡迎（儘管並不完美）的一種殺人用藥。

笑得前仰後合在地上打滾

顯然，在十八世紀的英國，尋找新氣體讓人們吸，是一種普遍的

流行趨勢。十八世紀末，布里斯托成立了「透過醫療用氣體緩解疾病」的氣態研究所（Pneumatic Institution），創辦這個機構的人嘗試了許多可疑的治療方法，一七九八年加入的漢弗里．戴維（Humphry Davy）在呼吸生理學和麻醉方面做出了突破性的貢獻，他有個可怕的方式來弄清楚某些氣體是否安全：自己吸吸看。（你發現麻醉先鋒們的模式了嗎？）

一氧化碳就是其中一種氣體。他記錄：「我彷彿正陷入毀滅」，但幸運的是，他沒死。使用氫氣：「旁邊的人告訴我……我的臉頰都發紫了。」勇敢的傢伙。但他確實發現了一氧化二氮，也就是笑氣，在一八〇〇年消除了牙痛。他也意識到它會讓人噁心，因為他縝密思考之後，在八分鐘內喝下一瓶酒，吸了五夸脫笑氣，然後就立刻吐了。

哦，不是還有氣態研究所嗎？他們實驗的氣體沒有一種能真正治癒包括肺結核在內的肺病，所以後來關閉了。戴維的研究被遺忘了一段時間，部份原因是氣態研究所一個人也沒能治好，部份原因是戴維把他好奇的頭腦從催眠轉向了一個更有活力的研究領域——電生理學（electrophysiology）。

藥用目的的一氧化二氮就此被暫時擱置。但在十九世紀的幾十年間，它成了派對上使用的娛樂性藥物。直到一八四四年，美國牙醫霍勒斯．威爾士（Horace Wells）才決定繼續研究戴維之前沒有被承認的氣體麻醉特性。威爾士用一氧化二氮給自己拔了一顆牙，發現完全不痛，就把結果公開了。他製造了一

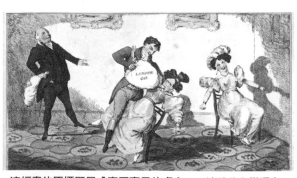

這幅畫的原標題是「責罵妻子的處方」。這時的女權還有很長的路要走。

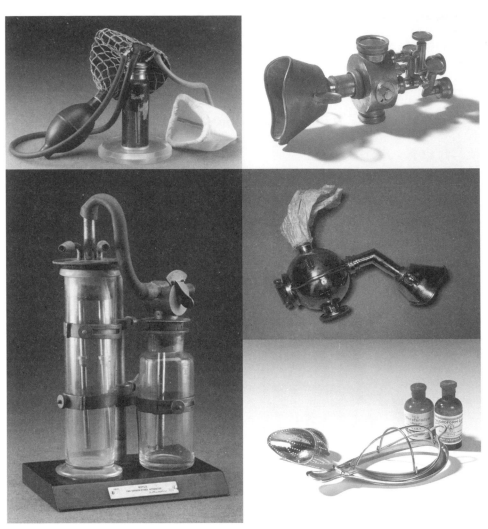

順時針方向，左下起：波以耳（Boyle）裝置，可以將麻醉劑流動控制得更好（一九一七年）；瓊克（Junker）吸入器，首次使用橡膠氣囊讓液體上方的空氣流動（一八六七年）；麻醉面罩（二十世紀初）；奧姆布雷丹（Ombredanne）吸入器，有一個填入毛氈的金屬球，以吸收液體乙醚（一九〇七年）；另一種面罩，和兩瓶氯仿。

個呼吸裝置，並請求外科醫生約翰・柯林斯・沃倫（John Collins Warren，麻薩諸塞州總醫院兼《新英格蘭醫學與外科雜誌》創始人）使用這種氣體進行截肢手術。病人拒絕了，但這時，人群中的一名醫科學生自願讓人拔下他一顆牙。麻醉氣體並沒有正確被吸入（可能是威爾士的新裝置出了問題），這個學生什麼都感覺到了。

可憐的威爾士尷尬得無地自容，最終，他對氯仿上了癮。他的精神越來越不穩定，在發生朝妓女潑硫酸的事件之後，在紐約市臭名昭著的「墳墓」監獄（Tombs prison）自殺身亡。

一八六〇年代後期，牙醫們又給了一氧化二氮一次機會。其他醫療專業人員用它來代替乙醚和氯仿，因為這兩種物質都有問題。也許威爾士在他的墳墓裡，聽見一氧化二氮至今仍然被當成鎮靜劑使用，會睡得更香一點。

也可能不會。

沒騙人？我們來狂歡吧！

威廉・莫頓（William Morton）是波士頓的一名牙醫，參加過霍勒斯・威爾士那場失敗的示範。莫頓不會犯同樣的錯誤。他研究的不是一氧化二氮，而是乙醚吸入法。「硫酸甜油」（Sweet oil of vitriol），也稱為二乙醚（diethyl ether）、乙醚，或直

譯為以太，它在十六世紀時透過在乙醇中加入硫酸而首次合成。十八世紀時，它用於治療呼吸道感染、膀胱結石和壞血病（沒用）。但到了一八四〇年代，它作為麻醉劑的日子終於來臨了。

莫頓在拔牙前將乙醚滴在病人牙齦上，發現它會麻醉那塊區域。下一步呢？他開始拿乙醚來淋他的寵物金魚。他妻子伊莉莎白對他這麼做很不高興，但莫頓還是繼續。他盯上了他家的寵物獵犬尼格，伊莉莎白堅決反對，但莫頓還是把小尼格給麻醉了。可以想像，莫頓家的婚姻並不怎麼美滿。

一八四六年十月十六日，莫頓帶著他的發現去了一場公開展示會，和他一起去的就是那位和威爾士用笑氣進行了失敗手術的沃倫醫生。在麻薩諸塞州總醫院的外科手術室裡，沃倫聽著莫頓的指導，在乙醚麻醉下從病人身上切除了一個頸部腫瘤。手術結束了，病人醒來，一點也不痛，沃倫醫生

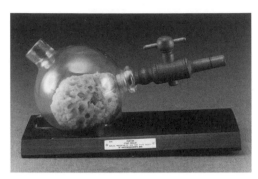
莫頓乙醚吸入裝置的複製品。

宣布：「先生們，這不是騙人的（humbug）！」

　　（這裡我們應該提一下的是，humbug的定義是欺騙或虛假的行為。它也是一種薄荷糖，但沃倫指的肯定是前者。）

　　麻州總醫院的外科手術室很快就有了個「乙醚穹頂」（The Ether Dome）的外號（不是電影《瘋狂麥斯之超越雷霆穹頂》（Mad Max Beyond Thunderdome）），這歷史性的一天則成了「乙醚日」（Ether Day）。不幸的是，莫頓把他的發現帶上了一條剝削和庸醫的道路。他給乙醚染色，加入添加劑掩蓋氣味，並以希臘神話中的河流「忘川」（Lethe）為名，重新命名為「忘川水」（Letheon），因為忘川可以讓飲用者進入無意識狀態，遺忘一切。在他向世界介紹這個重大發現之後一個月，他就為「忘川水」申請了專利，雖然人們很快就發現，他的專利不過就是乙醚。美國國內外的醫學界都嘲笑莫頓，認為他試圖阻擋這項發現，不讓這種容易製造的物質造福人類。莫頓的名聲從此沒有再恢復。

　　但乙醚的名聲越來越大。在莫頓最初的成功展示後不久，奧利弗・溫德爾・霍姆斯（Oliver Wendell Holmes）在給他的一封私人信件中創造了「麻醉」（anesthesia）這個詞。乙醚很快就被廣泛用於手術麻醉，這很好，只是有三個問題——乙醚高度易燃、會引起噁心和嘔吐，還會刺激肺部（這很有意思，因為一個世紀之前的醫生曾經用它來治療肺部發炎）。而且它還有一種非常難聞的氣味，讓病人難以忘懷。

它還發展出另一方面的名聲——娛樂性藥物濫用和庸醫藥品。

乙醚開始出現在貨架上，用於治療腹部絞痛和腹瀉。霍夫曼滴劑（Hoffman's Drops）含有一份乙醚和三份酒精，據說可以治療像是痙攣之類的女性疾病，但很容易就成了讓人上癮的萬靈藥。

更糟糕的是，濫用乙醚在社會上是可以接受的。十九世紀中期，稱為「乙醚遊戲」（ether frolics）或「乙醚狂歡」（ether jagg）的派對變得非常普遍。參加的人會吸乙醚，讓自己暈眩、昏醉，而且經常失去知覺。參加過這種派對的一位醫生克勞福德·朗（Crawford Long）在這方面是個渾球。在拿到一批補給品之後，他吹噓說：「在我們傑佛遜鎮，有些女孩想吸它想得要死，你知道，沒有什麼比當著她們的面吸這個，然後得到幾個甜蜜的吻更讓我高興的

了。」好個色胚。

不只是和噁心的男人玩而已，用乙醚找樂子的人清醒時身上會有瘀青和傷痕，還有些人就這麼死了。有位紳士非常不幸，他在用乙醚的時候抽了菸，一位旁觀人士說：「有一天，他吸乙醚之後點了菸斗，燒起來的火讓他沒辦法呼吸，還燒進他身體裡去了。」

愛爾蘭有位凱利醫生（Dr. Kelly）則認為乙醚可以治好酗酒。當然，只要把一種成癮物質換成另一種，就成了。「凱利醫生的藥方」被當成一種非酒精類的替代物提供給病人，它是一種「可以讓人問心無愧地醉倒的酒」。它的確

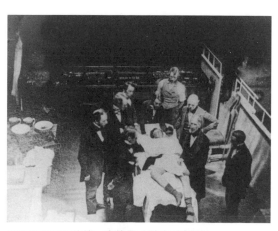

重現莫頓和沃倫第一次使用乙醚的手術場景。

是。但許多城鎮自此開始散發出乙醚臭味，真的是這樣（它聞起來很刺鼻，甜甜的，但有一種令人不快的溶劑氣味）。最後，英國政府將乙醚列為毒藥，並且在一八九一年開始管制銷售。

這也是件好事。因為除了令人上癮、易燃，有時會致命之外，還會導致很深的噎氣、打嗝，和有毒氣體般的臭屁。

今天的麻醉

時至今日，不管是拔牙還是手術，我們大多數人都會在生命中某個時刻使用麻醉劑。我們應該感謝伴隨著這些歷史的可怕實驗，和偶爾的不愉快結局。氯仿和乙醚類麻醉劑已經從藥房貨架和醫院中剔除，因為更安全的藥物，包括鎮靜催眠劑如異丙酚（propofol，因為呈白色液狀，而被稱為「麻醉牛奶」（milk of amnesia））、鴉片類藥物如芬太尼（fentanyl）、苯二氮平類（benzodiazepines）藥物如咪達唑侖（Midazolam），以及許多其他藥物已經取代了它們。我們對麻醉劑的使用方式也變得越來越具體。局部神經阻斷藥物如奴佛卡因（novocaine）使牙科手術無痛。脊髓及硬脊膜外麻醉將全身麻醉的副作用如呼吸問題或心臟風險降到最低。雖然現在全身麻醉已經非常安全了，但它本身就帶有藥物特有的風險（包括死亡），你的病情越嚴重，手術的風險就越大。

引誘人體進入短暫昏迷，並得到一個拉撒路式的幸福結局[1]，不是隨意而為，也不是隨便用一種藥物就能做到的。順帶說一句，笑氣／氯仿／乙醚派對結束了，這是件好事。人們得另找其他合法（或非法）的方式來胡搞了。

1.拉撒路（Lazarus），耶穌的門徒與好友。在新約《約翰福音》十一章中記載，他病死後埋葬在一個洞穴中，四天之後耶穌吩咐他從墳墓中出來，因而奇跡似的復活。

男性健康恥辱殿堂

《牛津英語辭典》對「陽剛」（virile）這個字的定義是「擁有力量、精力，和強烈的性慾。」《韋氏大辭典》則直截了當地將「陽剛」簡單定義為「男子氣概」（manhood）。我們應該感謝古希臘和羅馬，在這兩個地方，「強壯」和自制、自信、政治參與、性慾旺盛及精力充沛相結合，創造了一種男性典範，這種典範代代相傳（雖然有了一些變化），也傳到了我們這裡。

當然，達成男子漢典範的過程中充滿了複雜性和潛在的不安全感。自我懷疑的各種問題不斷困擾著每個地方的男人：要是我輸了這場比賽怎麼辦？如果我沒得到這份工作怎麼辦？要是我長不出鬍子來怎麼辦？如果我禿了怎麼辦？要是我「站不起來」了怎麼辦？

整個西方文明史上，讓男人們夜不能寐的就是這些念頭。而這些恐懼一直被江湖郎中利用，藉此獲取經濟利益。證據一：有一則「完美男性器官發育器」（一種早年治療勃起功能障礙的真空設備）的廣告大膽地寫道：「性能力差的男人不適合結婚，虛弱的男人憎恨自己。」以下就是一些江湖郎中認可的、可以讓虛弱男人少恨自己一點的方法。

番木鱉鐵

棒球名將泰・柯布（Ty Cobb）、拳擊冠軍傑克・登普西（Jack Dempsey）和教宗本篤十五世（Pope Benedict XV）有什麼共通點？他們三個人都曾經為「番木鱉鐵」（Nuxated Iron）高調代言。「番木鱉鐵」抓住了男性對活力和男子氣概的永恆追求，聲稱可以透過提高血中的鐵含量來恢復「身體或精神活力」。雖然這項產品確實含有硫酸亞鐵（鐵質）和美味的肉桂油，但它也含有番木鱉鹼（馬錢子鹼），一種神經毒素，如果服用劑量夠大，會讓你中毒。非常可怕的那種。（見〈番

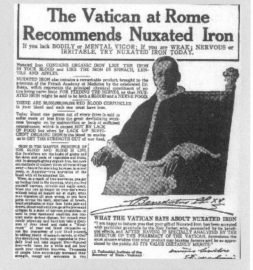

各位，這是有教宗背書的「番木鱉鐵」。

木鱉齦〉，頁81）。

史蒂文森防自慰帶

史蒂文森防自慰帶（Stephenson Spermatic Truss）於一八七六年問世，提供一種既笨重又不方便的方式將陰莖綁在你的腿上，以協助抑制男人的自慰傾向。這個裝置顯然不夠有效，因為後來的版本又加上了小刺，如果你不幸興奮起來，刺就會扎進你的小弟弟裡。

史特林格自療器

這個名字聽起來很可疑的史特林格自療器（Stringer self-treating device）結合了所有能保持陰莖勃起的方法。公司宣傳它「集真空、濕熱、震動和電力於一體」。這個裝置成功地結合了熱水、感應線圈、電流、真空，甚至還有一個可以塗上凡士林插入直腸數英吋深的電極，讓人獲得「前列腺按摩」的額外好處。該公司向消費者保證，這是「開天闢地以來最奇妙的發現」。

包恩裝置

為了防止自慰，包恩裝置就在放在今天施虐女性的性玩具箱裡也不會顯得格格不入。基本上，它就是一個用小鍊子夾在陰毛上的陰莖帽。你越興奮，你陰毛上的小鍊子扯得就越厲害。唉喲。

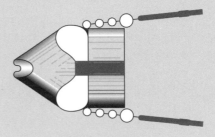

包恩裝置，極盡巧思

第一個陰莖環

西元一二〇〇年左右，中國發明了第一個陰莖環。這種陰莖環是用山羊的眼皮製成，特地讓山羊睫毛保持完整，以增加性快感，極富創意。我們讓這種視覺效果沉澱一下。又過了幾百年，中國人開始使用象牙環，這對男人和山羊來說都是個明顯的進步。

前列腺溫暖器

俄亥俄電熱公司（Electro Thermal Company of Ohio）製造過一

種名叫「助你熱」（Thermalaid）的直腸腺體加熱器，它將熱流透過硬橡膠外殼，用一個燈泡調節熱度，以努力「刺激腹部的大腦」。

「如果使用直腸擴張器，它將為直腸解剖結構提供恆定的熱量，溫和刺激毛細血管，進而改善局部的神經狀態。」

控制用的燈泡不可避免地會導致一些尷尬的偶遇。「嗨，親愛的，我回來了，我看到你這麼晚燈還亮著，而且——哦天哪，你在幹嘛？」

直腸旋轉棒

這個插入直腸的裝置看起來很邪惡，它會在裡頭潤滑前列腺和結腸，還會「按摩直腸區域的肌肉」。廣告向消費者保證，這些裝置可以由病人自己「在自己家中私下使用」，避免了使用者在公共場合使用直腸旋轉棒的尷尬。旋轉頭的尺寸也在宣傳詞中寫成「大到夠有效，小到十五歲以上的人就能用」。這就引出了各種麻煩的問題了，不是嗎？

噴霧式頭髮

如果你曾經在一九九〇年代某一天在外過夜，你可能會在深夜看到一個電視購物節目，節目裡只用一罐「噴霧式頭髮」（spray-on hair）就蓋住了所有的禿頭和稀疏髮絲。這款產品名叫GLH（Great Looking Hair，「好看的頭髮」的縮寫），聽起來和它本身一樣荒謬（只要39.92美元！），但這個廣告值得在油管上找一下，因為有個非常不幸的年輕人的證言，他留著鯔魚頭髮型[1]，髮線卻在後退，他大膽宣稱，使用GLH之後，「漂亮寶貝們都回來了」。噴霧式頭髮直到今天依然有市場。謝謝你，鯔魚頭先生。

肌肉刺激器

想要什麼都不做就能練肌肉嗎？電子肌肉刺激器（EMS）以電擊肌肉讓它「工作」，引發不自主的收縮。然而，由高階健身產品公司生產的高階攜帶式塑身儀也引起了另一種不自主

1.鯔魚頭（mullet haircut），是一種髮型。頭髮在頭頂和兩鬢都剪短，而在後腦勺留長。

反應：心律失常。FDA在一九九六年下令銷毀這些儀器。

小鬍子風靡一時。

為了幫助這些人，倫敦的報紙上刊登了一則名為「莫德維教授生鬍水」（Professor Modevi's Beard Generator）的外用治療藥廣告，聲稱使用四到六週內，就能讓鬍鬚茁壯生長，即使對「不到十七歲的年輕人」也同樣有效。（成分未說明）。

生鬍水

對於一個長不出鬍子的男人來說，歷史上最糟糕的時期可能就是維多利亞時代的英國（或者本世紀前十年的俄勒岡波特蘭市）了，當時齊胸的長鬍子、濃密的鬢角和精心設計的

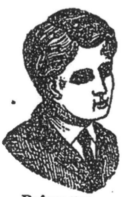

TWENTY YEARS' SUCCESS.—The only really certain means of growing a beard hitherto discovered is the use of Professor Modevi's

BEARD GENERATOR

Success guaranteed after four to six weeks' use, even by young men not above seventeen years of age. Perfectly harmless for the skin. A 5s. bottle, or double-sized 8s. bottle, sent directly on receipt of P.O.O. or stamps for the amount. Only to be had genuine of GIOVANNI BORGHI, Manufacturer of Eau-de-Cologne and Perfumery, Cologne-on-the-Rhine, Germany.

Before use.

After use.

看著一個男孩在你眼前變成一個男人。

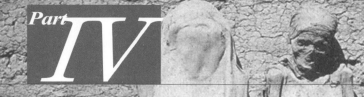

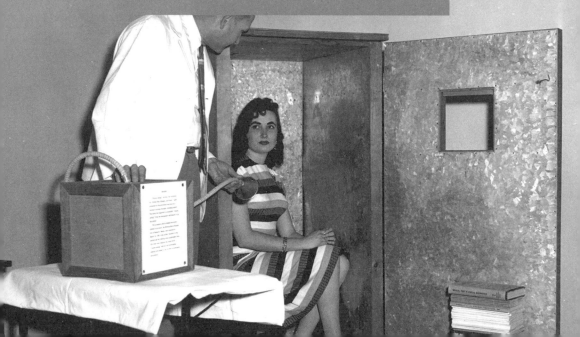

Part *IV*

第四章
04 動物

爬蟲、死屍及人體的療癒力

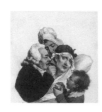

水蛭

關於水蛭墜子、賓士咬痕、水蛭對戰俱樂部、吃飽了就想睡的食人蟲，以及沒屁股困境的故事

一八五〇年的倫敦，有位醫生出診去看一位喉嚨疼痛難忍的婦女。顯然，扁桃腺腫大是罪魁禍首。顯然，消除充血讓扁桃腺縮小就能解決問題。顯然，這個問題的答案就是……水蛭。

他從一只隨身攜帶的陶罐裡取出一隻黑黑的、黏黏的、蠕動的水蛭，大約三吋長，因為飢餓而活躍地扭動著。他用一根帶絲線的針刺穿水蛭的尾端，然後把這枚扭動的水蛭「墜子」推進一段透明玻璃管，引導水蛭飢餓的嘴對準鬧事的扁桃腺。水蛭小小的、長滿牙齒的上下顎陷進腫脹的組織中，但病人幾乎感覺不到被咬。畢竟，水蛭最好的進攻方式就是盡可能讓人不覺得冒犯。偷偷咬是件好事。

因為蠕動，所以病人會有一種癢癢的感覺。水蛭膨脹得越來越大，直到完全吸飽血。它高興地脫離，被絲線一把拉走。病人會感覺有一股鹹鹹的血從口腔後部流出來，持續一個小時或更久一點。

這種噁心的場景在歷史上司空見慣。畢竟在我們的允許下，水蛭從人類

身上吸血已經有很長很長的時間了。

水蛭療法的起源

人們認為，水蛭療法和放血可以達成相同的目的——緩解身體的「充血」和發炎。讓「壞血」流出來，就可能讓問題消失，不管是什麼問題。用水蛭的原因很多，包括性病、腦炎、癲癇、歇斯底里、器官疾病，以及肺結核。

那麼，是誰把水蛭帶進了我們的生活呢？你可以追溯到埃及人，早在西元前一千五百年，他們的墓穴裡就有了最早使用水蛭治療發燒相關疾病和腸胃脹氣的記錄。在荷馬的《伊里亞德》中，波達利烏斯（Podalirius）是阿斯克勒庇俄斯（Asclepius）的兒子，他是一名治療師，有「水蛭」的稱號。還有個古代中國故事聲稱水蛭療法

始於楚惠王（西元前430年），他在吃涼菜的時候意外吞下了一條水蛭，卻驚訝地發現自己的胃部不適好轉了[1]。

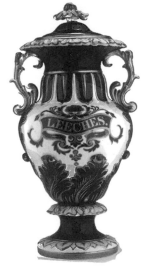
十九世紀水蛭罐。

但水蛭療法真正發展起來，是在西元前四世紀的希波克拉底、和之後西元前二世紀的蓋倫時期。這兩位醫生堅定地確立了出血可以讓體液得到平衡的觀點。體液這種獨特的身體元素，當時認為是健康和疾病的源頭，推動了西方醫療理論近兩百年之久。

在希波克拉底和蓋倫之後，我們開始發現，越來越多證據表明水蛭被用在各式各樣的地方，從驅除惡靈（敘利亞老底嘉的泰米森）到治療聽力喪失（特拉勒斯的亞歷山大[2]）。有位中世紀的醫生甚至

---

1. 此故事來自東漢王充《論衡》，但原文並非不小心吃下，而是為了救廚師之命，刻意吞下，「心腹之積」竟因此得癒。
2. 老底嘉的泰米森（Themison of Laodicea，西元前123—前43年），方法醫學派創始人。特拉勒斯的亞歷山大（Alexander of Tralles，西元525—605年），拜占庭帝國傑出醫師。

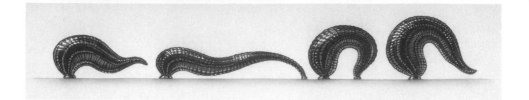

宣稱水蛭能「增強聽力，停止流淚，……讓人發出悅耳的聲音。」要是我們都能好好運用這條蠕動的吸血動物，變成碧昂絲就好了。

所以，如果水蛭吸血和用刀放血所達到的目的是一樣的，為什麼要用一條黏搭搭的生物來讓血液流動，而不用柳葉刀呢？

水蛭、柳葉刀比一比

首先，我們仔細觀察一下動物本身。歐洲醫蛭（Hirudo medicinalis）是一般醫用水蛭的崇高拉丁文名稱，為吸血而生。第一，它的唾液中含有一種血液稀釋劑（水蛭素），可以防止血液凝結，確保血液充分流動。在消化食物方面呢？這些生物有十個胃，讓只有一個或兩三個胃的哺乳動物相形見絀。而在牙齒方面，水蛭也有過人之處。它有三個顎，每個顎大約有一百顆牙。這是個有三百顆牙的咬痕，會留下賓士汽車標誌形狀

的痕跡。

水蛭咬人和長矛、跳蚤或刀刃劃傷不一樣的是，相對來說，它是無痛的，這要歸功於它的唾液。水蛭的唾液是一種天才化學混合物，裡頭含有麻醉劑，考慮非常周詳，讓寄主保持舒適，渾然不覺，這在野外很有用，因為寄主煩躁的抓撓可能讓它還沒能開始吃大餐就結束了。古梵文文獻《妙聞集》也闡述了用水蛭代替一般放血方式，施予「愚蠢」和「性格極端膽小之人」，稱讚這種做法「更為溫和」。

水蛭還能做到更準確、更有針對性的放血。放血位置通常是上臂，但在更小、更緊的部位，就需要更小、更俐落的東西。因為用水蛭吸血的醫生認為，放血的位置應該在離問題最近的地方，所以頭痛時要把吸血蟲放在太陽穴，眩暈時放在耳後，昏睡時放在後腦杓，胃不舒服時放在肚子上，癲癇時放在

脾臟處。而對於月經的病痛，就會把水蛭放在大腿上端、外陰，有時還直接放進子宮頸。事實上，他們發明了「水蛭吸血椅」，座位上有個洞，是給肛門做水蛭吸血用的。

現在就開始不安地又起腿來了嗎？

喔，別擔心！更糟的還在後頭呢，這就引出了我們要說的下一點：水蛭可以到達柳葉刀到不了的地方——體內。有時候，光是肛門放血是不夠的，有必要進行內部處理，特別是腸道發炎和前列腺問題。只有一點不好辦：那條蟲會被，嗯，強行噴出。有位聰明的醫生發明了一根帶凹槽的金屬棒，用來固定並推進穿了線的水蛭，效果很好。這東西相當花俏，還有個漂亮的皮製把手。一八三三年，一位姓奧斯本的醫生描述了過程。將水蛭深深塞進肛門後，「抽出工具，任由水蛭留在肛門裡，直到吸飽血。」在這種情況下，用「suffer」（任憑、遭受）這個詞

似乎再適合不過了。可憐的小傢伙。可憐的人。

水蛭也用在陰道內，用來刺激月經流出或治療經痛，但有人指出，這種特殊用途應該「僅限於已婚婦女」，並且「應該教導聰明的護士如何使用水蛭」。我們衷心希望她能因此獲得豐厚的報酬。

把你的水蛭利用到極致

說到水蛭吸血的最佳條件，水蛭更喜歡咬乾淨、剛剃過毛的皮膚。要沒鬍碴才行！一八〇四年，倫敦一位水蛭專家威爾金森先生宣稱：「我發現刮過的銳利毛尖會讓水蛭非常不爽。」所以當你在泥濘的池塘裡涉水的時候記住——一雙毛扎扎的腿可能是件好事。但即使皮光肉滑，這些嬌小的動物有時有也需要一點哄騙。《刺胳針》雜誌在一八四八年曾經報導，如果可以把水蛭浸泡在上好的黑啤酒或稀釋葡萄酒中，它們咬起來會更有力。皮膚待咬區域也可以用牛奶、糖水

浸洗一下，最好的選擇是用鮮血。即使用刀尖劃破一點小口也能達到目的。這種技術至今仍在使用。

大約十五分鐘後，通常吸飽血的水蛭就會從病人身上脫落，但偶爾也會碰上醫生不得不取下它的狀況。在水蛭的頭上灑點餐桌鹽會有幫助，因為硬扯可能會傷到皮膚。如果水蛭似乎因為飯後困倦睡著了，用手指用力彈一下，再潑點水，它很快就會醒過來。

通常在去除水蛭之後，會用溫暖的亞麻布包起被咬的部位，使病人的血管擴張，以誘使傷口進一步出血。還有人建議讓病人泡溫水浴，讓血持續滲出。

一八一六年，詹姆斯·羅林斯·強森醫生（Dr. James Rawlins Johnson）出版了《醫用水蛭論》（Treatise on the Medicinal Leech）。除了前面提到的水蛭使用法，他也仔細研究了水蛭本身。他測試它們是不是食人動物（是）；他把它們加鹽或不加

鹽之後冷凍，看它們會不會死（雪加鹽更糟糕）。他甚至讓強壯的馬蛭和醫用水蛭進行對戰（馬蛭獲勝）。他還用碳酸、水銀、充氣氣囊和橄欖油折磨它們，驚訝地發現水蛭「生命力非常頑強」。（作者讀到「單一水蛭體內可能會出現雌雄同體受精」這個警句之後，就沒再往下讀了。這景象真是……算了。沒事。）

如前所述，水蛭既可用於體內，也可用於體外。這自然就引出了一個問題：要怎麼把這條蟲弄出來？一八二二年，熱心的菲利普·克蘭普頓醫生（Philip Crampton）提出了解決方案：把這個可憐的小傢伙用線串起來。他指出，把這些水蛭直接放在腫脹的扁桃腺上之後，穿線「會讓它們咬得更拚命，事實上，這說不定還能用來刺激懶散的水蛭。」

其實他們不必擔心：如果吞了水蛭，它很可能會被胃酸消化。但中世紀的醫生並不知道這一點，所

以他們建議用山羊尿漱口，用烙鐵把水蛭哄出來，或者讓病人口渴，好「引誘」它爬出來喝一口清爽的水。無論如何，目的都無法證明手段是正確的，因為它沒用。想想看，根本沒有理由可以證明喝山羊尿是正確的啊。

另外還有回收的問題。水蛭並不總是餵飽了就扔掉。如果「鼓勵」它嘔吐，它們最多可以重複使用達五十次：只要在它們嘴上抹一點點鹽（聽起來對水蛭的震驚程度真的像在人類身上塗鹽酸一樣），這些水蛭就會像全盛時期的奧茲‧奧斯本（Ozzy Osbourne，英國重金屬樂團「黑色安息日」主唱）那樣嘔吐，節省下來的成本相當可觀。還有些醫生會把吸

水蛭解剖圖：水蛭唾液中含麻醉成分，使其叮咬不痛。圓圈圈起處可以看見一條水蛭有三個顎、三百顆牙，和一個獨特的賓士標誌咬痕。

飽血的水蛭放進醋裡（一整缸的酸！）然後它們就會振作起來，至少我們是這麼想的。用這種方式，這些水蛭可以每週使用兩次，最多能用上三年。

照顧飼養水蛭並不是件簡單的任務。威爾金森先生解釋說：「簡而言之，管理這些反覆無常，或者說相當易怒的動物，需要極大的耐心和靈巧。」

聽起來威爾金森先生真的很想反咬那些水蛭一口。

水蛭的缺點及蟲療法的衰敗

水蛭吸血也有它的缺點。經典的賓士標誌咬痕並不算是一種榮譽。儘管有一小段時間水蛭很流行（十九世紀時，衣服上還繡著水蛭圖樣），但人們在公開場合，通常會掩蓋自己身上的咬痕。

還記得「重複使用」這件事嗎？在「免洗水蛭」和其他醫療設備問世之前，多次使用的水蛭帶來的問題可能比它解決的問題更多。一八二七年的一份報告就提到，有條水蛭被用來治療一個梅毒患者，然後又治療了一名兒童，這個孩子後來感染了梅毒。

水蛭的另一個侷限是，它只能吸入大約一湯匙的血。人們為了讓血繼續流，可能會剪掉水蛭的尾巴，讓吸進去的血流掉。這是一種薛西弗斯式[3]的水蛭工藝。它們吃啊吃，永遠吃不飽，而且它們已經完全沒了屁股。然後它們就這麼死了，多可悲的一生。

水蛭吸血過頭也會導致病人死亡，就像一八一九年的一個兩歲女孩，只被水蛭咬了一口就流血至死。由於水蛭唾液中稀釋血液的特性很持久，病人在水蛭吸過血之後還會繼續流血。一般來說用一條水蛭治療是不夠的。使用水蛭的數量可能很驚人。弗朗索瓦一約瑟夫一

3.薛西弗斯（Sisyphus），是希臘神話中一位被懲罰的人。他受罰的方式是：必須將一塊巨石推上山頂，而每次到達山頂後巨石又滾回山下，永無止境地重複下去。

維克多‧布魯塞斯（François-Joseph-Victor Broussais）是十九世紀最嗜血的醫生之一，一次治療要用到五十條水蛭。另一位醫生為了治療淋病，在一個可憐傢伙的睪丸上放了一百三十條水蛭。這也許是針對性病的安全性行為最好的宣傳。

如果這還不夠，咬傷本身就可能遭到危險、威脅生命的傳染病污染。十九世紀的醫學文獻中滿是水蛭咬傷成為問題焦點的病例報告。

另外和柳葉刀不同的是，水蛭很難養。畢竟，它們是挑剔的食客，多少有些難以預測。要讓水蛭準確咬在你想要它咬的地方並不容易，因此應用上需要訂製的玻璃水蛭管，還要用特殊的罐子把它們帶到城裡去。耗費的工夫真多！

到了十九世紀中葉，由於對生

▲ 新鮮水蛭大特賣！

水蛭要從哪兒弄來呢？十九世紀初，貧窮的英國孩子們會涉水走到渾濁的淡水裡，然後把吸在腿上的水蛭賣了當零用錢。但水蛭很快就變少了，就算用魚線吊著大塊肝臟當誘餌也沒什麼效果。

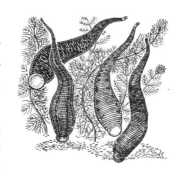

到了一八三○年代，英國的水蛭消費量達到歷史最高點。他們從土耳其、印度、埃及和澳大利亞進口水蛭。一年之內，英國就從法國進口了四千兩百萬條水蛭。美國也很愛水蛭，但美國本土自產的北美醫蛭（Macrobdella decora）咬的傷口小，吸血量也少，所以他們也進口歐洲醫蛭。

很快的，歐洲醫蛭養殖（Hiruduculture）便應運而生，以滿足需求。在這些水蛭養殖場中，牛、驢和衰弱的老馬被趕進泥水池或沼澤，有時還會割傷牠們以刺激水蛭進食。一八六三年，《英國醫學雜誌》公正地指出，「水蛭養殖是個相當噁心的行業」。今天的水蛭養殖非常整潔，有完整的過濾水系統和科學化的高效率繁殖。見不到一個窮孩子，也沒有衰弱的老馬。

理學、病理學，和某種叫做統計學的東西有了更紮實的理解，開始嚴厲譴責「英雄式損耗療法」的醫生越來越多。皮耶·路易斯（Pierre Louis）是實證醫學（evidence-based medicine）的奠基者之一，他堅定地捍衛事實，而非模糊的理論推定。他沒有找到令人信服的證據證明放血有效，其他醫生如約翰·休斯·班尼特（John Hughes Bennett）也緊隨其後。

到了二十世紀初，以放血和水蛭吸血治療非特定疾病這種事，已經接近絕跡，嗯，就像血流乾了一樣。

今天醫學界的現代「咬刃」

聽到水蛭至今仍在合法使用，很多人很意外，也很驚訝。（同時，謝天謝地謝謝抗生素，因為不會有人真的想讓水蛭來吸自己的喉嚨，對吧？）

首先，約翰·貝瑞·海克拉夫特（John Berry Haycraft）

在一八八四年發現了水蛭素（hirudin）。水蛭素是水蛭唾液中主要的稀釋蛋白。因為不可能像對付響尾蛇那樣從水蛭小小的嘴裡搾取口腔分泌物，所以科學家轉而合成水蛭素，並且將它作為抗血栓和抗凝血藥物。

水蛭能夠咬住身體的小區域，清除不需要的血液，防止血液凝結，這在適當情況下是有益的。在手指、耳朵和鼻尖這類微小部位進行重建手術後，水蛭可以輕柔地為充血的組織減壓，並藉此改善血液流動，增加這些組織的存活率。在游離皮瓣重建手術（free flap reconstructions）中，整塊的肉和皮膚連同血管和神經被縫合到新區域（例如拯救生命的癌症腫瘤切除後頭頸部重建），水蛭可以防止腫脹組織切斷脆弱的血液供應。

所以，在某些情況下，水蛭對你是有好處的！簡直會讓你想依偎在一條黏搭搭的生物身上，對它說聲謝謝。

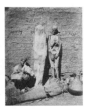

食人與屍藥

關於真正的吸血鬼、競技場鬥士原汁、不怎麼無辜的教宗、血醬、頭骨青苔和木乃伊療法的故事

　　這時是一七五八年。詹姆斯‧懷特和沃爾特‧懷特兄弟，年齡分別是二十三歲、二十一歲，在倫敦的肯寧頓公地（Kennington Common）被處以絞刑。絞刑是提醒人們不要犯罪的好方法，也是極佳的娛樂。和當時的許多處決一樣，他們可能會用馬車把犯人送到絞刑架那兒，脖子套進粗大的繩圈，繩圈綁在公共場所的高樑上。不用多久，馬車就會被拉走，留下那些曾經的罪犯在微風中擺動抽搐，直到變成沒有氣息的屍體。

　　一七五八年四月號的《紳士雜誌》（the Gentleman's Magazine）報導，當屍體吊在那兒的時候，「一個大約九個月大的孩子被交到劊子手手裡，劊子手用每具屍體的一隻手撫摸孩子的臉，總計九次。」這孩子皮膚上長了囊腫（wens，很可能是癤子），希望能讓那些死人治好。

　　這看起來可能很怪異，但從古希臘和羅馬開始，將人體器官用來治病一直很流行，它跨越了中世紀，在二十世紀來臨前逐漸消失（哈！）。人們尋找屍

體，不只是為了摸，還為了吃屍體、喝屍體，以及其他更多目的。要稱這是同類相食、食人，或者屍藥都行，看你喜歡哪一個。

綜觀歷史，人們一直企圖吃下他們渴望的東西——青春、活力、力量。對於許多頂尖的醫學領軍者來說，食用人類屍體符合他們恢復健康的理念。蓋倫的體液模型便支持如下的觀點：血液過多可能有害，但血液過少有可能透過長期飲用液體而修復。希波克拉底則提到使用污染的東西——「屍食」或「受污染的暴力之血」（也就是罪犯的血）——來對抗不潔或疾病。後來，帕拉塞爾蘇斯認為，含有人體成分的的藥物可透過它內含的「靈魂」和精華治癒疾病。簡單的魔力觸摸也很有效。十七世紀時，羅伯特・弗拉德（Robert Fludd）指出「死屍的手碰觸疣，疣就會被染色。」同一時期的法蘭德斯（Flanders）科學家兼醫生揚・巴普蒂斯塔・范・海爾蒙特（Jan

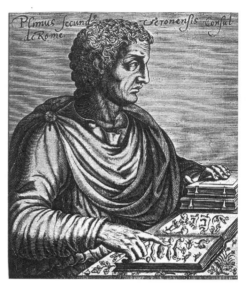

老普林尼認為，你應該先吸兩個競技場鬥士的血，明天早上再叫他。

Baptiste van Helmont）認為，人類屍體具有「一種幽微的生命力」，這種生命力以某種方式存在於血液和身體裡，尤其是屍體死於暴力的情況下。換句話說，沒有在久治不癒的疾病或虛弱上浪費過精力，這就是非善終的罪犯如此搶手的原因。

為了討論這個問題，我們將會把重點放在屍體和血液的使用上，而且大部份採取都是非自願的。當然，也有尿液藥方、成人喝母乳的嘗試、糞便膏藥、汗液藥水和

胎盤藥丸方面的討論，但這些多少和「排泄」有點關連的東西，都是可以在不傷害提供者的情況下提供的。

血液也可以在不造成傷害的情況下提供。畢竟人類在上個世紀慷慨捐血，拯救了無數生命。但在過去，血液的使用並不是那麼乾淨或無私。那是段血淋淋的混亂時期。

血醬和其他吸血鬼零食

我們往往認為吸血鬼都擁有閃閃發亮的犬齒和誘人的魅力，但實際上，喝血的人類根本沒那麼迷人。一世紀時，老普林尼寫道：「癲癇病人喝下競技場鬥士的血，就像喝下生命的原汁，」這是個完美的例子，說明病人有多渴望得到一個優秀、肌肉發達的人類最頂級的健康。為什麼是血？不清楚，但是當一個又一個學者堅持：「它有效，因為我聽說它有效。」的時候，人們就會相信了。啊，這就是傳聞的力量啊！而且，癲癇發作往往是偶發性的。如果一個人服用了一劑藥物之後幾個月癲癇都沒發作，不管什麼藥，他都會輕易相信那是有效的。

血是最高貴的體液，也被稱為「長生不老藥」（elixir vitae）。十五世紀的義大利學者馬爾西利奧·費奇諾（Marsilio Ficino）認為，年輕的血液可以使老年人恢復活力。因此，他們應該「像水蛭一樣，從剛割開的左臂靜脈中吸一兩盎司的血……」噢，但是，如果你對喝血很反感呢？那麼，費奇諾建議，你應該「先把血加糖煮一煮，或者把糖和血調勻，在熱水中適度蒸餾一下，然後再喝。」

那些沒有死競技場鬥士可用的人就必須更足智多謀一點。一六六八年冬天，一個名叫愛德華·布朗（Edward Browne）的英國人在維也納圍觀了幾場處決。有一次犯人被砍頭之後，他看到「有個人手裡拿著一個罐子飛奔，然

後用它裝滿了血，鮮血依然不斷從（屍體的）脖子噴出來，他立刻就把那罐血喝掉了。」另一些人忙著拿手帕吸血，希望能用它治好自己的癲癇症，也就是他們所說的「跌倒病」（the falling sickness）。

而故事還在繼續。

但是，如果「事實比小說更離奇」這句古老的格言有任何根據的話，那麼，也許有個未經證實的故事離奇到足以成為事實。一四九二年，教宗英諾森八世（Pope Innocent VIII）病危了。他並不全然是個聖人。身為一個不擇手段的政客，他因為和義大利各地爭吵衝突耗盡了教廷的國庫，生了十六個私生子，還涉及迫害女巫和蓄奴。他打一開始就不是個討人喜歡的人。有傳言說，他的醫生以每人一金幣的價格買了三個小男孩，作為最後的手段。他們被大量放血，生病的教宗喝下了他們的血。男孩都死了，教宗也死了，這

位醫生後來也聲名狼藉（有人說，這個謠言其實是一場反猶太毀謗行動，是針對這名醫生而來的）。教宗英諾森八世這樣一個擁有巨大權力和可疑道德的人，會為了保命而孤注一擲地殺掉幾個孩子嗎？可能會吧。

人血不只是用來喝。它也被曬乾，磨成粉末，混在食物和藥膏中，以及由鼻孔吸入。義大利醫生李奧納多・費奧拉萬蒂（Leonardo Fioravanti）認為血液製品「好得簡直能起死回生」。他死於一五八八年，所以這東西可能對他沒什麼作用。普林尼描述了埃及國王如何企圖以人血沐浴治療寄生蟲感染，這種感染會引起大面積腫脹，稱之為象皮病（elephantiasis）。血液除了治療皮膚感染、發燒，也用於生髮。在歐洲其他地方，有時人們會把血煮成黏稠的醬。沒錯，血醬。想知道怎麼做嗎？一六七九年，方濟會的一位藥師寫了一份食譜：

一、讓血液乾燥，變成黏黏的一塊。

二、把它切成薄片，讓水分滲出。

三、用刀在爐子上將它攪拌成糊狀。

四、用最細的絲綢篩子過篩，然後密封在玻璃罐裡。

這些製作步驟並沒有提到是該放在烤麵包上吃，還是放在烤餅上吃。但它們很明確地告訴你該從哪兒取血：從一個「有雀斑、膚色偏紅」的人那裡。事實上，紅髮犧牲者的血尤其受歡迎。全世界喜愛衛斯理（Weasley，《哈利波特》角色名，一頭紅髮，臉上有雀斑）的人們，轉頭別看了。求求你們。

「為健康而吃人」簡史

可憐的紅髮傢伙們。另一個和紅髮屍體相關的食譜來自十七世紀初的一位德國醫生。「挑選一具紅人的屍體，要完整、乾淨、無瑕疵，二十四歲，被吊死、車輪碾

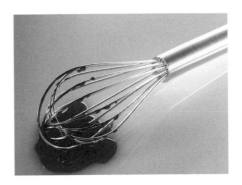

碎，或者是戳死的。」將屍身切成小塊，灑上沒藥和蘆薈等草藥，再放進酒裡搗爛。之後放在陰涼的地方晾乾，在那兒，它會變得像「沒有臭味的」燻肉。要是你現在想著的是牛肉乾，那就對了，儘管吃人乾並不是最終目的。接著要從乾燥的肉裡萃取出一種紅色的酊劑，可用於修復傷口或許多其他的疾病。

這就把我們帶到了食人習俗（anthropophagy），也就是吃人這件事上頭。當這些競技場鬥士倒下的時候，人們會喝掉一品脫左右的血，但除此之外，他們也會吃掉他新鮮的生肝臟，目的還是為了治癲癇。一般認為，肝臟這個器官是勇氣所在，充滿了有用的血液。清教徒愛德華・泰勒（Edward

Taylor，卒於1729年）畢業於哈佛大學，以詩歌聞名，但他的醫學著作《藥方學》（Dispensatory）卻沒有多少人知道。在這本書中，他描述了死去的人體中所蘊含的大量活人療方。骨頭裡的骨髓對痙攣有好處。膽囊「可緩解耳聾」。心臟乾可治療癲癇。諸如此類的例子不

「人膏」的療癒力

屍體不只能用來喝血或撫摸治病，劊子手還從處決罪犯的皮膚和脂肪中賺了一大筆錢。藥師們特別喜歡「人體脂肪油」，也稱為人膏、可憐的罪人脂肪，和劊子手的油膏。它被用來癒合傷口、緩解疼痛、治療癌症、製作春藥、治療痛風和風濕。有句古老的德國諺語說：「融化的人體脂

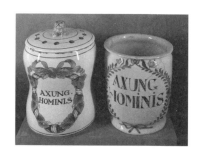

肪對跛腳有益。只要抹一抹，肢體就會恢復正常。」還有人吹噓人體脂肪可以治療恐水症（害怕喝水），而恐水症通常是狂犬病的同義詞。「人膏」甚至可以用在化妝品上，尤其是如果你有天花疤痕的時候，人們認為這是一種非常好的抗發炎藥膏。

專門和死亡打交道的劊子手還建議，人皮對孕婦有幫助——是的，他們就是自家品牌的死神兼藥師，沒有人會懷疑他們產品的純度。有些女性相信，將鞣製過的人皮戴在肚皮上可以減緩分娩疼痛。人皮也可以戴在脖子上，以防止甲狀腺腫大。十八世紀時，一個劊子手的妻子用人體脂肪治療一個女人受傷的手。殖民時期的美國，內科醫生愛德華・泰勒（他在運用醫療食人的方式上，實在面面俱到得令人不安）認為人皮可以治癒「歇斯底里的激情」。

我們能說什麼呢？這實在讓人起雞皮疙瘩。要讀下這些，你的皮膚要厚點才行。需要來點人膏嗎？OK，我們就在這裡打住吧。

上圖：十七或十八世紀，盛裝人體脂肪的藥罐。左圖：人油安瓶。

勝枚舉。

另外一種可能的作法是蜜漬人。「蜜人」的傳說來自十六世紀一位中國藥學家李時珍。他寫了一則傳言，說阿拉伯人有種將人做成蜜漬木乃伊的作法。這具屍體顯然必須由一位老人自願獻身，如果沒有這樣的自願犧牲，藥物就無效。志願者只吃蜂蜜，日復一日，直到排泄物變成蜂蜜、汗水變成蜂蜜，連尿液都變成蜂蜜為止（完全不可能，不過，反正這是個傳說嘛）。等到他死了（每個人到最後都會死的），就把他的屍體放進一個裝滿蜂蜜的棺材裡。整整一百年後，這具經過防腐處理的屍體就會被一塊一塊地吃掉。誰不想來一塊蜜人呢？算了，別回答這個問題。

蜂蜜是種神奇的抗菌劑和防腐劑，幾世紀以來一直在各種文化中作為醫療用品使用。所以把它和屍藥結合，也許會產生某種「和疾病相關的糖果」的感覺。當然，沒有證據表明「蜜人」曾經存在過，但考慮到醫學上食人的歷史，總還是令人浮想聯翩。

為你腦袋準備的食物（或反之亦然）

取一個橫死的年輕男子大腦，連同腦膜、動脈、靜脈、神經……放進石臼中搗爛，直到它變成某種半流質物體。接著放進足以淹沒它的烈酒……（然後）將它放在馬糞堆中陳化半年。

——「人腦精華」配方，引自約翰・弗蘭奇（John French）《蒸餾的藝術》（1651）

這個配方（將一瓶大腦和酒放在一堆溫暖的腐爛馬糞中熟成）只是利用大腦和頭骨治療癲癇的眾多嘗試之一。醫學上的食人療法背後的邏輯多半來自順勢療法的「以同治同」（like cures like）理論，所以要治療來自頭部的疾病，大腦和頭骨是最重要的。許多人認為頭骨尤其是重中之重；正如那位法蘭德斯醫生楊・巴普蒂斯塔・

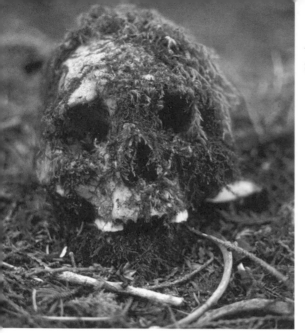

Theodul）或聖塞巴斯蒂安（St. Sebastian）鑲珠寶包銀片的頭骨喝酒，說不定就能治好你的癲癇和發燒。

　　從十七世紀到十九世紀，在英國和全歐洲的藥店裡都經常能看見掛著出售的頭骨。如果少了頭蓋骨青苔，一家藥店的恐怖藥櫃就不夠完整。頭蓋骨青苔是一種毛茸茸的綠色苔蘚，長在暴露於自然環境中很長一段時間的頭蓋骨上，據說把這種青苔塞進鼻孔能止鼻血。捲起來的衛生紙也行，反正，隨便啦。

　　英國國王查理二世（見〈放血〉，頁132）在十七世紀時也曾經涉足藥劑，他從一位名叫喬納森·戈達德（Jonathan Goddard）的藥師那裡買來一份特殊的配方。這劑靈丹稱為「骷髏靈」（spirit of skull），多年來也被稱為「戈達德滴劑」（Goddard's drops），但在查理二世買下了這個配方之後，它最為人所知的名字就變成了「國王滴劑」（the

范·海爾蒙特所說的，人死後「整個腦都會溶入、吃進頭骨中」，並且「獲得了它的力量」。

　　從據說使用死人腦做藥丸的古希臘人，到謠傳用頭骨粉來治療自己的丹麥克里斯蒂安四世（Christian IV of Denmark），這場與癲癇的對抗都是用大腦本身來進行的。考慮到醫生們（正確地）認為癲癇症狀（也稱為「發作」）源於大腦疾病，所以這種治療法在某種程度上還算是有道理。頭骨除了磨成粉狀，也會像薑一樣削成片，或者有時會做成喝水用的容器。如果你用聖西奧多（St.

king's drops）。這個配方說白了就是用玻璃容器熬煮頭骨碎片。經過繁複的加工，蒸餾出來的液體可以作為萬能藥，但對痛風、心臟衰竭、腫脹和癲癇特別有效。一六八六年，一位名叫安妮・多默（Anne Dormer）的可憐女士寫道，當她感到不安、煩躁和懦弱的時候，她就會「喝點國王滴劑和巧克力」。謝謝，但我比較想喝巧克力就好。

十八世紀時，推薦使用人類頭骨酒的建議大量出現在暈厥、中風和神經性癲癇的療法中。國王滴劑直到維多利亞時代還在使用，後來便漸漸從藥典中消失。畢竟，這項產品的名聲似乎偏偏就少了重要的一樣。查理二世臨終前喝了自己的國王滴劑，想治好自己，結果，嗯，他死了。

噢，木乃伊

說到很久很久以前就死了的人，幾百年來，歐洲的藥典中都能找到一種叫做「mumia」的藥材。沒錯，就是木乃伊（Mummies）。這種藥材是不是來自真正的埃及木乃伊，取決於物品、時代，在某些情況下，還取決於詞源。讓我們來探討一下。

有種早期的阿拉伯藥材叫做「mumiya」，是種礦物瀝青，來自波斯語單字「mūm」，或蠟。這是一種黏性、有時呈半固態的黑色石油，用於膏藥和解毒劑。到了十一世紀左右，人們開始誤解這種礦物瀝青的另一種可能來源，因為這種黑色物質在古埃及經過防腐處理的屍體頭部和體腔中發現。他們稱它為木彌亞（「mummia」或「mumia」），這個字很快就成了整具防腐屍體或所有由它而來的產品的同義詞。

木乃伊頭骨裡的礦物質嚐起來是什麼味道？一七四七年的一本倫敦藥典描述它「辛辣而苦澀」。謝天謝地。因為如果它吃起來像波士頓奶黃醬甜甜圈，我們可就頭大

了。

從木乃伊提取的木彌亞在十五和十六世紀的歐洲非常流行，需求量也達到高峰，部份的原因是，根據帕拉塞爾蘇斯的說法，他們認為這是「至高無上的治療方法」。這位醫生和他的追隨者相信，人體的精魄可以透過物理方式提煉成最高型態，這種「精華」幾乎可以治癒所有疾病。嗯，並不盡然——它的作用完全沒有生物學基礎。但帕拉塞爾蘇斯的食人主義還是大行其道，以木彌亞為中心，成為一種大眾完全可以接受的作法。醫生聲稱它可以治療潰瘍、腫瘤、吐血、瘀青、痛風、瘟疫、中毒、癬和偏頭痛。你的手機掉進馬桶裡了？說不定木彌亞也可以解決這個問題。

加了木乃伊的藥膏被用來治療蛇咬、梅毒潰瘍、頭痛、黃疸、關節疼痛，以及癲癇。一五八五年，法國皇家外科醫生安布魯瓦茲・帕雷驚嘆道，在治療瘀傷方面，木乃伊「幾乎是我們所有醫生的首選，

也是最後一個藥物」。

這樣的需求導致了活躍的木乃伊貿易，有時甚至是非法的。開羅的古墓被洗劫一空，屍體被丟到水裡熬煮，以提取浮在上層的油性物質。木乃伊的頭顱被賣掉換黃金，英國甚至開徵了木乃伊進口稅。幾百磅的木乃伊器官被賣給了倫敦的藥劑師。有些人認為，用來為木乃伊防腐的成分——膏藥、蘆薈、沒藥、番紅花——為原材料增添了更多神秘感和豐富性。

大量掠奪之後，木乃伊越來越稀少。以其他屍體偽造的仿冒品開始出現，像是乞丐、痲瘋病人和因瘟疫而死的人，他們的屍體被清空，填進蘆薈、沒藥和瀝青，然後放進爐子裡烤或烘乾，再泡進瀝青裡。買的人不知其中緣由，就會有人建議「選

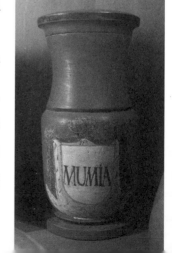

十八世紀藥罐。

色澤黑亮，沒有骨頭和污垢、氣味好聞的。」對木乃伊的需求擴大到在非洲沙漠中死於致命沙暴的不幸旅行者。這些在乾燥的環境中自然防腐屍體，被稱為「阿拉伯木乃伊」。

值得慶幸的是，木乃伊貿易在十八世紀末枯竭了。一旦帕拉塞爾蘇斯的邏輯在現代醫生那兒行不通，木彌亞產品就會逐漸消失。醫學知識不斷進步，合理的解剖學真理也取代了人體的神奇特性。覺得噁心（以及木彌亞沒用的事實）肯定也發揮了一定的作用。

別吃你的同類

一八四五年四月，「吊死鬼的撫摸」在英國結束。那幾位幸運女士是讓屍體撫摸皮膚囊腫的最後一批人（至少是合法的最後一批），即使她們當時可能不知道。這一幕被描述為「令人作嘔的非尋常景象」。

吃屍體、煮大腦、吸血，在今天都是不可想像的行為。然而，由於醫療原因而使用他人的身體部位已經很普遍，也可以接受。器官捐贈和器官移植是奇蹟成真。每天都有人輸血。當我們使用他人的身體時，我們關注的焦點越來越小，比如幹細胞、骨髓、捐卵和捐精。我們借用他人的子宮來代孕，然而，卻有許多人對母乳銀行的想法感到不安。我們是個充滿矛盾的社會。

偶爾我們會看見駭人聽聞的文章跳出來，說有種從中國走私來的「胎兒藥丸」，可以增強體力，治療各種疾病。盜取器官用於黑市移植的故事也始終暗潮洶湧，從未絕跡。幸運的是，在美國，法律是站在死者這一邊的，我們尊重他們對於器官捐贈的意願，絕不允許他們神秘地出現在某人的藥櫃裡。

但是，人類的目光總是看著自己，希望能治好所有的問題，這很自然。不計一切地追求健康，有時會帶來人性中最好——以及最壞的一面。

動物製藥

關於最初的蛇油推銷員、牛腦，以及各種睪丸的故事

　　一八九三年芝加哥哥倫比亞博覽會，是約翰·菲利普·蘇沙（John Philip Sousa）的樂隊每天晚上演出的地方，在喧鬧的氣氛中，第一個電氣化廚房在此展示，藍帶啤酒（Pabst Blue Ribbon）首次亮相，克拉克·史丹利（Clark Stanley）需要給人留下深刻的印象。

　　史丹利穿著顯眼的拓荒者風格服裝站在舞台上，面對著一大群人，把手伸進腳邊的一個麻袋裡。他掏出一條響尾蛇，向觀眾展示它不斷扭動、有毒的身體，接著他熟練地用刀將蛇剖開，把它丟進身後的一桶沸水中。當蛇油浮上水面，史丹利把油撇出來，混進事先準備好的油膏罐裡，以「克拉克·史丹利蛇油油膏」之名賣給圍觀的人。

　　參加了史丹利這次展覽會初登場的人們，很可能是唯一買了他蛇油的人（接下來幾年，人數會有成千上萬），他們買的產品，當中確實有蛇的成分。二十四年後，聯邦調查局的人員發現，史丹利油膏中蛇的成分已經大幅減少。幾乎等於沒有。

官方正式調查最後公布了內容物成分：礦物油、牛油、紅椒，以及松節油。雖然這對響尾蛇來說是個好消息，但對史丹利的許多顧客來說卻是個壞消息，他們被世界上第一個蛇油推銷員騙了。

一八九七年，史丹利出了一本自傳，其中部份是自我造神，部份是牛仔詩歌，另外一部份是推銷自家蛇油的廣告。在這本《美國牛仔的生活與冒險：遙遠西部的生活》（The Life and Adventures of the American Cowboy: Life in the Far West）書中，史丹利宣稱，他是從霍皮族部落（Hopi tribe）瞭解到蛇油偉大神秘的療癒力的。

雖然這對自封為「響尾蛇王」的史丹利來說是個精彩的起源故事，但事實要複雜得多。

在十九世紀中國人往美國西部的

移民潮中，美國人對傳統中醫療法時而排斥，時而好奇。蛇油是一種流行的合法外用藥，中國勞工用它來緩解疼痛、減輕發炎、治療關節炎和滑囊炎。中國蛇油是用中國水蛇的脂肪製成的，富含omega-3脂肪酸，確實是一種有效的抗發炎藥。

但中國水蛇的問題是，它們都住在中國。所以，一旦你橫越整個太平洋帶來的蛇油用完了，接下來你會怎麼做？你會去找一條當地的蛇。如果你人在落磯山脈以西的任何地方，當地的蛇尾巴上很可能是帶響板的。

不幸的是，響尾蛇所含的有用脂肪酸要少得多，只有中國水蛇的三分之一。所以從響尾蛇身上萃取的蛇油就沒那麼有效了。

然而，更無效的是史丹利的蛇油

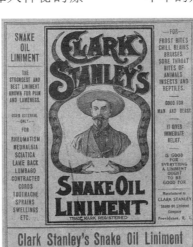

Clark Stanley's Snake Oil Liniment

油膏，因為它根本就不含蛇油。這不重要。這位「響尾蛇王」是自我推銷的大師，（有一次一名記者在麻薩諸塞州拜訪他，他特地把自己的辦公室弄得到處是蛇，在房裡到處爬，甚至爬到他手臂上），他愉快地做了二十年生意，賺了一筆可觀的財富。一九〇六年通過的《純淨食品和藥品法案》讓他的許多騙子同行破產後，他還繼續幹了整整十一年。聯邦調查局直到一九一七年才逮到史丹利，當時他們查獲了一批他的蛇油油膏，分析了裡頭的成分，並且發表了罪證確鑿的報告。

史丹利被控違反了《純淨食品和藥品法案》，罪名是產品「標示錯誤」，被處以「高達」二十美元的罰款。

他付了這筆錢，聳了聳肩，歷史的書頁中就此溜掉了一條荷包鼓鼓的大魚。

腦膜也瘋狂，牛腦也瘋狂

史丹利並不是第一個將手伸向最近的動物，將它開膛破肚之後宣傳裡面的東西是靈丹妙藥的騙子。過去幾千年來，無論是出於合法或非法的醫學目的，我們一直在毀滅、試驗、屠殺，以及折磨動物。這種將動物製品用於醫療的過程被稱為「動物治療」（zootherapy），不過不會去動物園。動物研究偶爾也會帶來重要、甚至極為關鍵的發現。果蠅在托馬斯・韓特・摩根（Thomas Hunt Morgan）的早期遺傳學研究中扮演了關鍵角色，伊凡・巴夫洛夫（Ivan Pavlov）用他的狗證明了感官刺激和身體功能之間的關係，愛德華・金納（Edward Jenner）用乳牛開發出第一支牛痘疫苗（並且很快就從拉丁文「vacca」創造了「疫苗注射」（vaccination）一詞。「vacca」的意思是「乳牛」）。我們還利用動物為我們自己的痊癒過程提供幫助：比如說水蛭（見〈水蛭〉，頁208）多年來

一直被當成藥用武器庫中的重要武器，蝸牛長期以來治療燒傷效果一直很好，蜘蛛網可以包紮傷口，甚至到了今天，蛆依然被用來清理傷口。

但是，每有一頭幫助人類不得天花的牛，就有幾千頭牛因庸醫的名義而死。舉例來說，像是下面這個文藝復興時期的瘋癲處方：

烤一條麵包，去掉裡面的部份，換上一顆牛腦。把這個裝了牛腦的麵包綁在病人頭上，瘋癲即癒。

沒錯，那頭牛之所以送命，就是為了讓一個精神病患把它的腦子戴在頭上。

為了展現這一點點交感巫術（sympathetic magic，也就是把

河狸睪丸與龍涎香

對中世紀的藥房來說，沒有什麼比河狸睪丸和龍涎香更令人垂涎的了。雌雄河狸都會從河狸香囊（castor sacs，一種氣味腺體）中排出一種叫做河狸香（castoreum）的黃色液體。對河狸來說，河狸香是標記領地用的東西。對人類來說，在歷史上的某個時間點，我們確信河狸香對幾乎所有疾病都有效。我們還確信，河狸香是從河狸睪丸裡發現的。（溫馨提示：這是錯的。）

我們對採集河狸睪丸實在太著迷了，中世紀時甚至流傳著這樣一個傳說：河狸因為被追殺得身心俱疲，後來只要一看見人類，就會自己咬下睪丸，然後把剛脫離的這部份身體直接扔給逼迫它的人。雖然這個民間故事確實讓河狸有了種令人欣羨的霸氣，但這也完全是虛構的。

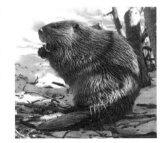

一隻準備要扔蛋蛋給你的河狸。

龍涎香是從抹香鯨腸道中分泌出來的物質，和河狸香一樣被香水製造商和醫生利用。這種稀有物質，每單位重量的價值和黃金約略相當，中世紀認為它是治療頭痛、感冒、心臟病和癲癇的靈丹妙藥。你甚至可以隨身攜帶一個龍涎香球來預防瘟疫（如果你買得起的話）。

牛平靜的大腦放在人類不健康的大腦附近），導致許多動物死於非命，而同時，對他們試圖治好的人類也完全無效。

然而，幾個世紀以來，我們卻一直固執地相信，交感巫術可以戰勝我們的醫學考驗。如果動物很強壯，它就會把力量傳給我們。如果動物很聰明，就會把智慧傳給我們。

要是這種動物很陽剛，就會把它的陽剛之氣傳給我們。那麼，陽剛的動物最陽剛的東西是什麼？

噯，當然就是睪丸啦。

雙蛋傳說

「你還想在床上繼續當個洩了氣的輪胎嗎？」一九三〇年代的廣告這樣問著。如果答案是不，那就向約翰・羅穆盧斯・布林克利（John Romulus Brinkley）「醫生」求助吧，他為男性陽痿這個古老的問題提供了一個讓人大吃一驚的解決方案。布林克利（違背了所

有的理性與邏輯）讓大批難堪的男人相信，他們只需要一副新睪丸，就能恢復他們的男性雄風。確切地說，是一副山羊睪丸。

布林克利切開男人的陰囊，植入山羊睪丸薄片，然後將病人重新縫合。就這樣，床上的洩氣輪胎又再度充氣了，布林克利也成了千萬富翁。

這位美國庸醫是在追隨謝爾蓋・沃羅諾夫（Serge Voronoff）的腳步。沃羅諾夫是個出生在俄羅斯的醫生，二十世紀初在法國和埃及行醫。沃羅諾夫在醫學生涯早期就確信，衰老過程之所以加速，是因為荷爾蒙活動減少。如果你能增加荷爾蒙分泌，或者讓衰老的腺體恢復活力，也許就能逆轉衰老的過程。

沃羅諾夫在他相對起來算年輕的三十三歲時英勇地進行了公開自我實驗，他給自己注射了狗和天竺鼠切下的碎睪丸，想看看是不是能阻止自己的衰老過程。結果沒用。

儘管完全沒有成功，不知怎麼的，這個實驗還是讓沃羅諾夫相信這個原理很正確。於是，從一九一三年開始，這位醫生轉向了猿科動物，將狒狒的睪丸移植到一位七十四歲老人日漸衰老的陰囊中。

　　公平地說，沃羅諾夫事實上並沒有在這個可憐人的陰囊裡超負荷地裝進大號的狒狒睪丸。他意識到這樣的手術必然會導致人體排斥外來物質，所以這位醫生想出了一個更克制的策略。他移植了狒狒睪丸「薄片」，長兩公分，寬半公分。他推斷，這些薄片可以被人體組織吸收，並啟動恢復活力的過程。吸收的部份確實如此，恢復活力就……不那麼真實了。組織壞死，醫療結果也就不存在。然而，安慰劑效應倒是相當大。

　　沃羅諾夫給這場手術打上了成功的標籤。一九二三年，在倫敦國際外科醫生大會上，有大約七百名醫生在沃羅諾夫展示他的新手術技巧時發出了「喔喔」和「啊啊」的驚嘆聲，為沃羅諾夫古怪至極的說法增添了一種令人驚訝的短暫合理氣氛。這位外科醫生聲稱，成功的器官移植會增加性慾（這是江湖郎中們幾百年來一直在利用的男性衰老問題），還能增強精力、改善視力，並且延年益壽。

　　此時，正值「咆哮的二〇年代」（Roaring Twenties），全球富人的情緒籠罩在無拘無束的樂觀主義中，也很樂於嘗試新想法。這正是猴子性腺手術獲得文化立足點的絕妙時間和地點。或者更確切地說，如果真有個適合猴子睪丸移植的時間地點，那就是一九二

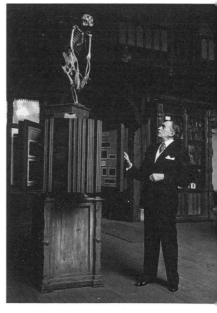

沃羅諾夫將黑猩猩的地位提得很高。

〇年代了。猴子性腺移植在富裕階層中大行其道，沃羅諾夫也成了一個富可敵國的明星外科醫生，他包下了巴黎一家昂貴酒店的整個一樓，還有一大群男僕和秘書為他服務。

一位外科醫生記下：「時髦的晚宴、無所不談的輕鬆閒聊，以及醫學菁英們的莊重聚會，都充滿了『猴子性腺』的低語。」接下來的十年間，沃羅諾夫為大約五百到一千名男性做了收費五千美元的手術，地點大多是在他在阿爾及爾建立的一間特殊診所。（順帶一題，猴子睪丸是從沃羅諾夫在義大利里維拉特設的「猴子農場」中飼養的動物身上取得的。）接受手術的人當中有幾位頗為知名，包括國際收割機公司（International Harvester Company）董事長哈羅德・福勒・麥考密克（Harold Fowler McCormick），他希望能透過手術讓他跟得上他年輕得多的新妻子——波蘭歌劇歌手甘娜・沃爾

 猴子性腺

猴子性腺手術在一九二〇年代也留下了深刻的文化印記，引出了一部諷刺小說（米哈伊爾・布爾加科夫（Mikhail Bulgakov）的《狗心》（Heart of a Dog））、一種著名的雞尾酒，以及電影《可可豆》（The Cocoanuts）中馬克斯兄弟（The Marx Brothers）唱的那首歌：

讓我牽著你的手，去聽叢林樂隊表演，如果你太老了跳不動舞，就給你自己弄個猴子性腺。

「猴子性腺」雞尾酒配方

由著名調酒師哈里・麥克埃爾洪（Harry MacElhone）創作，一杯標準的「猴子性腺」包括：

1½盎司杜松子酒•1¼盎司橙汁•1茶匙石榴汁•1茶匙苦艾酒

搖勻，濾出，然後就可以飲用了。

斯卡（Ganna Walska）。另一位接受手術的名人是法蘭克·克勞斯（Frank Klaus），他是中量級拳擊冠軍，正和剛來臨的中年進行一場注定要失敗的戰鬥。

儘管很受歡迎，但在一九二〇年代過後，越來越明顯的是，猴子性腺手術在男性「增強」方面是完全失敗的。沃羅諾夫盛況不再，逐漸失去了名氣。一九五一年他去世時，幾乎沒有報紙刊登他的訃告。

然而，我們向來深受短期記憶所苦，猴子性腺消失不過短短幾年，一個新的庸醫便開始宣傳完全來自另一種生物的睪丸回春能力：山羊。

現在我們回頭來說約翰·羅穆盧斯·布林克利。布林克利並沒有進入美國醫學會認可的醫學院，而是選擇了一條更便宜、更接近庸醫的道路——堪薩斯城的折衷醫科大學（the Eclectic Medical University in Kansas City）。布林克利追求的是名利，而答案隨著一陣響亮的咩咩聲到來。

把性慾高昂的山羊睪丸移植到男人的陰囊裡，絕對會恢復男人的陽剛之氣和青春活力吧。結果沒有，這是當然的——移植的組織會被人體排斥，但安慰劑效應再次展現了它出乎意料的強大。至於那些被無照外科醫生造成永久傷害的病人呢？嗯，這部份的故事掩蓋起來是很容易的。

一九三〇年代，布林克利開始在全美和國際上舉辦他的山羊秀。他的說法被美國醫學會的一位前主席斥為「鬼扯」。當他在法庭上被問到他怎麼知道他的手術有效時，布林克利回答：「我沒辦法解

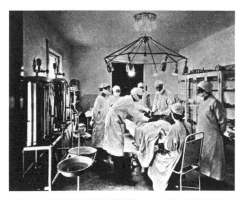

「護士，把山羊睪丸遞給我。」布林克利手術中。

釋……我不知道。」（這是花大錢請他來切陰囊的人們絕對不想聽見的話。）

儘管布林克利依然野心勃勃（他差點就選上了堪薩斯州州長，還在墨西哥邊境開了一家非常成功的廣播電台），但在一連串的訴訟之後，他在一九四二年破產去世。

現代的相對文明

隨著西方醫學在現代早期的發展，我們也越來越不靠屠殺動物來進行精心策劃的治療，而只是滿足於簡單地把動物關在籠裡，用它們進行醫學實驗。這種方式更「文明」。

但我們並沒有將動物完全從藥物中剔除。事實上，虔誠的素食主義者經常發現自己處於兩難的境地。為了避免我們自以為比祖先優越，我們在這裡以中世紀風格呈現一些二十一世紀的治療方法：

【糖尿病】從剛宰殺的豬身上萃取豬胰腺分泌物，注射到血管裡。（胰島素）

【眼睛乾燥】從綿羊的皮膚腺體中萃取油脂，塗在眼睛上。（綿羊油）

【一般疾病】將各種醫療成分磨成粉。把牛或豬的骨頭、韌帶和肌腱煮沸，然後以得到的混合物製成膠囊。在膠囊中裝入藥粉，鼓勵病人吞下。（明膠）

【停經後熱潮紅】喝懷孕母馬的尿。（雌激素）

【防止血液凝結】從屠宰後的豬腸膜或牛肺中萃取黏液，然後注射。（肝素）

所以，說真的，我們和我們的祖先並沒有什麼不一樣，我們現代一些來自動物的療法，很可能會在未來發現自己成了庸醫書籍的目標。我們中世紀的前輩在蜘蛛網和蝸牛黏液方面確實發現了一些東西，但把牛腦綁在精神病人的頭上？那就不怎麼樣了。在未來，也許我們也會對讓母馬懷孕以獲得它們的尿液有同樣的感覺。

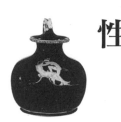

性

關於希臘縱欲狂歡、骨盆腔按摩處方、直腸擴張器、奧根箱，和打屁股能讓你生孩子的故事

還記得馬文・蓋（Marvin Gaye）那首〈性療癒〉（Sexual Healing）嗎？蓋先生以他那「喔，真是令人難以抗拒」的風格表達了一種古老的情感，就是，性是具有療癒力的。不僅僅是生兒育女或示愛，或者在一個週日下午打發無聊時間，而是真正的治療身體。雖然是音樂天才把這個絕妙的訊息傳播給大眾，但這個想法實際上可以追溯到幾千年前。

從歇斯底里到痔瘡，「性活動」作為治療各種疾病的方式已經有幾千年了。然而禁慾也被當成一種治療法，而治療的……常常是相同的疾病，而且兩者之間的比例相當。我們自己在說什麼，自己也不太明白。我們總是很難從我們的性診斷中分離出我們的政治傾向和偏見。但我們正在變好，慢慢地變好。

醫學侵入臥室的頂峰是在十九世紀，當時，維多利亞時代的人們以一種難以置信的心理偽善表現，在譴責男性自慰的同時，（透過醫生）鼓勵女性自慰。然而，我們最親密的行為和向來複

雜的醫學，兩者之間的關係甚至可以進一步追溯到古希臘的山坡上。

與三百壯士縱欲狂歡

梅蘭普斯（Melampus）是古希臘神話中不時會出現的搖滾明星治療師。有一天，阿爾戈斯（Argos）的統治者把梅蘭普斯叫來。這個城市碰到了一個小問題：所有的處女，在拒絕在宗教儀式上敬拜陰莖之後，都瘋了，逃進了山裡。梅蘭普斯說：「不必擔心，」接著，他在山坡上追蹤那群流浪的處女，用黑嚏根草（hellebore）制服她們之後，鼓勵她們和希臘壯漢做愛。（還記得電影《三百壯士》裡的兄弟聚會嗎？是的，梅拉普斯基本上就是在說，如果妳和那樣的男人做愛，就會感覺好得多了。）

據故事所述，梅拉普斯的明智建議獲得了採納，而且確實奏效了。這些女性發現，和健壯的希臘戰士發生關係之後，她們的瘋狂消

失了。她們從山上回來，恢復了她們在阿爾戈斯的日常生活。

那麼，這個故事到底告訴了我們什麼呢？這是西方文明碰上「女性歇斯底里」這個古老（男性製造的）問題最早的其中一個記錄。梅蘭普斯治癒處女的故事，實際上是一個女性因缺乏性而瘋狂的故事。順帶一提，梅蘭普斯把對於生育之神戴奧尼索斯（Dionysus）的崇拜繼續介紹到希臘其他地區，這件事並非偶然。覺得焦慮、緊張、沮喪，或者有什麼不滿足嗎？週六晚上來場酒後縱欲狂歡，你會覺得好很多的。

希波克拉底寫了大量關於歇斯底里的文章，這個術語後來在十九世紀被創造出來。基本上，他把所有女性健康問題都推給「亂跑的子宮」，並宣稱女性可以透過性治好一系列疾病。因為性行為而得到滿足的子宮就不會再到處亂跑，也不會再讓女性生病。如果你因此懷孕了，還能加分。但你必須是已婚身

分。處女、寡婦和單身婦女只能靠自己了。嘿，你總是沒辦法治好所有人的。

希波克拉底還認為，性交可以讓女性產道變寬，因而使身體更清潔、更健康。他的思路還算正確。最近的研究表明，產道較寬的女性（無論是刻意為之還是分娩的副產品），通常更少經痛。

大致說來，希波克拉底鼓吹女性結婚，並享受積極的性生活，以保持健康。但另一方面，有許多醫生（例如希臘的索拉努斯（Soranus）和羅馬的蓋倫）卻主張以禁欲保障女性的健康。當然，這些都是男醫生。

又過了一千年，女性才得以對自己的性健康做出自己的結論（更不用說真正的行醫了），但終於，在十一世紀的義大利，我們發現了

 ## 打屁股助孕

根據維吉爾[1]的說法，在羅馬牧神節（Lupercalia）期間，基本上就是公眾狂歡，赤身裸體的男人在街上遊蕩，遇到女人就打屁股。羅馬人還相信，打新婚妻子的屁股（還要有鈸伴奏）是保證她能生兒育女的可靠方法。這種信仰甚至進入了莎士比亞的戲劇。在《凱撒大帝》中，一開始就是牧神節，凱撒親自指示馬克・安東尼「碰」（讀做：打）他妻子凱爾弗妮婭（Calpurnia）的屁股，這樣她就會懷孕：

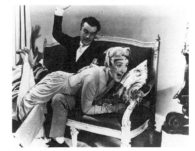

安東尼，你在奔走的時候，不要忘記用手碰一碰凱爾弗妮婭的身體；因為有年紀的人都說，不孕的婦人要是被這神聖的、競走中的勇士碰了，就可以解除乏嗣的咒詛。[2]

男人懷抱對子嗣的渴望打女人的屁股。

---

1. 維吉爾（Virgil），奧古斯都時代的古羅馬詩人。其作品有《牧歌集》、《農事詩》、史詩《艾尼亞斯紀》三部傑作。《維吉爾附錄》可能也是他的作品。《艾尼亞斯紀》影響了包括賀拉斯、但丁和莎士比亞等許多當代與後世的詩人與作家。在但丁的《神曲》中，維吉爾也曾作為但丁的保護者和老師出現。
2. 引自朱生豪譯本。

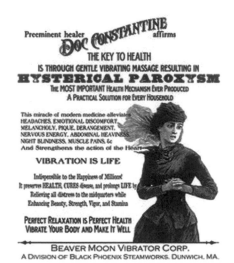

高潮！健康的關鍵。

中世紀歐洲的第一位女醫生——薩萊諾的特洛塔。特洛塔也是第一個撰文指出，對女性患者來說，和佔絕對多數的男醫生討論性疾病可能有點私密的人。她認為禁慾是導致疾病的其中一個原因，並建議在婚姻範圍內積極進行性生活。如果需要的話，她還推薦用麝香油和薄荷來安撫性慾。麝香油和薄荷不合你喜好？不用擔心。也許維多利亞時代的人可以提供一些更符合你風格的東西。

維多利亞人來拯救我們了！

女性歇斯底里症的概念可能在維多利亞時代達到了文化頂峰，當時的女性因為一系列的一般性症狀，像是疲勞、焦慮和輕度憂鬱，而一再被判定得了這種病。十九世紀後半，歇斯底里的流行達到了空前的程度，水療師羅素・特拉爾醫生（Russell Trall）因此大膽宣稱，美國百分之七十五的女性患有歇斯底里症。治療方法呢？一次足夠有力，最終能誘發「歇斯底里發作」的「骨盆腔按摩」。維多利亞時代的人是使用雅稱的高手。根據一些歷史學家的說法，事實上，醫生開的處方就是生殖器按摩——由她們的男醫生（！）誘發高潮。

嘿，你可能會以為這是某種大規模集體妄想的一部份，具有佛洛伊德式性暗示的春夢。但關鍵是：醫生們並不認為他們做的「骨盆腔按摩」有什麼性方面的意義。事實上，他們對必須做這種事感到很惱火。醫生們抱怨正確的手法很難學，而且很花時間。有些筋疲力盡

的醫生報告，有些病例的骨盆腔按摩花了快一小時才成功完成，導致他們「手腕疼痛」。

為了不讓我們覺得那些辛苦按摩女病患生殖器的醫生太過可憐，有項重要發明即將救他們於水火：機電式震動器（electromechanical vibrator）。

這個裝置可不是開玩笑的。它重達四十磅，由一塊濕電池供電，配有各式各樣稱為「震動器」的小附件。十九世紀晚期，這個由約瑟夫‧莫蒂默‧格蘭維爾（Joseph Mortimer Granville）醫生發明的震動器受到了醫生們的歡迎，因為它能將達到高潮所需的時間從一小時減少到大約五分鐘。

然而，醫生們並不知道，他們正把自己逐漸排除在這幅場景之外。一旦震動器可以隨身攜帶，製造銷售家用震動器的新興廚房產業便湧入了富饒的市場。很快的，二十世紀初的現代女性就可以從西爾斯百貨（Sears）的型錄中以幾

美金的價格訂購一支個人震動棒。這當然比付錢給醫生讓你高潮要好得多，沒過多久，醫生們就不再提供骨盆腔按摩了。

震動棒大受歡迎，成了第五種引進現代家庭的電器。讓我們好好想一下。有了電之後，要跟上左鄰右舍的生活，很快你就會需要一個茶壺、一台縫紉機、一架電風扇、一個烤麵包機，還有……一支震動棒。

這些廣告登上了所有主要的女

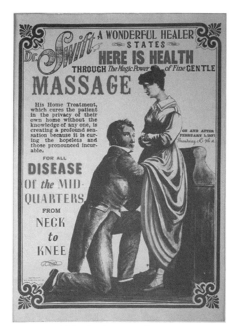

「唉呀，我說，醫生，這位置似乎有點……太前面了。」

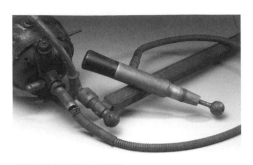

蒸汽機械風格的震動棒

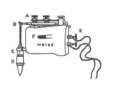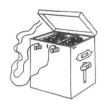

格蘭維爾的震動器（左）與電池。把她連
上這個裝置，看看接下來會發生什麼事。

性雜誌，也登上了西爾斯百貨的一般用品型錄，當中包含了那個時代的絕妙誇飾法：「古老的秘密已經在震動中被發現。偉大的科學家們告訴我們，我們不僅要將健康歸功於它，也要將生命力歸功於這神奇的力量。震動促進生命和活力、力量與美麗……震動你的身體，讓它健康起來。你，沒有生病的權利。」

二十世紀一步步前進，將女性歇斯底里當成一種可診斷疾病的概念也逐漸消失。隨著精神分析技術改進，原本無所不包的歇斯底里診斷越來越少，取而代之的診斷是憂鬱症和焦慮症，以及癲癇、思覺失調、人格障礙和轉化症。

震動棒作為嚴謹醫療設備這種心照不宣的伎倆，終於在一九二〇年代的早期色情電影中被摧毀，因為他們向觀眾介紹了震動棒的非醫療用途。震動棒只是種簡單醫療設備的想法走到了盡頭。把戲拆穿了。震動棒穩穩地站到了情趣用品那一邊。

藥箱裡的其他情趣用品

當然，震動棒並不是市場上唯一的情趣用品。一八九〇年代，醫學雜誌上開始出現「楊醫生理想直腸擴張器」的廣告。它由橡膠製成，一套四個，直徑從半英吋逐漸增加到四英吋，這種擴張器，嗯，其實就是以健康護理為幌子出售的肛門塞。廣告聲稱，直腸擴張器對

慢性便秘和痔瘡特別有用，還對醫療專業人員宣稱：「如果您給某些頑固的慢性便秘患者開一套這種擴張器處方，您就會發現，它在每一個這樣的病例中都是必須的。」「每套定價兩塊五美金」。

「楊醫生理想直腸擴張器」從十九世紀晚期一直賣到一九四〇年代，當時紐約南區的美國檢察官查封了一批貨，原因是誤導性標籤。簡單地把直腸擴張器宣傳成治療便秘用具不再能滿足這家製造公司的胃口，他們以庸醫慣用的方式，在包裝上增加了一系列彷彿無窮無盡的醫療宣言。這家公司甚至保證可以治好口臭和口腔異味等所有疾病。說明書上還大膽宣稱：「不要忘了使用你的擴張器……怎麼用也不嫌多。」

FDA不苟同，認為擴張器可以永久治癒便秘和痔瘡的說法並不正確。事實上，擴張器是你在痔瘡發作的時候最不想亂碰的東西。FDA還宣布，如果使用太頻繁或時間太長，對健康有害。那批貨被銷毀了，楊醫生理想直腸擴張器也停產了。不過別擔心，你在網上還是找得到複製品的。

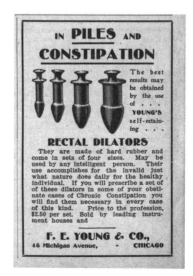

直腸擴張器一套中有各種不同的尺寸，所以你可以慢慢擴張你的，呃……有益健康。

奧根能量箱

直腸擴張器衰落後沒多久，一個和性能量迷人哲學相關的心理學家出現了，影響了西方文化。威廉・賴希（Wilhelm Reich）博士是第二波後佛洛伊德精神分析學家的一員，他提出了一種關於宇宙生命力的複雜理論，他稱之為「奧根」（orgone），針灸師可能會稱

這種宇宙生命力為「氣」，《星際大戰》的狂熱影迷可能會簡稱它為「原力」。賴希認為，「奧根」存在於所有生物之中，許多疾病都是奧根流動受限或者份量不足的結果。

建構和分享奧根能量的最佳方式是什麼？性。因此，賴希強烈主張性解放，並且將它和工人階級革命的複雜哲學連結起來。他認為性慾是一種讓人向上的基本力量，但這種力量卻不斷地被國家壓制。

賴希在保守派中並沒有受到太多歡迎。

然而到了二戰之後，美國興起了反主流文化運動，他卻大紅起來。「垮掉的一代」接受了他的想法，尤其是他的箱子。他的「奧根能量箱」（orgone box）。賴希的奧根研究所製造並銷售（僅供捐贈）「奧根能量箱」，這箱子也稱為「奧根能量蓄能器」。基本上就是大型空箱子，你可以站或坐在裡面幾個小時。它們是用有機和非有機材料一層層交替建構出來的，據說這樣可以增加箱內奧根能量的累積。覺得有點沮喪？活力不足？你可以簡單地坐在你的奧根箱裡幾小時，累積你的奧根儲備，然後就會再次感覺好很多。它們顯然也是積累性能量（也就是提高奧根水平）的好方法，藉由長時間坐著，讓你的奧根反射到你身上，因而增強你的性慾。嘿，在箱子裡坐了四個小時之後，不用說，做愛的感覺肯定非常棒。

以我們正在談的這個，其實就是個可以坐進去的空箱子來說，奧根箱在某段短暫的時間內紅得出乎

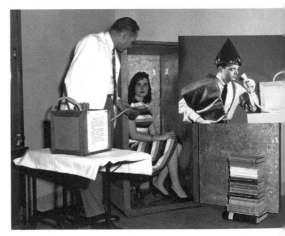

現在就只要坐在這個箱子裡，直到你感覺興奮起來。

約翰·哈維·家樂：支持早餐穀片，反對自慰

約翰·哈維·家樂是一個醫生，他在密西根州巴特爾克里克（Battle Creek）創辦了一家療養院，宣揚自己的健康生活方式。他的姓聽起來很熟悉？這是因爲他和他的兄弟威爾一起發明了家樂氏玉米片（剛開始叫穀麥片，Granula）。家樂對於健康飲食和保持體重的概念是有一定道理的——大量的運動，不攝取過多熱量，素食主義，戒酒戒菸。另一件家樂強烈認爲你應該避免的事是什麼？自慰。他厭惡它，認爲這可能是你對你的身體、思想和靈魂所做的最不健康的事情。在他一八七七年出版的《老少皆知的明白事實》（Plain Facts for Old and Young）一書中，家樂詳細論述了他所謂的「自瀆」和「淫亂」的罪惡。

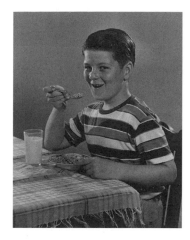

可以預見，在這位玉米片的發明人心中，飲食是治好自慰習慣的一個主要方法。他寫道：「一個生活中少不了豬肉、細麵粉麵包、豐盛的餡餅與蛋糕，以及各式調味品的人，同時又喝茶和咖啡兼抽菸，要讓他在思想上保持貞潔，還不如試著去飛。」另外，永遠不要暴飲暴食。「暴飲暴食對貞潔是致命的」他寫道，他還認爲所有的香料和醃菜都很邪惡。顯然，一個沒有醃菜的世界，就是你能找到最沒有性刺激的世界。

家樂的前輩西維斯特·葛拉漢（Sylvester Graham）聲稱白麵包缺乏營養，推薦了一種不含添加劑的麵粉產品。這種食品很快在一八二九年被做成薄脆餅乾，奉行葛拉漢飲食法的「葛拉漢信徒」大量食用這種餅乾。葛拉漢飲食法——素食主義、大量攝取全麥和高纖食物。喔，也不喝酒。這種餅乾也是對抗自慰衝動計畫的一部份。最早期的葛拉漢餅乾和我們在營火上烤的那些高含糖餅乾、以及烤棉花糖和巧克力不太一樣。如果葛拉漢和家樂能吃到我們的「思莫爾」甜點[3]，和那種原始的貞潔餅乾一比，他們可能會出現致命的高潮。

3.思莫爾（S'mores），是一種露營時吃的簡易甜點，食材包括全麥餅乾，配上綿軟黏稠的烤棉花糖和巧克力。S'mores 取自Some more 的俏皮諧音，意思是give me some more，據説最早由童軍發明，現今已成為旅美露營時的指標性食物。

意料。甚至連愛因斯坦也受到引誘去試了一次，他在裡待了一會兒之後，很快就對箱子失去了耐心，也對賴希的理論失去了耐心。然而，《裸體午餐》（Naked Lunch）的作者威廉·S·巴勒斯（William S. Burroughs）卻完全成了忠實信徒。他打造了自己的奧根箱（嚴格來說是違反規定的，但巴勒斯並不是個會完全遵守規則的人），他會在裡面待上好幾個小時，把這當成一種減少「垃圾病」症狀（也就是海洛英戒斷）的方法。就這個目的來說，奧根箱可能確實相當有效。

巴勒斯甚至向超脫樂團（Nirvana，或譯涅槃樂隊）的主唱科特·柯本（Kurt Cobain）介紹了奧根箱。至今網路上還流傳著一張柯本在箱子裡揮手微笑的照片，這位歌手在一九九三年說，在他進去之前，必須先讓巴勒斯把箱子裡的蜘蛛都殺光才行。

終於，賴希對奧根箱的健康宣稱引起了美國食品和藥物管理局的注意和憤怒，於是下達了禁止流通奧根相關用具的聯邦禁令。賴希也因為繼續跨州傳播他的成果和產品而入獄，他大部份的奧根研究成果也被銷毀。如果你今天還想坐進奧根箱裡，可能需要自己做一個。（別擔心，網上找得到說明。）威廉·賴希時代留下來的古董奧根箱非常稀少，不過如果你將來有機會去新英格蘭旅行，位於緬因州蘭吉利（Rangeley）的賴希博物館裡還能找到一個。

性對你有好處

就算你找不到奧根箱，醫生也已經證明，你可以從健康的性生活中享受到明顯的醫療效益。你不需要在箱子裡坐幾個小時提高你的奧根水平。規律的性生活可以增強你的免疫系統，降低血壓，改善睡眠，降低壓力值。

所以帶上你的伴侶，放點馬文·蓋的歌，然後就上吧。

斷食

關於斷食聖人、飢餓高地、「布魯克林之謎」、空氣的美味，和流行排毒法的致命歷史

一九〇八年是「斷食專家」琳達·哈札德（Linda Hazzard）一生中重要的一年。那年她寫了自己的第一本書《斷食療病》（Fasting for the Cure of Disease），書中認為斷食是治療幾乎所有疾病的靈丹妙藥。這也是首次有病人在她監護之下死亡的一年。

哈札德聲稱，毒素是所有疾病的根源，需要透過斷食清除。她在華盛頓州奧拉拉（Olalla）的療養院很快就被當地人戲稱為「飢餓高地」，因為有傳言說，那兒灌腸一灌就是好幾個小時，按摩力道猛烈，而且連續好幾天只能吃極少量的番茄、蘆筍和橙汁。雖然聽起來很像是受Goop[1]啟發的名人斷食新潮流，但實際上，這是一種邪惡可怕的節食策略，很多人因此而死。所以不要從這裡學任何想法。

第一個在她照料下死亡的病人是挪威移民黛西·哈格倫（Daisey Haglund），她在三十八歲時死於飢餓相關併發症。（歷史小插曲：黛西

1.Goop是由女明星葛妮絲·派特洛創立的健康與生活方式品牌和公司，於二〇〇八年推出。

的兒子伊瓦爾・哈格倫（Ivar Haglund）也曾經偶爾接受哈札德治療，後來他創辦了伊瓦爾海鮮餐廳，這是一家至今仍在營業的西雅圖連鎖餐廳。所以下次你去伊瓦爾餐廳時，不妨點一份大餐，慶祝自己沒有餓死。）

不幸的是，還要再過四年，直到一位名叫克萊兒・威廉森（Claire Williamson）英國富家女死後，哈札德才終於受到法律制裁。威廉森死時體重是多少呢？

五十磅（約二十三公斤）。

這是個成年女性。

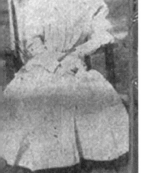

克萊兒的妹妹朵拉（Dora），在克萊兒死時還依然在哈札德的照看下。她的體重也降到了近五十磅，這樣的體重實在太輕了，連坐著對她來說都很痛苦。朵拉

朵拉・威廉森，體重已降到接近五十磅。

的姐姐死後，她想辦法給家人偷偷發出一份電報。小威廉森從療養院被救出來了，哈札德被控過失殺人。

在隨後的審判中，他們發現哈札德偽造了克萊兒・威廉森的遺囑，還從兩姊妹那裡取走了價值約六千美元的珠寶。這並不是單一事件：在哈札德照料下死亡的病人至少還有十四個，但在他們死亡之前，她若不是在他們精神和身體都極度虛弱的情況下說服他們把世俗財產簽字轉讓給她，就是乾脆自己偽造遺囑。

哈札德被判有罪，被判處二至二十年不等的監禁，但僅服刑短短兩年便假釋出獄。雪上加霜的是，她想辦法弄到了華盛頓州長的赦免令。儘管她被禁止再度行醫，但她還是在奧拉拉開了一家「健康學校」，繼續在那裡信奉斷食福音，直到一九三八年她因嘗試斷食療法餓死為止。至少她親身實踐了自己宣揚的東西。

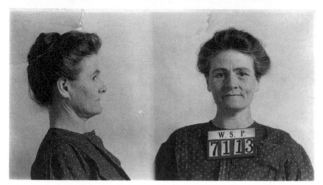
琳達·哈札德去了屬於她的地方。

營養失調的奇蹟：跨越時代的斷食

哈札德將一種醫療做法推到了危險的極端，其實這種做法原本是有某種程度的合理性的，而且可以追溯到幾百年前。

在古希臘，畢達哥拉斯（Pythagoras）認為定期斷食對身體有好處。文藝復興時期，帕拉塞爾蘇斯把斷食稱為「內在的醫生」。「餵飽感冒，餓死發燒」這句廣為人知的俗諺可以追溯到一五七四年英國辭典編纂者約翰·威瑟斯（John Withals）編的一本辭典，他寫道：「斷食是治療發燒的良方。」

只要適度，帕拉塞爾蘇斯是對的：斷食對身體有好處。歷史上的宗教領袖們也意識到它可能對心靈也有益。齋戒作為一種精神修行在全世界獨立出現，當成為宗教儀式作準備的方式，或者用來招喚狂喜的幻象和夢境。你在尋找神聖的天啟嗎？斷食在許多不同文化中都是達成這個目的的好方法。

聖李維娜（Saint Lidwina）是記載中第一個將「用於精神啟蒙的斷食」和「用於醫療目的的斷食」結合起來的人。在李維娜身處的十四世紀末，滑冰仍然是冬季時沿著荷蘭結冰運河旅行的主要方式。她十五歲穿著冰鞋在外面滑冰時摔了一跤。那跤摔得非常嚴重，她始終沒有完全康復，最後逐漸變成了殘疾。（到了今天，人們普遍認為李維娜是最早的多發性硬化症病例之一）。

李維娜一開始斷食是為了療傷，但很快就染上了宗教色彩，她展開了嚴酷的斷食，從只吃蘋果、棗、摻水的酒，到被海鹽污染的河水，最後只呼吸空氣。她治療師

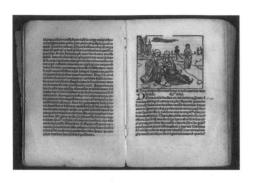

聖李維娜的滑冰意外事件。

和聖女的名聲越來越大，荷蘭官方在她身邊派駐了警衛，以證實她宣稱完全沒吃東西的說法。他們一致同意她沒有進食（根據某些說法，他們甚至可能在這段期間強姦了她）。隨著病情惡化，李維娜顯然有些身體部位開始脫落，這些部位很快就被撿走，當成了宗教聖物。

當中還包括了她的腸子。

在聖李維娜之後的幾百年間，斷食依然繼續吸引著人們，並隨著維多利亞時代「斷食女孩」的興起蔓延到世俗世界。像布魯克林的莫麗‧范契爾（見右頁專欄「布魯克林之謎的奇特案例」）和威爾斯的莎拉‧雅各（Sarah Jacobs）這樣的案例很快就成了國際新聞。

她們斷食原本是為了醫療目的，兩人後來都一夜成名。（聽過「渴求注目」這個詞嗎？（starving for attention，直譯即「餓肚子是為了引人注意」）莫麗後來恢復進食，最後也恢復了健康，但莎拉就沒那麼幸運了。威爾斯農民把莎拉的情況當成奇蹟，引起了媒體的注意，促使當地的幾名護士二十四小時輪班，以確認她確實沒有進食。莎拉一定一直在偷偷吃東西，因為在二十四小時監視的壓力下，她四天後就陷入昏迷，不久之後就餓死了。她的父母很快被判定過失殺人，關進了監獄。

你可能認為，在經歷了這樣的恐怖故事之後，人類應該吸取了教訓。但是，斷食的騙術其實才剛剛開始。

一盤空氣和陽光

十九世紀末，大西洋兩岸的幾位醫生開始倡導一套泛稱為「自然養生」（Natural Hygiene）的健

康生活法，斷食由此得到了推動。
儘管每個醫生的作法略有差異，但
他們都建議要均衡飲食、呼吸大量

新鮮空氣並且運動、曬太陽、多喝
水。到這裡為止，一切都很好，對
吧？但自然養生運動還建議人們在

 ## 布魯克林之謎的奇特案例

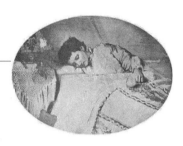

莫麗・范契爾（Mollie Fancher）又名「布魯
克林之謎」，她在一八六四年被診斷爲消化不
良，當時她十六歲，再幾個月就能從布魯克林
高地神學院（Brooklyn Heights Seminary）畢業。范契爾的消化不良症狀，再加
上頻繁的昏厥和胸悶，使她不得不輟學。

從那之後，一切越變越糟。那年晚些時候，莫麗從馬上摔下來，摔得不省
人事，還斷了好幾根肋骨。一年多之後，馬車上的鉤子勾住了她的衣服，把
她拖行了整整一個街區，她再度不省人事，又斷了好幾根肋骨。

莫麗再也沒有真的康復。她從此躺在床上養病；她的婚約取消了；她開始
出現一系列奇怪的症狀，最後大部份感官功能都喪失了，包括視覺、觸覺、
味覺和嗅覺。不知道是因爲生病還是因爲想治病，莫麗也停止了進食。根據
報導，她整整十六年什麼都沒有吃。觀察她的人說她的胃「塌陷了，所以只
要把手伸進腹腔，就能感覺到她的脊椎骨。」

莫麗仰躺著，手臂舉過頭頂，雙腿彎在身下，雙眼緊閉，她聲稱自己會讀
心術，能從很遠的地方閱讀文字，而且還能預言。在這個陶醉於唯靈論運動
[2]的國家，她一夜成名。從一八六六年到一八七五年間，「布魯克林之謎」的
神奇靈力故事反覆出現在媒體上，莫麗・范契爾的案例在醫學界和社交圈都
引起了廣泛的討論。

在一八八○年代末或一八九○年代初的某個時間，莫麗顯然又開始吃東西
了，而且情勢逆轉，她的奇怪症狀開始消失。（逆轉飢餓確實是一種絕妙的
療法。）

莫麗一直活到一九一六年，沒有再發生什麼意外。

2.唯靈論（Spiritism）是一種在法國十九世紀中葉興起的哲學學說，假定靈魂永恆不死，只是暫時寄居在肉體中獲
得進步，並相信生者可以與死者進行交流。自從唯靈論產生，有一大批宗教、社團都宣稱精神交流這一現象是存
在的。特別是在十九世紀中葉和第一次世界大戰後，這種現象幾乎成為一種社會意識，受到廣泛認同。

生病時要避免服用醫生開的藥物，並且透過斷食治療自己。

愛德華・杜威（Edward Dewey）醫生是一位在十九世紀後半行醫的美國人，也是治療性斷食運動的領導人。他在一本名為《不吃早餐計畫》（The no breakfast Plan）的書中概述了他對健康的看法，這本書風靡全球。《不吃早餐計畫》將健康歸納出兩個基本原則：不吃早餐（如果這點從書名看不出來的話）和生病時不吃東西。除非你餓了。

不知怎麼的，這兩個簡單的觀點杜威寫了好多頁，主要是用他宣稱治癒了的幾百個病人冗長的證言填滿篇幅。杜威還用他的方法訓練了許多年輕的醫生，包括一個來自明尼蘇達州，名叫琳達・哈札德的年輕女孩。

當哈札德寫到杜威一九〇四年過世的事時，她批評她的老師太晚意識到灌腸對健康的好處。她還責備他犯了「個人飲食方面的錯誤」

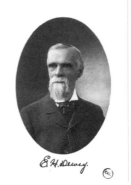

一整本都在講不吃早餐的書。

才會死於癱瘓。儘管杜威嚴格遵守他鼓吹的「不吃早餐計畫」，但他在每日容許的兩餐中，忽略了「食物價值、食物適應性，（和）食物組合」。結果，令哈札德大為震驚的是，「肉和魚、雞蛋和牛奶、麵包和糕點，以及組合中相對偏少的蔬菜，而且這些大多數是澱粉類的食物，構成了他的日常飲食。難怪他會出現血管硬化、高血壓，最終引發了癱瘓！」就這樣，哈札德為她在飢餓高地的醫學理念奠定了基礎。

自然養生運動後來在二十世紀被赫伯特・謝爾頓（Herbert Shelton）醫生納入「自然療法」

（Nature Cure），他因「謝爾頓醫生健康學校」（Dr. Shelton's Health School）而聞名，聲稱以斷水療法治癒了四萬多個病人。

謝爾頓在書中描述了他的求學經歷：「我念的是社會大學研究所，不過沒拿到文憑我就離開了。我在德州格林維爾經歷了學校體制的一般洗腦過程，十六歲時就開始反抗整個政治、宗教、醫療和社會制度。」接著謝爾頓從伯納・麥克法登（Bernarr Macfadden）創立的一所冒牌學院獲得了「生理治療學博士」（doctor of physiological therapeutics）學位（從來沒聽過這個學位，對吧？）。他的第一本書《自然療法的基本原理》（The Fundamentals of Nature Cure）於一九二〇年出版，這只是他為支持自我看法大量寫作的開端。其中一些觀點，像是攝取低脂高纖食物、大量喝水、經常外出，確實都值得鼓勵，但其他的想法就未必了。

其中有一本小冊子這樣寫著：

「自然養生」拒絕使用藥物、輸血、放射線、膳食補充劑，和其他任何用來治療或「治癒」各種疾病的手段。這些療法會干擾或破壞生命的過程和組織。疾病的康復只是發生在有藥物和「治療」的情況下，並不是因為藥物和治療才產生的。

這本小冊子還描述了「自然療法」中的斷食方法：

斷食是指除了蒸餾水之外，完全不吃所有液體或固體食物。在斷食期間，身體會調動起所有的調養力量，所有能量都導向為神經系統充電、消除累積的毒素、修復組織並恢復組織活力。每個生物體的組織內都有營養儲備，用來進行新陳代謝和修復工作。在這些儲備耗盡之前，健康組織是不可能被破壞或「挨餓」的。

二十世紀中葉，謝爾頓在德州聖安東尼奧市創辦了一所健康學校，並以美國素食黨（American

Vegetarian Party）一員的身分競選總統（這將單一議題政治提升到一個全新的高度），因而人氣大增。他還多次因無照行醫被捕。（不，謝爾頓「博士」，你的生理醫療學位不算數。）

一九四二年，謝爾頓在一個病人餓死之後被控過失殺人，但這個案子撤銷了。一九七八年，另一個病人在他的學校死亡，謝爾頓再度被控過失殺人，這次他輸了。隨後的判決讓他破產，他的健康學校也關閉了，幸運地挽救了更多生命。

但自然養生運動的庸醫並沒有那麼容易打敗。謝爾頓倒台之後，一股新潮流崛起，接過了歪曲新鮮空氣和陽光力量的衣缽。食氣（Breatharianism，或譯辟穀）據說起源於古老的印度阿育吠陀醫學（Ayurvedic medicine），它認為人類的生命可以完全透過培養般納（Prana，或譯普拉納）來維持，般納是一種存在於所有生物中的宇宙生命力。有些食氣修行者認為陽光是般納的主要產生來源。因此，曬太陽可以代替吃……和喝。這裡有個有趣的實驗：試著在種室內盆栽時不澆一滴水，看看接下來會發生什麼事。

食氣法在二十世紀後期另類健康運動的極端中找到了立足點，又被像威利·布魯克斯（Wiley Brooks）這樣一個有魅力的騙子收編，以獲取金錢利益。布魯克斯是美國食氣研究所的創始人，他在一九八〇年的電視節目《不可思議！》（That's Incredible!）中首次宣揚自己的瘋狂想法。布魯克斯聲稱，只有在沒有新鮮空氣可以呼吸，或者得不到足夠陽光的時候，他才會吃東西。他宣稱，在自然狀態下，人類不需要其他營養。

不需要其他營養，意思是，除了一塊奶油蛋糕捲、一杯思樂冰和一份從7-11買的熱狗之外。一九八三年，有人目擊布魯克斯懷裡抱著這些東西。

隨著他的主張慢慢退流行，布

排毒箱

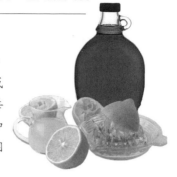

排毒是一種改良形式的斷食，目的是清除體內毒素，是當今的飲食趨勢。在典型的排毒過程中，你必須在一段時間內不吃任何食物，只依靠果汁／或水／或特定的補充劑維持自己的身體運作。肝臟排毒法、十天綠果昔排毒法、清腸排毒法、藍圖淨化法和藤黃果瘦身法（Slendera Garcinia Cambogia）都是這個主題的變體。

然而，最惡名昭彰的排毒法，當屬史丹利‧巴勒斯（Stanley Burroughs）發明的「大師排毒法」（Master Cleanse），它讓人只靠檸檬水、楓糖漿和卡宴辣椒混合物，配上排毒茶過十天。大師排毒法的短期副作用包括噁心、脫水、頭暈和疲勞，長期副作用則包括……死亡。事實上，這正是一九八〇年代發生在巴勒斯某個病人身上的事。一位名叫李‧史瓦森巴格（Lee Swatsenbarg）的癌症患者向巴勒斯尋求醫療建議，巴勒斯建議他進行三十天的排毒療程，同時暴露在特定顏色的光線下，並且接受強力按摩。

史瓦森巴格接受了巴勒斯的建議，展開了長達一個月的排毒療程，這段期間他的健康狀況不斷惡化，開始嘔吐，並且嚴重抽搐。拜巴勒斯在排毒計畫之外提供的腹部按摩之賜（需額外付費），他的腹部大出血，療程還沒結束，他就死了。巴勒斯被控過失殺人（以及無照行醫），在你展開自己版本的「大師排毒法」之前，這是個值得記住的事實。

梅約診所（Mayo Clinic）建議，和排毒飲食相比，以水果和蔬菜、全穀物和瘦肉蛋白質為基礎的健康飲食是更好的選擇，具有更持久的益處。

這並不是說斷食都是不好的。最近的動物研究表明，短時間的間歇性斷食可以延緩衰老，防止中風傷害，減緩認知能力下降。但長時間的斷食就具有難以置信的危險性，而且一直都是。

魯克斯開始胡扯一些離譜的偽哲學胡言亂語，企圖證明他的健康飲食——光、空氣和垃圾食品——是合理的。布魯克斯吃過麥當勞雙層四盎司起司牛肉堡後大為感動，聲稱這種漢堡擁有一種對食氣修行者有用的特殊「基礎頻率」。你也可以用一口健怡可樂把這個大漢堡沖進肚裡，因為這種由阿斯巴甜和食用色素調出來的無酒精飲料簡直就

是「液態的光」。

弄不清楚怎麼回事嗎？不用擔心，因為你可以獲得布魯克斯親自指導，讓你知道如何在不吃東西的情況下生活，只要你願意付十萬到十億美元。布魯克斯研究所還為願意付一萬美元的人提供付款計畫，這一定是依照食氣修行人的能力調節收費標準的貼心例子。

要分門別類地介紹像布魯克斯這樣的騙子，我們可以把這一整本書的篇幅都用完。這也是這種特殊的江湖騙術會這麼危險的原因：斷食的問題在於，任何人都可以實施，和神經外科手術相反。一大堆不合格的非醫療專業人士在提供意見和建議，連受人尊敬的作家也來插一腳。

斷食有個熱情的追隨者，不是別人，正是《魔鬼的叢林》（The Jungle）一書的作者厄普頓·辛克萊（Upton Sinclair），他也是個好騙出了名的病人，全力支持過二十世紀的各種庸醫療法（見〈無線電療法〉，頁290）。辛克萊在一九一一年出版的《斷食療法》（The Fasting Cure）中詳細描述了自己不吃東西的個人實驗。只描述自己的經歷滿足不了辛克萊，他還以記者的身分，為幾百個寫信就「斷食是否有助於治癒他們的疾病」這個問題向他尋求醫學見解的人提供一般性的建議。他建議那些患有「非常嚴重的疾病」如「腎臟炎、肝硬化、風濕病和癌症的人長期斷食。」（雖然現代醫生會強烈反對辛克萊不請自來的醫學建議，但最近一些關於斷食對癌症小白鼠產生影響的研究確實有希望。只是對人類的研究依然缺乏。）

在他這本書的序言中，辛克萊推薦了兩個可以「照顧」斷食病人的地方。除了伯納·麥克法登在芝加哥的療養院之外，還列出了另一個地址：

華盛頓州，西雅圖，琳達·B·哈札德醫生。

減重恥辱殿堂

　　長期以來，人類一直處於動盪的旅程中，不斷對抗貪吃，以獲得完美的身材，完美的標準難以捉摸。我們在這場戰鬥中使用的武器會因為年代和社會習俗而變化。江湖騙術的歷史上充滿了我們嘗試過或嘲笑過的減肥方案。用抹的，用拉的，吃藥丸，只吃包心菜——這些方案都有過去，有現在，毫無疑問，還有未來。所以，讓我們放鬆一下，吃個小蛋糕稍微作個弊，進入減重的恥辱殿堂吧。

條蟲

　　條蟲減肥熱潮始於十九世紀。概念是，你吃條蟲卵，條蟲幫你吃掉食物。通常情況下，郵購來的蟲卵都是死的（或者根本沒有蟲卵）。這也是件好事，因為真的感染條蟲的話，可能會導致頭痛、腦炎、癲癇發作和痴呆。條蟲可以長到三十英尺長，能活幾十年，而且還雌雄同體，意思是它們會在你體內製造更多條蟲。（是的，你會成為條蟲縱欲狂歡會的主辦人！）所以，一，點，都，不，值，得。

流汗

　　十九世紀時，查爾斯・固特異（Charles Goodyear）發明了硫化橡膠，然後，瞧，施虐與受虐狂版本的Spanx（美國塑身內衣品牌）便以橡膠緊身馬甲和內衣的形式誕生了，保證可以促進流汗，去除脂肪。約莫與此同時，其他方法也出現了，如蒸氣浴、乾熱法和光療（一種約攝氏六十三度的悶熱療法），它們可以有效減輕體重——用流汗的方式。但正如任何一位優秀的摔跤選手或正在減

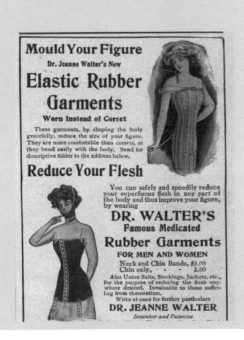

重的綜合格鬥選手會告訴你的那樣，流汗作為一種減重手段只是暫時的。體重不但會反彈，而且還會口渴難耐。

二硝基苯酚

一九三四年前後，一種名叫二硝基苯酚（dinitrophenol）的化合物以減肥藥之名進入市場。優點是：它能迅速提高新陳代謝。缺點是：它本來是用來做炸藥的，不但致癌，而且還有個極具威脅性的殺人習性，也就是因為體溫迅速升高，使人「事實上被活活煮死」。安慰獎也不怎麼樣。如果你沒死，你可能會起疹子，失去味覺，並且變成瞎子。

由於致死和可怕的副作用，四年後，它就從市場上消失了。耶！

安非他命

1-苯基丙-2-胺（1-phenylpropan-2-amine），又稱為安非他命（amphetamine）、苯齊巨林（Benzedrine）、右旋苯丙胺（Dexedrine），在一九二九年合成出來。一開始它是用來治鼻塞的，後來又用來治療輕度憂鬱症。第二次世界大戰的軍人服用安非他命來提高情緒和警覺性，但它有一個意外的副作用，就是會讓人食慾下降，體重減輕。到了一九六○年代末，它每年的生產量是四十億劑（而且無須處方即可取得）。

這種藥也被稱為「媽媽的小幫手」，可以製造出活潑苗條的家庭主婦。不幸的是，它們也導致了「安非他命精神病」，使用者在逐漸上癮的過程中會產生幻覺（比如看見邪惡的、會說話的馬桶）。一九七○年，安非他命終於受到嚴格限制，這可能讓許多會說話的馬桶安靜了下來。

過度咀嚼

有種流行的減肥法重點不在於你吃了什麼，而是你咀嚼了多少次。霍勒斯·弗萊徹（Horace Fletcher，死於一九一四年），被稱為「偉大的咀嚼者」，他提倡過度咀嚼食物，直到食物液化，變得完全沒有滋味。所有殘餘的纖維都要吐出來。如果弗萊徹進食法進展得很順利，你吃的東西會少得多（因為忙著嚼），社交生活也

會很沉悶。（根據報導，弗萊徹在吃飯時令人生厭，因為邊嚼東西邊說話是不禮貌的。）如果你也是一個「超級咀嚼者」，你可能會擁有像弗萊徹那種餅乾似的大便，而且沒有氣味，你可以到處炫耀，向人們展示你的大便。弗萊徹就是這麼做的。

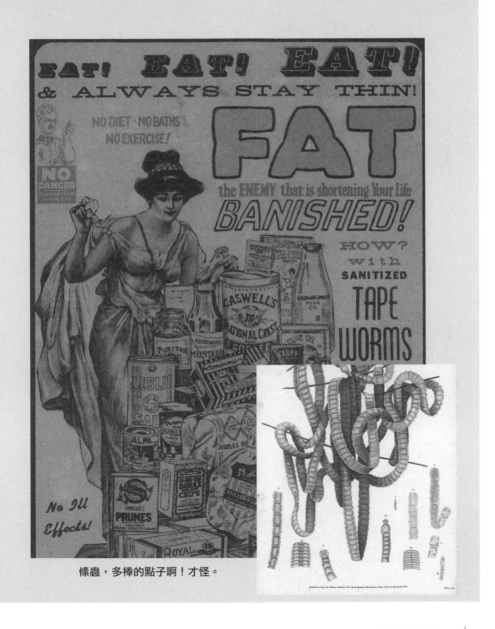

條蟲，多棒的點子啊！才怪。

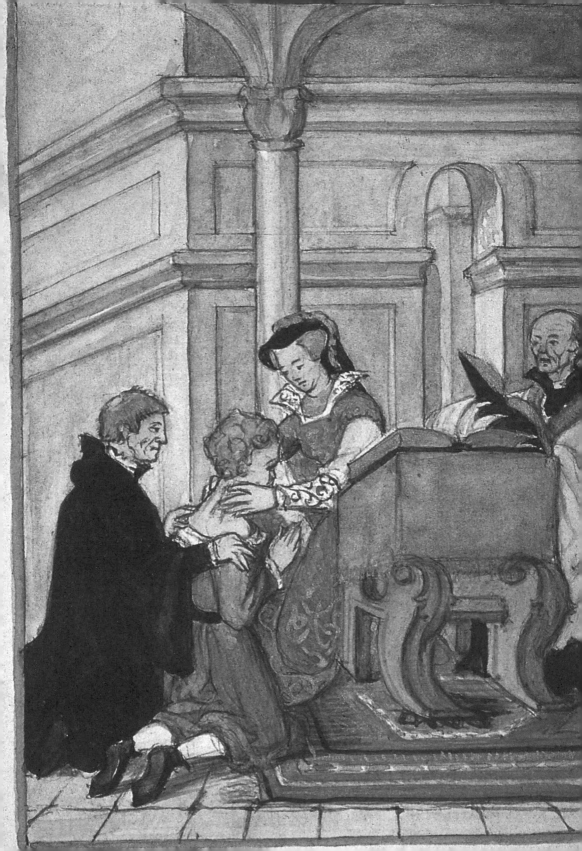

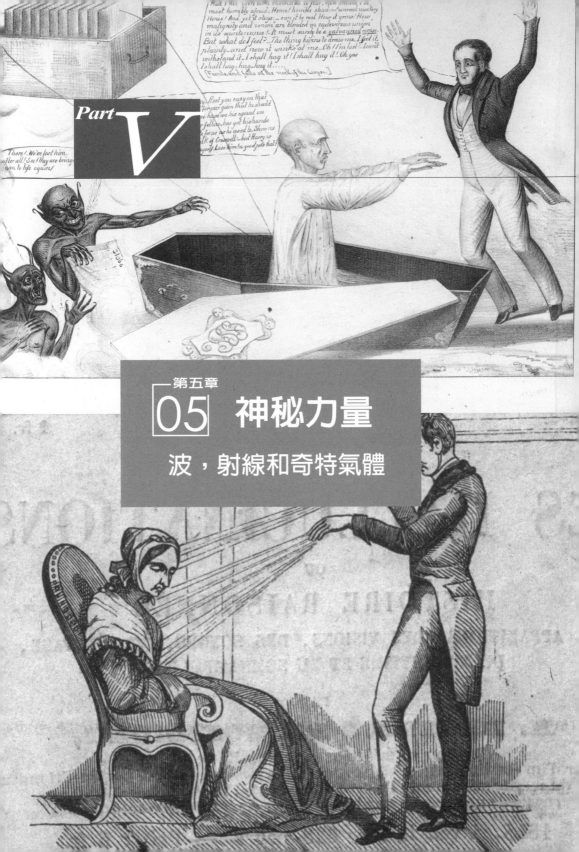

Part V

第五章

05 神秘力量

波，射線和奇特氣體

電

關於舞動的屍體、電馬甲、普爾弗馬赫、電浴池，以及青春永駐的柴契爾夫人的故事

一八〇三年一月一個寒冷的日子，喬治・福斯特（George Forster）因謀殺妻兒在倫敦被處以絞刑。除了「吊死」之外，他還被判解剖，這是一種可以延續到下輩子的懲罰形式，因為人們普遍認為，被解剖過的屍體無法在審判日復活。但福斯特的屍體在絞刑架到墳墓這段路之間還有另一個驚喜：一場新科學領域的公開展示，這項新科學稱為電療法（galvanism），也就是用電來刺激肌肉。

在紐蓋特監獄（Newgate Prison）的暗影裡，福斯特的屍體被交給了喬凡尼・阿爾蒂尼（Giovanni Aldini），一個對病態展示有濃厚興趣的義大利醫生，他在眾人面前把福斯特扶起來，讓電流穿過這個可憐傢伙的屍體。

《紐蓋特記事》（Newgate Calendar）報導了接下來發生的事情：

第一次對臉部進行電擊時，這個已死罪犯的下巴開始顫抖，鄰近的肌肉嚴重扭曲，一隻眼睛竟然睜開了。在隨後的過程中，屍體的右手舉起握緊，雙腳和大腿也開始動。

福斯特剛被吊死的屍體突然出現扭曲的鬼臉，引起了圍觀群眾的騷動，許多

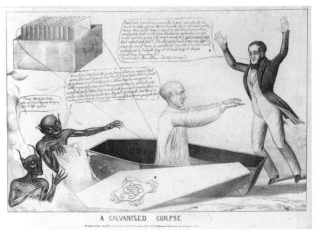

A GALVANISED CORPSE

奇蹟！電的力量把人從地獄惡魔手中解救出來！

人以為福斯特復活了。由於擔憂這種情況的可能性，對他的判決立刻追加。為了防止死刑犯真的被阿爾蒂尼復活，劊子手隨時待命，準備立刻再次吊死他。

從閃電到實驗室

從早期人類敬畏閃電的力量開始，電的神奇和神秘就一直吸引著我們。老祖宗們還注意到，琥珀摩擦之後會吸起頭髮和其他輕薄的物體。他們親眼見識了我們今天所說的摩擦生電效應，也就是織物和其他物體接觸之後獲得電荷。大多數靜電都是摩擦生電——下次你的衣服在烘乾機裡烘完黏在一起的時候，你就是在見證這種效應。直到一六〇〇年，女王伊莉莎白一世的宮廷人員威廉‧吉爾伯特（William Gilbert）才將這種效應和磁力區分開來（在沒有烘乾機幫助的情況下），並且從希臘語中的「elektron（琥珀）」創造出「電（electricity）」這個詞。

十八世紀，科學探索正式轉向了電。第一只萊頓瓶（Leyden jars）發明出來了，解決了儲存電荷的問題。誰能忘記一七五二年班傑明‧富蘭克林（Benjamin Franklin）在費城暴風雨的天空中放風箏的情景呢？在富蘭克林之後，義大利物理學家亞歷山卓‧

伏特（Alessandro Volta）發明了第一個電池，路易吉‧伽伐尼（Luigi Galvani，阿爾蒂尼的叔叔）發現死青蛙的腿部肌肉受到電火花衝擊時會抽搐。那個特別的實驗是在暴風雨中把一堆死青蛙腿掛在金屬欄杆上做出來的。伽伐尼在鄰居當中並不怎麼受歡迎。

當阿爾蒂尼用喬治‧福斯特的屍體向紐蓋特監獄的圍觀人群展示他那可怕、駭人聽聞的不道德場面時，他也展示了一個非常真實、非常重要、非常新的科學突破。有史以來第一次，人類可以用電的力量來操縱身體了。

除了刺激青蛙和罪犯的屍體之外，電療法也讓醫生對電的療效感到興奮。和伽伐尼同時代的克里斯蒂安‧戈特利布‧克拉岑斯坦（Christian Gottlieb Kratzenstein）開始對患有風濕、惡性發燒和瘟疫的病人進行電擊，以試驗電的醫療用途。克拉岑斯坦觀察到，電擊後病人的脈搏會加快，他認為這有助於某些疾病的療程。他還發現，電擊過的病人不知道為什麼會覺得疲倦。克拉岑斯坦認為，這種效果可能對那些「因為財富、悲傷和憂鬱而夜不能寐的人」有益。所以下次你睡不著的時候，只要把手指頭伸進插座裡就行了——開玩笑的，請千萬別這麼做。

在法國，醫生們開始用癱瘓的士兵做電流實驗。例如，一七四七年十二月二十六日，有位醫生上午給病人癱瘓的手臂打了兩小時火花放電，下午又打了兩三個小時。在忍受了一個月治療之後（！），這位病人的癱瘓成功治癒。其他實驗的結論就沒這麼有說服力了，儘管偶爾出現的成功故事，以及人們對

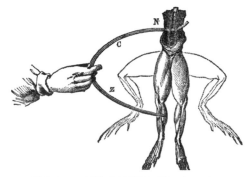

引用自IKEA風格的蛙腿電刑裝配說明書。

神秘通電過程的普遍興奮感，還是讓一位法國醫生忍不住評論：「在這個小鎮上，每個人都想被電一電。」

沒過多久，江湖騙子就出現了，來滿足大家的願望。

電氣髮刷、電氣馬甲和電氣腰帶

在美國，大眾對於電也是熱情高漲，有各式各樣的設備獲得專利，共同協助傳播電的福音，包括電氣髮刷（用於禿頭！），電氣馬甲（用於減肥！）和電氣腰帶（用於勃起功能障礙！）。人們簡直是爭先恐後地在購買自我充電設備，就像每次一有新iphone發布，蘋果專賣店外頭就會大排長龍一樣。新技術帶來興奮感，而興奮又為騙子創造了肥沃的土壤。

一八八〇年，一位名叫史考特博士的人發明了一把電氣髮刷，很快就在美國風靡一時。史考特博士的電氣髮刷刷柄裡有一根磁化的鐵棒，但你知道的，這髮刷事實上根

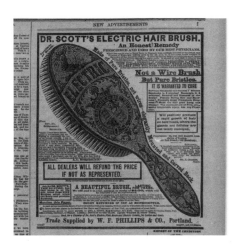

「不可思議的成功！」「一把美麗的髮刷！」

本沒有電力來源。它基本上就是一支輕微磁化過的髮刷，當然，如果這樣說，廣告就不那麼性感了。但史考特這個營銷天才，他跳上了電的浪頭，利用這當時鮮為人知的現象撈了一大筆錢。

史考特在全國各地的報紙上登廣告，宣稱他的電氣髮刷不僅可以治療預期中的禿頭和頭痛問題，還可以治療跛腳、癱瘓和便秘（這裡的邏輯完全不成立）。

史考特在賣出髮刷時還附了一段警語，既確保了更高的銷量，也為家庭爭吵奠定了基礎：「在任何情況下，使用這支髮刷的人都不該

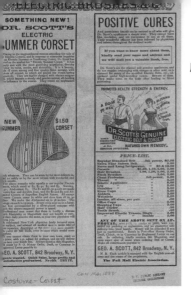

用點電來束腰吧！

如果你是十九世紀晚期的時髦有錢人，你很可能就會有一條「普爾弗馬赫」。除了作為一個德國死亡金屬樂隊絕佳的好名字之外，「普爾弗馬赫」還是「普爾弗馬赫電氣腰帶」的簡稱，在世紀之交，它可是最尊爵不凡、腰帶中的腰帶。這種腰帶會在你每天理當戴著的八到十二小時中提供「溫和持續的電流」。除了腰帶之外，普爾弗馬赫電氣公司（Pulvermacher Galvanic Company，總部位於舊金山的電氣工廠）還生產各式各樣的電流鍊子，幾乎可以穿戴在身體的所有部位。

穿戴電氣腰帶的狂熱甚至進入了小說。在福樓拜（Gustave Flaubert）的小說《包法利夫人》（Madame Bovary）中，對歐梅（Homais，或譯郝麥）這個角色是這樣描述的：「他對電氣腰帶十分熱中，自己也戴著一條，當他晚上脫下法蘭絨背心時，歐梅夫人站在原本他藏在底下的金色線圈前，目

超過一個。如果一直由同一個人使用，它就能保持完全的療效。」

史考特後來將他的「無電電氣帝國」擴展到馬甲胸衣。和他的髮刷一樣，史考特的「電氣馬甲」也只是輕微磁化而已。廣告中稱它「牢不可破」（想到要把人體硬塞進「牢不可破」的馬甲裡，就讓人不寒而慄），還可以治癒各種意想不到的疾病。只要「持續穿著」，這種馬甲就可以在「所有極度肥胖或瘦弱情況下，透過施加自然法則要求的足量原力（odic force，或譯自然力、奧丁之力）來平衡身體。」

女性並不是唯一從電的治療特性中受益的群體。男人們也獲得了電氣腰帶。

讓我們進入普爾弗馬赫（Pulvermacher）的世界吧。

眩神迷，覺得自己對於這個比斯基泰人[1]束腰束得更緊、卻猶如東方三博士一般耀眼的男人變得更加心醉了。」

普爾弗馬赫電氣腰帶由鋅和銅製成，使用前要先在醋中浸泡，它其實是從人體本身引出微小電流而產生輕度電流的（因此，它確實是「產生電流」無誤）。這種程度的電流剛好能確保穿戴者的腰帶或鍊子足以運作。

這種保證也出現在普爾弗馬赫公司自信爆棚的宣傳材料上，這家公司習慣在「電氣即生命」的廣告中加入知名醫生的冗長代言。唯一的問題是，它們從來沒真的吸引到代言人過，所以他們就乾脆自己編了。

當然，電氣腰帶在宣傳中成了萬靈丹，可以治療腎臟、胃、肝、腸道的疾病，尤其是消化不良。特殊型號的電氣腰帶還包括一個陰

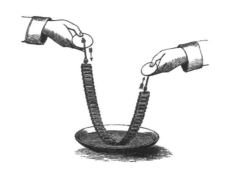

為電氣腰帶精心準備前置作業。

莖連接裝置，可以透過電流的神奇力量刺激陰莖發揮作用。製造商極力渲染十九世紀末的一種普遍恐懼——男人一生中能散播的精液份量是有限的。因此，早年的自慰便成了後來勃起功能障礙的根源。令人高興的是，給一根疲軟不堪的老陰莖通上一道輕微電流，可以大大幫助它恢復昔日的輝煌。

讓我們把電和水混合起來吧！

如果你的馬甲或腰帶沒有達到預期效果，你可以泡個電氣浴來提升效率。儘管有避免水和電直接接觸的基本原則，但十九

1.斯基泰人（Scythian）是古代在東歐大草原至中亞一帶居住與活動的游牧或半游牧民族。斯基泰人的石雕描繪了斯基泰人穿著各種盔甲、手鐲、束腰外衣和長袍的形象。崇拜黃金。著名的伊塞克金人（Golden Man from Issyk）便是身穿黃金盔甲，束著金腰帶。

世紀的一場運動依然讓電流浴場（或稱「電氣」浴場）發展起來。珍妮・基德・特勞特（Jennie Kidd Trout）就開設了一家這樣的浴場——治療與電氣研究中心（Therapeutic and Electrical Institute），她後來以加拿大第一個獲得醫療執照的女性身分被印在加拿大郵票上。一八七五年特勞特在多倫多開設這家機構時，研究中心裡有六個浴室。病人將身體的一部份或全身浸泡在金屬電鍍浴缸的溫水裡，然後握住和電池相連的電極（謝天謝地，電極沒泡在水裡），讓低強度電流給水通電。它基本上就是個熱水浴缸，但電是在水裡而不是在外面。

值得一提的是，特勞特還為窮人開了一個提供免費服務的醫務處，她是個聰明慈善的醫生，並沒有對她療法的醫療功效作虛假宣傳。她和那個時代的許多醫生一樣，是由衷相信電浴療法對她的病人有幫助的。他們認為這種電流可以刺激你的器官和血液循環，溫水的熱度也可以「打開你的毛孔」，促進出汗，幫忙排出體內的毒素。因此，廣告中宣傳電浴有助於治療各種慢性疾病如風濕、痛風和坐骨神經痛。

儘管電氣已經不再是主流，但它們仍在在地下醫療機構中使用。就在不久前的一九八九年，《浮華世界》（Vanity Fair）雜誌報導，英國首相柴契爾夫人

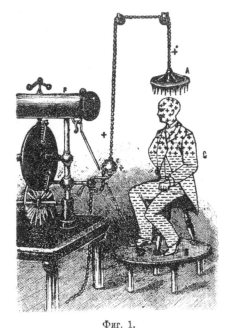

Фиг. 1.

俄羅斯電流淋浴法，看起來挺合理的。

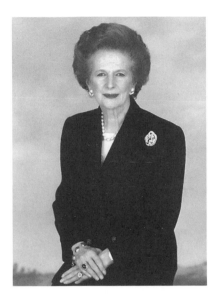

「通電後容光煥發的首相。」

（Margaret Thatcher）會定期進行電流浴，這是她精心設計的健康美容計畫，這件事引發了一椿小小的醜聞。首相拜訪了「某特定印度女性」，據說她專門為「世界上最有權勢的女性們」提供治療。柴契爾夫人為她的特殊浴療花了六百多英鎊，就為了讓0.3安培的電流通過洗澡水。

英國小報對這個消息大肆報導，標題盡是「印度大師讓她保持絕佳狀態——瑪姬入浴之謎」和「通電首相的驚天秘密」之類。

這樣的澡有用嗎？嗯，你會很希望有用的，畢竟一次治療就要六百英鎊呢。雖然並沒有科學上的因果關係，但在柴契爾夫人職業生涯末期，她是否有能力隨著年齡增長更顯年輕這件事確實引來無數小報的猜測。所以，若不是電流浴之功，就是粉碎一個福利國家、摧毀工人養老金而產生的自然活力了。

今天的電療

雖然電流浴、腰帶和馬甲基本上都已經消失，但二十世紀出現了各種合法的電氣設備，包括測量心臟電活動的心電圖（EKG，electrocardiogram）。骨科醫生用電來幫助骨骼癒合，心臟科醫生用心律調節器來調整心跳。當然還有心臟電擊器（defibrillator），多年來，它向心臟發出生攸關的電擊，挽救了無數人的生命。

就這樣，電和醫療界算是開始和平共處了。儘管如此，人們還是

會懷念當年引領風騷的普爾弗馬赫。想想看，在那些一本正經的紐約商人老照片裡，在那些古板的服裝底下，有一條電氣腰帶正在暗暗地嗡嗡作響。

不管怎麼樣，這想起來都比紐蓋特監獄絞刑架底下那具舞動的屍體讓人愉快多了。

健康神廟

雖然江湖郎中大加利用了電流這種無形魔力所產生的強大安慰劑效應，但也許沒有一個人能像蘇格蘭「醫生」詹姆斯‧葛拉漢（James Graham）那樣做到極致，甚至鼓動了富有的贊助人支持他的瘋狂計畫。一七八〇年，位於倫敦艾德菲（Adelphi）設立的「健康與處女膜神廟」就是其中之一。整套體驗包括欣賞衣著暴露的女神朗頌獻給阿波羅的頌歌，以及「世界最大、最優雅的醫療電氣設備」。重點是：這部設備只是展示品；葛拉漢並沒有把它用在病人身上。而是「用大量的天國之火輕柔地滲透整個系統，完全浸透了藥物中最純淨、最微妙和最溫暖的部份，與電液或恢復體力的天體精華一起流入血液和神經系統。」因而增添了不少氣氛。

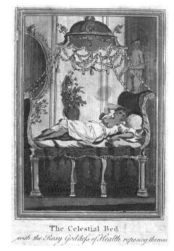

The Celestial Bed with the Rosy Goddess of Health reposing thereon

好昂貴的幽會日。

葛拉漢還為生育困難的夫婦提供了「天國之床」。床長十二英尺，寬九英尺，由四十根彩色玻璃柱支撐，並以大型深紅流蘇裝飾。香水從玻璃管吹進來，遠處傳來悠揚的音樂。床底下墊著磁石（用來提供「天國之火」），另外還有一支帶電的真空管，不時發出劈啪聲，顯然這有助於營造情慾氣氛。夫婦若願意付五十英鎊，就可以使用這張床，並保證「立即受孕」。

儘管有衣不蔽體的女神，還有葛拉漢令人敬畏的膽大妄為，這座神廟還是在兩年後破產了。

動物磁力

關於弗朗茲‧梅斯梅爾、赫爾神父、宇宙磁流，大劇院，以及基督教科學起源的故事

想像一下，你是一七八八年一位富有的法國貴婦，正忍受著恐怖中的恐怖：無聊和心神不寧。你聽朋友們聊起過一個令人興奮的德國醫生，和他奇特的動物磁力新理論。的確，過去一個星期，全巴黎的客廳和起居室裡幾乎沒聽過這之外的話題。你決定親自去一趟「梅斯梅爾之家」（House of Mesmer）那設備齊全、令人愉快的房間，見見那個有意思的小個子。

光線從寬敞沙龍的彩色玻璃窗照進來，每一面牆都裝飾著鏡子，空氣裡漾著橙花的香氣。你還可以聽見遠處輕柔的歌聲和隱約的豎琴聲。

在房間中央，你看到一個巨大的橢圓形容器，有大約四英尺長，一英尺深。裡面裝著大量的酒瓶，瓶裡裝的是「磁化水」。一位助手走進來，往容器裡倒進更多的水，一直灌到瓶口。然後他用一塊稱為「宴會桌」（baquet）的帶孔鐵板蓋住它，在每個瓶口插進長鐵棒。然後邀請參加來賓（幾乎都是像你這樣的上流階級女士）把身體的病痛部位（腿、手臂、背或脖子）壓在這些鐵

棒上，以吸取磁化水的療癒力量。

他們鼓勵你們在「宴會桌」邊緊靠著圍坐成一圈，雙腿碰觸鄰座的腿，以「促進磁流通過」。

等到每個人都就位了，「輔助磁化師」就會出現，開始輕輕撫摸你們這些與會者的膝蓋、脊柱，甚至乳房，沒錯，同時直視你們的眼睛。他們打算透過碰觸來操縱你們每個人內部的「宇宙流」（universal fluid）。你注意到，這些助手個個年輕英俊。你很震驚，也有點羞恥。

有些鄰居開始歇斯底里地大笑，有些開始抽泣，有人尖叫，有人驚呼，有些人逃離房間，有些人暈倒。而你呢，嗯，你肯定覺得，你的無聊和心神不寧被（暫時）治好了。

等到房裡的人都陷入了集體精神錯亂，你就會看見偉大的先知，弗朗茲·梅斯梅爾（Franz Mesmer）終於走進客廳。他四十多歲，穿著一件繡金花的白色長袍，

極具魅力。他手裡拿著一根巨大的「磁化」棒，慢慢地從一個女人移動到另一個女人，輕輕地用那根棒子碰觸她，讓她再度恢復平靜。你就這樣看著病人一個接一個放鬆下來。

梅斯梅爾走近你，伸出了磁力棒，你再也受不了這個地方了，你迅速逃離了房間。當你走進下午的陽光裡，你想著，雖然這可能是你見過最荒謬的場面，但你不得不承認，你確實很愉快。而且你下次的家庭聚會上又有了一個令人驚訝的新話題。

剛才到底發生了什麼事？為了解釋這一點，我們必須再把時間往回推一點，向你介紹一下赫爾神父。

赫爾神父與動物磁力說的誕生

一七七○年代時，弗朗茲·弗雷德里希·安東·梅斯梅爾（Franz Friedrich Anton Mesmer）還是在維也納行醫的一個

年輕醫生，他和一位名叫馬克西米利安・赫爾（Maximilian Hell）的耶穌會神父偶遇，從此改變了他的人生。馬克西米利安・赫爾，或者「赫爾神父」（我們相信他更喜歡別人這樣稱呼他）當時正在用磁化天然磁石板進行醫學實驗。赫爾把這些板子放在病人赤裸的身體上，想讓得了風濕之類疾病的病人舒服一點。

梅斯梅爾被神父的示範迷住了。他接受了赫爾的磁力理論，然後把它扭曲成自己滿意的怪異哲學，也就是：所有的疾病（確切地說，是每一種疾病）都是體內的某種宇宙磁流不平衡的結果，而這種磁流很容易受到引力影響。最初梅斯梅爾認為，這些不平衡可以用磁鐵來修正，但很快他就相信，校正磁流的真正力量在他自己身上。

梅斯梅爾把這種宇宙磁流稱為「動物磁力」，他相信，只要把他的手放在病人身上，運用他的意志力，就可以操縱這種磁流，將病人治癒。

人體含有一種神秘的、可以被外部力量影響的宇宙流，這種想法並不新鮮，事實上，這是占星術和煉金術等神秘運動的基本原則。十六世紀時，帕拉塞爾蘇斯就提出我們的身體系統可能會受到行星運行的影響。一七六六年，梅斯梅爾在維也納大學的論文中建構了這項理論，他寫道：

太陽、月亮和恆星在各自的軌

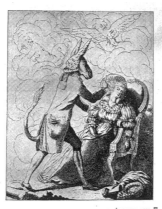 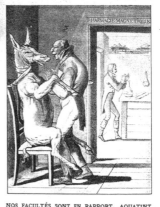

LE DOIGT MAGIQUE OU LE MAGNÉTISME ANI-
MAL   GRAVURE

NOS FACULTÉS SONT EN RAPPORT. AQUATINT

當然，諷刺畫家絕不會放棄大做文章的好機會：在這裡，驢子正在努力工作，充當動物磁鐵。

道上相互影響；在我們的地球上，他們不僅對海洋、也在大氣中引發並引導著流動和回流，並藉由一種微妙、流動的液體媒介，以類似的方式影響著所有組織體，這種流體遍及全宇宙，將萬物聯繫在一起，彼此交流，和諧共處。

梅斯梅爾宣稱，這種「神經流」，或者他所謂的「動物磁力」，是可以被醫生操縱的。在電和重力等令人難以置信的科學新知不斷湧現的時代，梅斯梅爾的磁流福音還是找到了一批樂於接受的聽眾。

梅斯梅爾的神奇碰觸

梅斯梅爾說服了赫爾神父為他製作了一些類似的磁板進行實驗，之後便開始在維也納治療病人。他在治療法蘭西絲卡‧奧斯特林（Franziska Oesterlin）時獲得了早期的成功，這是一個為抽搐所苦的「歇斯底里」年輕女子。在某次發作時，梅斯梅爾將磁板貼在她的胃和腿上。奧斯特林報告說，她感覺「有一種微妙物質產生的、會痛的電流」流過她的身體，減輕了抽搐的嚴重程度，最後抽搐完全停止。

接下來的兩年，他在她多次發作期間為她進行治療，最後得出結論，磁板只是梅斯梅爾碰觸的一個附屬品。他發現，只要他用手順著奧斯特林的身體劃過，或者沿著他想要的磁流移動方向移動，即使距離很遠也能產生類似的結果。

宣布奧斯特林治癒之後，梅斯梅爾開始寫信給歐洲所有的學術團體，介紹他令人興奮的新發現。這是個簡單到令人愉快卻又怪誕的理論：人類的健康取決於動物磁力在全身不斷的流動。如果磁流被阻塞了，疾病就是不可避免的結果。只要消除障礙，並且透過磁化的，嗯，任何東西操縱動物磁力，就能恢復健康。

梅斯梅爾在給維也納一位朋友寫信時闡明了這一點：

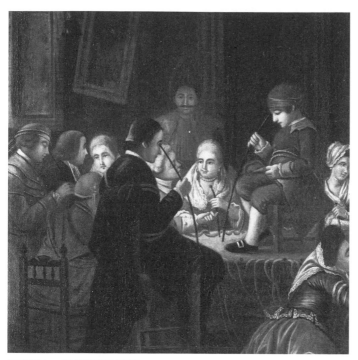
不斷努力，以促進磁流通過。

接著梅斯梅爾從磁化皮革及狗狗的工作中暫時抽身，因為他有了一個備受矚目的病人——瑪麗亞·特蕾西亞·馮·帕拉迪絲[1]，一個從嬰兒時期就失明的鋼琴神童。他努力調整這個少女的動物磁力，而且顯然在治療她眼睛這方面有了一些進展，但他突然就被這位鋼琴家的照顧者解雇了。報導中的理由莫衷一是——有些報導認為是這個醫生和病人的關係變得有點過份親密，考慮到療程中的那些熱烈接觸，這並不令人驚訝——不管怎樣，梅斯梅爾被打發走人，離開了維也納。

我觀察到磁流和電流幾乎是一樣的東西，而且可以透過中間體以同樣的方式傳播。鋼鐵並不是唯一適合這種用途的物質，我已經讓紙、麵包、羊毛、絲綢、石頭、皮革、玻璃、木頭、人，和狗——總之，我接觸過的一切——都具有強大的磁性，這些物質也因此對病人產生了和磁石一樣的效果。

1.瑪麗亞·特蕾西亞·馮·帕拉迪斯（Maria Theresia von Paradis）是奧地利音樂家和作曲家，很小的時候就失明了，她的好朋友莫扎特可能為此寫了降B大調的第18號鋼琴協奏曲。她還與薩列里（Antonio Salieri）、海頓和格魯克（Christoph Willibald Ritter von Gluck）有聯繫。最著名的作品是《西西里舞曲》。

美式創新：從磁力到信仰療法

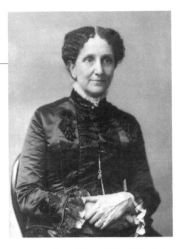

瑪麗·貝克·艾迪（舊姓帕特森）。

一八六二年，瑪麗·帕特森（Mary Patterson）由於四十二年來大部份時間都在生病臥床，身體虛弱、憔悴、憂鬱。她極度渴望健康，於是她拖著疼痛的身體，一瘸一拐地爬上樓，來到了緬因州波特蘭市費內斯·帕克赫斯特·昆比（Phineas Parkhurst Quimby）的辦公室。

幾年前，昆比聽了一場訪美法國人查爾斯·波因（Charles Poyen）關於動物磁力的講座。他完全迷上了。就像一九九○年代一個初次看了Phish搖滾樂團表演，就放棄一切跟著樂團走遍全國的青少年一樣，昆比辭掉了工作，成了一個梅斯梅爾派信徒。他追隨著波因，盡其所能地學習。

昆比的磁療法靠的是醫病之間所建立的融洽關係，鼓勵他們透過積極思考改善心理健康。他會凝視著病人的眼睛，仔細傾聽他們談論健康問題，同時按摩他們的手和手臂。不知道為什麼，並沒有人覺得昆比令人發毛。恰恰相反，昆比的很多病人只是讓他們的醫生聽他說話，然後就「痊癒」了。

昆比似乎是真心相信自己從事的梅斯梅爾式療法。儘管梅斯梅爾的道德在他對名利的瘋狂追求中被吞噬了，但昆比對這個療法充滿信心，並且希望能盡可能地幫助更多病人。

包括一八六二年那天走進他辦公室的那個可憐的年輕女人。

讓所有人、包括她自己震驚的是，在昆比緊盯著她的眼睛、按摩她的手僅僅一週後，帕特森報告說，她的健康狀況突然有了顯著的改善。很快的，昆比有的就不只是一個病人：他有了一個死忠的信徒。

恢復活力的帕特森從昆比那裡把能學的都學盡了，然後在動物磁力理論影響下開發了自己的醫療系統。後來她結了婚，有了一個歷史會記住她的名字：瑪麗·貝克·艾迪[2]。噢，那她發明的那個小型醫療系統呢？這就是基督教科學（Christian Science）的開端，基督教科學是美國有史以來最大的療癒信仰，直到二○一七年仍然在蓬勃發展，在全球擁有約四十萬會員。

瑪麗修改了昆比和梅斯梅爾的磁力治療理論，加入了宗教元素：所有的疾病都是一種幻覺，可以透過與上帝的交流治癒。就這樣，動物磁力學說一直延續到二十一世紀——儘管是以一種修改後的形式。

和諧社會

　　儘管梅斯梅爾在奧地利老家發生了醜聞，但他在法國找到了更開明的觀眾。他的魅力，加上他的老練，和近乎超尋常的自信，讓法國民眾對他自然而然產生同情。一七七八年，他在巴黎時尚圈中開了家店，推出了他紅透半邊天的磁力療法，也就是一種兩分演戲，一分治療的療法。（嗯，更像是九分演戲，一分治療。）

　　戲劇和性暗示對於壓抑的觀眾來說正中靶心。梅斯梅爾的演出大受歡迎，這位醫生很快就成了有錢人。就像他之前和之後的許多庸醫一樣，隨著梅斯梅爾銀行帳戶中數字慢慢增加，他推動醫學發展的道德承諾也逐步減少。接著又更進一步收縮。

　　然而，梅斯梅爾最不缺的就是膽量，他很快就直接寫信給當時的皇后，也就是瑪麗・安東妮

（Marie-Antoinette），要求從國庫中撥給他一座莊園和一筆可觀的年收，因為呢，嗯，基本上，梅斯梅爾是這麼說的：

　　在陛下眼裡，四五十萬法郎，要是用在好用途上，是微不足道的。人民的福祉和快樂就是一切。我的發現應該受到採納，並獲得和我效忠的君主相稱的慷慨回報。

　　皇后的顧問們最後給了他答覆，說如果梅斯梅爾能在御醫面前成功證明他的發現，他們將提供兩萬法郎的養老金。梅斯梅爾反對，並突然宣佈他蔑視金錢，逃離了巴黎（以及可能隨之而來的進一步調查），逃往比利時的斯帕鎮（Spa）。一些熱情的追隨者隨他而去，其中一個名叫貝格塞（Bergasse）的人以自己的名字辦起了認捐業務。認捐的人只要付一百路易（louis d'or，法國貨幣單位），就可以得到他們領袖的秘

2.瑪麗・貝克・艾迪（Mary Baker Eddy，1821－1910）美國宗教領袖和作家，一八七九年在新英格蘭成立了基督
　教科學教會，一九〇八年創立了曾獲普立茲獎的《基督教科學箴言報》。

密。梅斯梅爾又忘了他之前對金錢的蔑視，欣然同意，從想傳播梅斯梅爾福音的捐款人那裡得到了十四萬法郎的鉅款。

錢拿到手，梅斯梅爾凱旋回

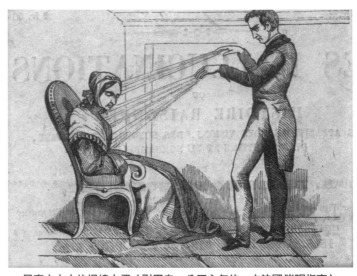

一具真人大小的提線木偶（引用自一八四六年的一本法國催眠指南）。

到巴黎，他的贊助人們則在法國各地開設了所謂的「和諧社會」（Societies of Harmony），宣稱那裡可以透過磁力治癒疾病。許多認捐贊助的人都是有錢的色胚，這毫不意外，他們渴望舉辦磁力治療儀式，以獲得欣賞女性陷入神智不清狀態時的放蕩樂趣。

然而，梅斯梅爾回到巴黎之後，並沒有逃過相對嚴謹的法國科學院的注意，他們在一七八四年決定調查這已成潮流的醫學趨勢，甚至把恰巧來訪的美國政要班傑明‧富蘭克林拉進了他們的調查小組。

他們獲得了一個令人失望的結論：磁流並不存在。梅斯梅爾被斥為騙子，他利用暗示和想像的力量，在病人身上創造了強大的安慰劑效應。

梅斯梅爾永遠離開了法國，逐漸變得默默無聞，在歐洲四處遊蕩，直到一八一五年在奧地利去世。然而，他的遺緒依然存在，今天，韋氏大辭典將「mesmerize」這個字定義為「催眠」或「施咒」。

但是磁力學說還沒有完成。實際上，梅斯梅爾為一種有效得令人

驚訝的放鬆及緩解疼痛形式奠定了基礎。怎麼做到的？為了解釋這一點，我們必須前往印度的孟加拉地區，那裡有個醫生正在處理一個很大的問題。

催眠：磁力學說的現代升級

詹姆斯・埃斯代爾（James Esdaile）是一位在孟加拉服務的英國殖民地醫生，他最心心念念的，就是在為病人的大型陰囊囊腫引流時，如何為他們減輕疼痛。由於絲蟲病（一種由線蟲動物血絲蟲感染引起的寄生蟲疾病）爆發，影響範圍非常大（一名男子的陰囊囊腫大到他必須用繩索和滑輪組才搬得動它），醫學界也在努力尋找解決方案。

儘管這裡離巴黎有幾千英里遠，但弗朗茲・梅斯梅爾的事蹟已經傳到了殖民帝國的邊陲地帶，他會在病人身上製造恍惚狀態，得以進行無痛醫療程序。

埃斯代爾仔細研究了梅斯梅爾的資料，然後決定自己試試動物磁力。這位醫生加入了印度本地的一些作法，像是瑜珈呼吸和撫摸，湊出了一種獨特的催眠法。當病人進入恍惚狀態後，手術刀就拿出來了，而且（希望如此）陰囊囊腫也拿出來了。有意思的是，這法子真的有用。

雖然埃斯代爾會認為自己是個催眠術師（Mesmerist，源自梅斯梅爾之名。而催眠（hypnosis）這個術語當時在英國才剛剛開始用），但他實際上成了將催眠用於手術麻醉的先驅，這在氯仿發現之前曾經短暫盛行，並且在南北戰爭期間一直有效使用。在那個外科醫生要是運氣好，可以有半數病人活命的時代，埃斯代爾在印度的六年間為幾千名病人做了手術，只有十六人死亡。

然而，直到蘇格蘭外科醫生詹姆斯・布雷德（James Braid）成功地將催眠技術提昇到主流醫療程序，催眠術在西方醫學中的應

用才真正起步。布雷德和當時的許多醫生一樣，是透過公開的動物磁力展示才接觸到催眠技術的，他在一八四一年初次目睹，對他看見的一切非常驚訝，一星期後，他又回到同一個地方看了同樣的展示。布雷德確信自己觀察到一種獨特的現象，但對於他們操縱的是「精神力」或「磁流」的解釋並不滿意，布雷德要找出自己的答案。

在這兩次動物磁力展示中，布雷德注意到病人的眼睛一直是閉著的。他的結論是，病人是因為神經肌肉疲勞（neuromuscular exhaustion）才被弄睡的，原因可能是因為凝視過度。他決定第二天晚上在晚宴客人身上做個實驗，他請賓客們目不轉睛地盯著酒瓶頂部，時間越長越好。晚宴的客人很快就睡著了（並且此後再也沒有到布雷德家參加過晚宴）。

在對妻子和僕人重複了同樣的實驗並得到類似的成功之後，布雷德享受了幾分鐘在家獨處的時光，

他把腳放在餐桌上，沒有人對他大喊大叫，同時他得出了重要的結論：催眠狀態，他稱之為「神經性睡眠」，可以理解為一種生理兼心理現象。

接下來的十八年，布雷德一直在研究催眠，並且將它廣泛運用在各種醫學領域，包括治療脊柱側彎、耳聾和癲癇。他宣稱他的療法有效，而由於布萊德的調查，並且在期刊上幾乎從未間斷地發表文章，這些療法終於漸漸被醫界接受。催眠術偶爾能被採納用在包括治療疼痛、潮熱、疲勞和許多心理疾病等醫療上，是這位醫生奠定的基礎。

布雷德甚至還推廣了「催眠」這個字，讓歷史記住這種做法。多虧了布雷德，今天你才能讓催眠師治療，而不是「動物磁化師」。

這難道不是一件值得感激的事嗎？

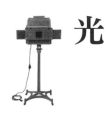

光

關於藍色玻璃、家樂氏光浴、光譜色療研究中心、外科射線和宇宙療法局的故事

奧古斯塔斯·詹姆斯·普利森頓准將（Brigadier General Augustus J. Pleasanton）是十九世紀中期費城一位受人尊敬的公民，在偶然的情況下，他花了大量時間來思考天空的問題。「長久以來，我一直認為天空的藍，那麼永恆，那麼無所不在的藍……一定和這個星球上的生物體有某種持久的關係和親密的聯繫。」

普利森頓決定對這個想法進行實驗，一八六〇年，他在他的莊園裡建造了一座可以交替轉換藍色面板的溫室，在裡頭種滿了葡萄。他的植物生長速度驚人，儘管這可能是因為他為它們建了一座溫室，完全不干藍色玻璃板的事。然而，普利森頓大受鼓舞，他的葡萄讓鄰居羨慕不已。

然後，在一八六九年某一天，普利森頓盯著一頭豬，想著，如果我用藍光照在豬身上會怎樣？於是，這位大膽的發明家把一些小豬養在裝著透明玻璃的豬舍裡，另一些則養在藍色玻璃的豬舍裡。結果，瞧，藍光豬不但長得更快，也更健康。

這就是普利森頓需要的全部證據。他準備向任何一個願意聽的人大聲宣講藍光的福音。他很快就對人類的未來產生了一個迷人（如果不算極度瘋狂的話）的願景，由於利用了藍光的力量，我們會變成完全健康的巨人，身邊帶著我們馴養以備乘坐的動物：

屏弱的年輕人、成熟的殘疾人和衰老的八旬老人可以注入多麼強大的生命力啊！我們馴養的各種動物會以多麼快的速度繁殖、它們的個體數量會多到什麼地步啊！

他的熱情非常有感染力。隨著普利森頓在自己出版的小冊子中向全國傳播他的觀點，在藍色窗玻璃下吸收陽光而治癒疾病及緩解受傷的報告先是一點一滴出現，然後便源源不絕地湧來。

普利森頓甚至還收到一封信，宣稱有個早產兒天生癱瘓，他被放在藍色玻璃底下很長一段時間之後，現在已經能夠行動了。另一個見證是有個長了大腫瘤的嬰兒，他

每天暴露在藍光下一小時，結果腫瘤消失了。諸如此類的報告還有很多。

普利森頓為他的藍光發現寫了一本書，裡面塞滿了病人的證詞，而為了填補空白，他還拚老命寫了些自己對於電和電磁學的怪異理論。然而，普利森頓這本書最酷的一點，也是它今天之所以成為收藏品的原因，是由於它印刷時用的是藍墨水，印在藍紙上，「以舒緩讀者的眼睛，使他們免受一般印刷書籍使用的白紙反射夜間煤氣燈強烈眩光的影響」。這對他的讀者來說是一種體貼的表現，對後世學者來說卻是一種不幸的選擇，因為他們現在必須在褪色的藍墨水中辛苦閱讀。

一八七六年出版的《陽光中的

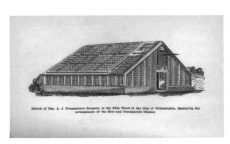

普利森頓令人敬畏的（藍色）溫室。

藍光及天空中藍色的影響》（The Influence of the Blue Ray of the Sunlight and of the Blue Colour of the Sky）將藍光熱潮推向主流，光輝歲月持續了約兩年。普利森頓在本書第二版中聲稱，藍色玻璃是萬能的靈丹妙藥，可以治療從痛風到癱瘓的一切疾病。這本書出版隔年，全國的玻璃製造商紛紛排隊準備親自向作者表示感謝。

從紐約到舊金山，屋主們開始增建藍玻璃日光房，或者至少也要在各處加裝一些藍色玻璃窗。水療機構也屈服於大眾對藍光的需求，開始建造藍色日光房。這個趨勢很快就蔓延到歐洲，「光浴」（light baths）在英國變得非常流行，法國眼鏡商也開始生產藍色眼鏡。一八七七年，《科學人》雜誌的一位記者寫道：

如今，在我們的街邊和林蔭大道上，經常可以看見掛在住宅窗戶裡的天藍色玻璃；而在明媚的日子裡，也可以看見生病的老爺爺或其他病人沐浴在空靈的陽光中，儘管臉上映著藍色的條紋，卻充滿了希望。

然而，這篇文章也正是藍光熱潮終結的起點。這是該雜誌製作的一系列熱潮揭密報導中的第一篇，發現它就是（也僅僅是）：一股狂熱。《科學人》狠狠來了一拳，宣布了一個科學事實：要是你躺在藍色玻璃底下，你接觸到的藍光其實是更少，而不是更多。如果你真的想吸收藍光，最好是站在戶外，或者至少站在透明玻璃底下。普利森頓所做的一切（以及其他人所做的一切），實際上，只不過是稍微遮擋了一點陽光而已。那篇讓藍光摔下神壇的文章發表一週後，《科學人》再度出擊，宣稱所謂藍光的治療效果，是已經有了充分研究的短暫日光浴對健康的益處，和明顯的安慰劑效應的結合體。

儘管普利森頓試圖反駁，但終點已近。到了一八七八年，大眾的

心思已經轉向，藍玻璃熱潮消失的速度和它燒起來的速度一樣快。雖然對藍光的痴迷消退了，但用光來治療的過程並沒有那麼快消失。十九世紀末和二十世紀初的醫界騙子們依然繼續用「以光治癒」為主題，進行著各式各樣的變化。

人造太陽：光療法進入室內

一八七九年，湯瑪斯・愛迪生（Thomas Edison）首次展示了他發明的白熾燈泡。雖然愛迪生並不是第一個發明燈泡的人，但他的燈泡是第一個具有商業化可行性、生產成本低，而且壽命長（可使用一千兩百小時）的發明。愛迪生沒有止步於此。接著，他又開發了一個電網系統，展示了電力如何通過連到每一家的中央發電機為整個社區提供照明。他甚至發明了第一個測量用電量的電表。當他完成這一切的時候，愛迪生說：「我們會讓電變得非常便宜，到時候，只有有錢人才點蠟燭。」

愛迪生的開創性成就，為醫生們實驗聚光對疾病的影響鋪平了道路。隨後，一些光療的合法用途也開發出來，特別是尼爾斯・呂貝里・芬森（Niels Ryberg Finsen），他因為證明了紅斑性狼瘡對於集中光線的敏感性，而在一九〇三年獲得了諾貝爾醫學獎。

但騙子們也很快就來共襄盛舉了。

一八九〇年代末，約翰・哈維・家樂（除了早餐穀片之外）又發明了「光浴」供他位於密西根州巴特溪（Battle Creek）的療養院

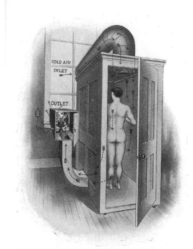

Fig. 14. Cabinet method of cooling the surface of the body with Electric Fan. See page 70.

光浴箱中允許裸露。

使用。以下是一八九三年報紙上的文章內容：

所需要的東西是，一個能圍起整個身體（除了頭部）的櫃子，以及五十盞十六燭光或一百一十伏特的電燈。這些燈分組排列在身體周圍，每組有一個單獨的開關，所以它們可以指向身體的某個特定部位。燈光會讓病人精神振奮，皮膚變黑，就像泡過海水浴一樣。

基本上，做這種光浴就像坐在一個有刺眼光線的蒸氣浴室裡。家樂相信光浴可以治療傷寒、猩紅熱和糖尿病，還有助於治療肥胖、壞血病和便秘。在一九一〇年出版的《光療法：給學生和從業人員的光療實用手冊》（Light Therapeutics: A Practical Manual of Phototherapy for the Student and the Practitioner）中，他提到了光浴的好處：

電光浴應延長到能產生大量汗水的程度，每週施行兩到三次……利用弧光燈將全身表皮曬黑，是改

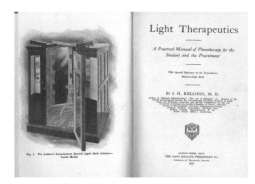

「在麻醉昏迷、鴉片中毒和心臟衰竭的情況下，只要照射心臟部位極短的時間，就很有效。」（摘自《光療法》關於用弧光燈照射胸部的章節。）

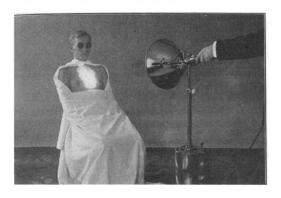

善病人整體生命狀態極好的方法。

說白了，家樂就是偶然發現了流汗對健康的好處。他聲稱，英國國王愛德華在漢堡洗了幾次光浴，顯然治癒了痛風之後，他的光浴已經被好幾個「歐洲有皇冠和頭銜的家族」採用。家樂向我們保證，後來愛德華國王也在溫莎城堡和白金漢宮裝了光浴。所以，下次你去這

兩座宮殿的時候，就有問題可以問導遊了。

沒有診斷，沒有藥物，就沒有問題？

丁夏・P・加迪亞利（Dinshah P. Ghadiali）第一次讀到色彩療法時，他還是印度孟買的一名舞台經理。他獲得啟發之後，立刻趕去幫助一個朋友的姪女——她患有黏液性結腸炎——去的時候只帶了一個紫色的醃菜瓶、一盞煤油燈，和一些裝在藍色玻璃容器裡的牛奶。「治癒」她之後，加迪亞利知道自己找到了畢生的使命，他在一九一一年移民到美國，傳播色彩療法的福音——並且在這段期間賺了一大筆錢。

加迪亞利融合了燈泡療法和藍色玻璃潮流等元素，創建了他所謂的「光譜色療研究中心」（Spectro-Chromo Institute）。只要預付一百美元現金，就可以參加他的光譜療法強化課程，並且由

加迪亞利本人親授「透過調諧色波恢復人體的放射性活動和輻射平衡」的全部知識。我們相信，他就是這樣一位天生的天才，在他的家鄉印度，他十一歲時就已經在大學裡教數學了。（加迪亞利實在太自戀了，他把這一大串頭銜都加進了自己的簽名裡：「醫學士，醫學工程碩士，整脊醫學士，哲學博士，法學博士，自然療法博士，光學博士，家庭照護博士，順勢療法專家，醫技博士等」。

他這個療法的基本前提是，每種元素都呈現出稜鏡七色中的一種。人類主要是由氧、氫、氮和碳組成的，依次對應著藍、紅、綠和黃色。覺得人不太舒服？你有個顏色不對勁。想治好某種疾病，只需

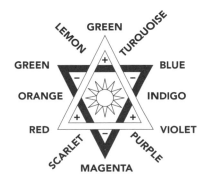

顏色！

要把你褪色的色彩調亮，或者把你太過鮮明的顏色調淡就行了。

為了做到這一點，加迪亞利發明了一種叫做「光譜色療」的裝置，它基本上是個箱子，裡面有個一千瓦的燈泡（見右圖）。使用者可以把各色玻璃板放在箱子裡的窗戶上，以吸收特定顏色的光。（然而，和藍色玻璃熱潮一樣，遮擋光線後，使用者選擇吸收的那個色光其實更少）。光譜色療裝置就像一個古怪的簡易烤爐，它要求使用者在特定的月相期間裸體站在燈箱前。月亮週期對電燈箱究竟有什麼影響，至今依然是個……謎。

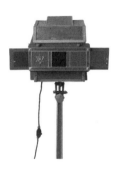

不確定該用什麼顏色治療您的特定傷勢或疾病嗎？不必擔心——「光譜色

外科射線和宇宙療法局

大約在加迪亞利帶著他的秘書穿過一個又一個州的同時，彩色玻璃再度卷土重來，馮·席林外科射線儀（Von Schilling Surgical Ray）上市了。基本上這是一支類似手鏡的圓形彩色厚玻璃，可以放在你覺得痛的地方或傷口上方，以集中特定色彩的光。

遵循類似的原則，一九四○年，宇宙療法局（Bureau of Cosmotherapy，你沒聽說過嗎？）的羅蘭·杭特（Roland Hunt）寫了一本《色彩療法的七個關鍵：實踐的完整綱要》（The Seven Keys to Colour Healing: A Complete Outline of the Practice）。杭特用蹩腳的詩歌強調他認為色彩療法有益的觀點：

在清爽的煥然一新中，像清新的露水
調和你我的話語，噢，藍光啊——
讓它成真，
讓它成真。

杭特這樣極力求「真」，說法卻是：他稱之為「蔚藍」（Ceruleo）的藍色水可以治好痢疾、霍亂和黑死病。杭特向他的讀者們（假設不只一人）保證，在孟買，成千上萬的人由於喝了「蔚藍」，而從大瘟疫中倖存，以此證明「蔚藍」有效。

療」自帶一張特殊圖表，可以引領您完成這個複雜的決策過程。黃光促進食物消化，綠光刺激腦下垂體，紅光製造血紅蛋白，藍光增強活力，檸檬黃光修復骨骼。等等，族繁不及備載。

不知道為什麼，「光譜色療儀」居然大獲成功；到了一九四六年，加迪亞利已經賣掉了將近一萬一千台，賺了一百多萬美金。和家樂宣傳非侵入性、非藥物治療同一個招數，加迪亞利保證的「無診斷、無藥物、無手術」也打動了對醫療機構有戒心的受眾。而醫療機構對這件事很不高興。

一九二五年，這位成功的推銷員帶著十九歲的秘書穿越州界之後，因「不道德的目的」被捕。這

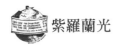
紫羅蘭光

位於電療和光療交界處的，是紫羅蘭光（violet ray），發明人是尼古拉·特斯拉（Nikola Tesla），於一八九三年在世界哥倫比亞博覽會上首次展示。這個裝置將高壓高頻（但低電流）的電當成一種治療劑施加在

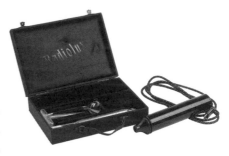

一部Radiolux公司生產的紫羅蘭光套裝，約一九三〇年。

人體上。當玻璃電極通電時，它會發出一種有趣而神秘的紫羅蘭色輝光，這本身就產生了一種強大的安慰劑效應（因為，很酷啊！）多家美國公司生產這項裝置，並宣傳它能治療多種疾病，包括「腦霧」，治療方式是這樣的：

在額頭和眼睛上放置一號按摩頭，同時用直接接觸皮膚的強電流治療後腦杓和頸部。治療脊柱，用手握住電極。吸入約四分鐘的臭氧也很重要。

經過無數次訴訟和美國食品暨藥物管理局的干預，紫羅蘭光儀器製造商終於在一九五〇年代初停止生產。今天，紫羅蘭光儀器在收藏市場上是個搶手貨，因為它和特斯拉有關，他去世之後幾年，獲得了讓人崇拜的地位，而且看見紫羅蘭光儀器發出深紫色的光時確實酷斃了。與此同時，一種被稱為「紫羅蘭魔杖」（violet wand）的新設備也被性施虐／被虐族群採用，這樣東西基本上和紫羅蘭光具有相同的作用，但被採用的原因就完全不一樣了。

不是他第一次也不是最後一次觸犯法律。在美國醫學會和美國食品暨藥物管理局的嚴格審查下，加迪亞利一輩子都必須面對法律問題；然而，他靈敏的頭腦總是能找到新方式來賣產品。加迪亞利的廣告內容不再宣傳「治癒」能力，而是光譜色療儀的「正常化」影響。病人不是在接受「治療」，而是在恢復他們的「放射性活動和輻射平衡」。

使用的語言一換，政府當局就很難用虛假或誤導性言論起訴加迪亞利。如果人們真的想把錢砸在光譜色療儀的「正常化影響」上，好吧，這是個自由的國家。

加迪亞利於一九六六年去世；他的想法卻不知怎地留了下來。紐澤西州馬拉加（Malaga）的丁夏健康協會（Dinshah Health Society）是個註冊的非營利組織，由加迪亞利的繼承人管理，至今仍在運作，出售各種光療書籍和相關產品。

照亮前路

今天，我們知道光有助於身體合成維生素D，現代醫生也使用光療法來治療各種疾病，包括季節性情緒障礙、憂鬱症、時差、乾癬和嬰兒黃疸。

十九世紀藍光熱潮帶來的真正好處其實很簡單：就是現代日光房的發明。因為事實證明，人類確實很享受在自己家裡坐著舒適地曬太陽的機會。

他們只是不再需要藍色玻璃窗了。

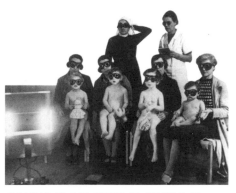

孩子們在護士陪伴下接受「照光治療」，一九三八年，倫敦。

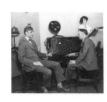

無線電療法

關於五分錢合唱團、活力計、調諧儀、一個「既熱情又容易激動的小個子猶太醫生」、一隻臥底豚鼠,和遠程治療的故事

無線電頻率(Radio frequencies,又稱射頻)是很難懂的東西。就像電和wi-fi一樣,我們大多數人只要知道無線電波在運作就滿足了,並不關心它是怎麼運作的。你打開收音機,轉到一個電台,跟變魔術一樣,你突然聽到了一首歌。這首歌可能是波士頓合唱團的《不只是感覺》(More Than a Feeling),這是有史以來電台播放頻率最高的其中一首歌。這裡頭有些東西,足以撫慰人心。

二十世紀初,無線電還是一項炫目的新技術,它的魅力和人們對它的推測,就跟今天的無人駕駛汽車甚至新iphone一樣。多虧了義大利發明家古列爾莫·馬可尼(Guglielmo Marconi)在一八九五年創造了第一個在商業上獲得成功的無線電傳輸系統,人們對於無線電波的興奮,加上對它的工作原理缺乏瞭解,使市場開發時機趨於成熟。宣稱可以利用這種神秘能量的醫學療法獲得了一批願意接受的聽眾。這就是為什麼像阿爾伯特·阿布拉姆斯(Dr. Albert Abrams)醫生這種宣稱用無線

電波診斷治病的人也能發大財的原因。

壞振動和把壞振動治好的人

阿爾伯特·阿布拉姆斯一八六三年生於舊金山，年僅十九歲就在德國獲得醫學博士學位，並在一八九三年回到家鄉，在庫珀學院（Cooper College）擔任病理學教授。四十多歲時，阿布拉姆斯已經是一個聲譽卓著的神經學家，在通往傑出事業的道路上穩步前進。然而，崩壞的裂隙開始出現了。

阿布拉姆斯由於一次夜校騙局失去了教授職位，之後，他慢慢變成了一個醫學騙徒，他發明了一些靠不住的技術，比如說沿著脊椎敲打（脊椎理療）以刺激神經，並進而刺激器官，治療疾病。這種做法被他吹捧成可以醫治一切病痛的萬靈丹。

不過，他的明星療法還是無線電療法。一九一六年，阿布拉姆斯出版了《診斷和治療的新概念》（New Concepts in Diagnosis and Treatment）向全世界介紹他的理論。那他的理論是什麼呢？簡而言之：健康的人會輻射出健康的能量，有病的人則輻射出疾病頻率，阿布拉姆斯這類的無線電療法醫生聲稱，他們可以用複雜笨重的機器檢測到這些頻率，然後，他們可以治好你的病——順帶一提，是任何一種疾病——只要把你的疾病頻率調回健康頻率就行。

這有點像是你在路上旅行時亂轉收音機。由於命運的捉弄，你可能發現自己突然聽見了五分錢合唱團（Nickelback）的歌。這就跟你的身體發出疾病頻率差不多。幸運的是，這也很容易修復。就像你可以迅速重新轉動收音機，把五分錢合唱團安全地拋在身後，一身冷汗地離開，一個擁有適當機器的無線電專業醫師可以同樣輕易地把你的身體調到健康的頻率。

接下來是長一點的版本（請在這裡稍微停一下，做個深呼

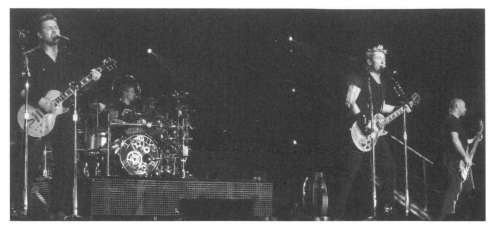
可能正在表演「照片」這首歌的五分錢合唱團。

吸）：人體是原子組成的；而原子是電子構成的。電子振動，發出輻射，無線電療法醫生稱之為「ERA」，也就是「阿布拉姆斯電子反應」（electronic reactions of Abrams）。如果一個人健康，他或她的電子就會以「正常」頻率振動。然而，如果一個人不健康，這個人的電子就會以「不正常」的速度振動。因此，要治癒病人，醫生必須檢測出不健康的振動，然後將疾病電子產生的振動頻率傳回給疾病。這會反過來中和疾病，讓電子回到正常的振動頻率。

回到我們的五分錢合唱團場景

吧，這就像是你為了擺脫他們這首歌，所以你掏出你的iPod對準收音機喇叭，找出五分錢合唱團的歌，用力給它炸回去，

有用的程度也差不多。

用活力計診斷

那麼，無線電療法醫生是怎麼檢測異常振動的呢？以毫不意外的荒謬方式。

假設你剛從傳統的醫生那裡得知了一個糟糕的診斷結果。你可能會提醒自己，多聽聽第二意見總是值得的，以作為一種應對機制，而且，嘿，你聽說過的這個阿布拉姆

斯醫生應該什麼都治得好。為什麼不讓他試試看呢？

你給他的辦公室打了電話，對方要求你帶一根頭髮樣本來。你對這裡頭的邏輯有點不解，但還是拔下了一根頭髮，前往阿布拉姆斯位於舊金山的辦公室。

你到了，接待人員問你收集頭髮樣本的時候是不是面朝西方，她很堅持這是診斷的一個關鍵因素。你不記得自己當時到底面朝哪裡，所以，你對著落日，很不情願地又從頭上拔了幾根頭髮。

接待人員終於滿意了，她把你帶進阿布拉姆斯的辦公室，指示你把頭髮樣本放在一部看起來很奇怪的機器裡，她稱它為「活力計」（Dynamizer）。阿布拉姆斯醫生進來了，他自信滿滿，在房間裡忙來忙去，調暗燈光，用各種電線把你和「活力計」連接起來，他向你保證，這些電線會檢測你的「振動模式」。他再次命令你面朝西方，因為這能確保機器正確運作。

接下來，阿布拉姆斯將活力計接到一系列其他機器上，其中一部，他稱為「無線電療儀」；你會發現，它最明顯的特點就是上面有很多刻度盤。醫生向你保證，這些刻度盤在檢測歐姆數方面非常有用，這可以協助他確定你究竟得了什麼病。

然後他指示你解開襯衫扣子，把內衣拉起來。你照做了，這時阿布拉姆斯從他桌上拿起一根玻璃棒，開始輕輕觸碰你的肚子。你問他這麼做到底想知道什麼。醫生說，他正在尋找「共振」或「遲鈍」的區域。

每件事聽起來都非常令人印象深刻，你會想，如果他對「共振」和「歐姆數」這麼大費周章慎重其事，那麼，這肯定是有用的，對吧？

忙得沒時間去阿布拉姆斯的辦公室嗎？別擔心。最終，隨著無線電療法技術的發展，病人甚至不需要在場，熟練的醫生只需要透過活

力計檢測頭髮或血液（或筆跡）樣本，就能檢測出疾病。

電子反應是出了名的變化無常。採集樣本的時候，病人必須面朝西方，而且要在昏暗的燈光下，房間裡不能有任何橙色或紅色的東西。順便說一句，有抱持懷疑思維的人在場也會驅散振動反應。

據說，無線電療法不僅能檢測疾病，還能確定一個人的性別、懷孕階段、年齡、地理位置，最重要的是，還能確定這個人的宗教信仰。阿布拉姆斯甚至在一九二二年印製了一張圖表，顯示了基督教不同教派的腹部遲鈍區域。

更厲害的是，阿布拉姆斯聲稱，他可以利用死者的筆跡樣本確定他或她的死亡原因。活力計檢測了下列人士的簽名：塞謬爾・佩皮斯（Samuel Pepys，梅毒）、塞謬爾・約翰遜博士（Dr. Samuel

Johnson，梅毒）、亨利・華茲華斯・朗費羅（Henry Wadsworth Longfellow，梅毒）、奧斯卡・王爾德（Oscar Wilde，梅毒）以及埃德加・愛倫・坡（Edgar Allan Poe，「普通感冒」——開玩笑的，「梅毒和嗜酒狂反應」）。

活力計已經準備好，也願意大膽宣布，許多文學史上的傑出名人都死於性病。如果你完全無法理解，搖了搖頭，我們不會責怪你的。不過別擔心，因為在家學習無線電療法課程只需要兩百塊美金，預付。

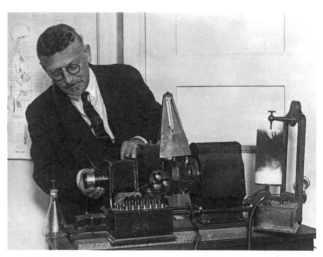

阿爾伯特・阿布拉姆斯像個醫生似的操作著一台狗屁機器。

治癒的謊言與邪教興起

好了，現在你拿到你的診斷結果了，多虧了活力計，因為有了活力計，你才可能剛發現自己得了梅毒。下一步該怎麼做呢？調諧儀（Oscilloclast）在這裡出場了，這是一種可以為你治好病的放射設備（《摔角狂熱》（WrestleMania）裡應該也有人取這個名字）。要治好你的梅毒，你需要從阿布拉姆斯那裡租用一部調諧儀，頭期款是兩百美元或兩百五十美元（如果是直流電而不是交流電，費用會更高），再加上每月五美元的永久費用。最終，這位醫生每月淨賺一千五百美元，都是比他低一層的庸醫們付給他的月租費。

他們宣稱，調諧儀的工作原理是將無線電波定向到病人身上。這些無線電波被調到一個據說可以殺死感染或疾病的特定頻率。阿布拉姆斯：「特定藥物的振動頻率必須與它們能有效治療的疾病相同。」他說。「這就是它們能治病的原因。」至少這位醫生是這麼認為的。從這個想法延伸，調諧儀可以調整到和藥物相同的「振動頻率」，也就是無線電頻率，以此治療疾病。

然而，租用調諧儀有個特殊條件，承租人必須同意不能打開機器，因為它是「密封」的。打開機器會破壞它的功能（並且讓令人敬畏的調諧儀保固完全失效）。

你不能打開這部機器的真正原因是，它裡頭除了一堆用電線雜亂無章地連在一起、沒有特殊用途的電子零件之外，什麼也沒有。一位打破了神聖的無線電療法誓約的物理學家後來寫道，這是「那種一個十歲男孩做出來騙一個八歲男孩的裝置」。

消費者基本上就是在玩玩具，這不重要。反正阿布拉姆斯已經用調諧儀和活力計賺到了大把大把的錢。這些東西之所以能風行，很大程度上源於阿布拉姆斯和他的追隨

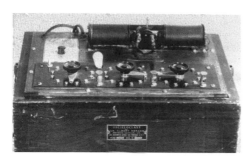

能是調諧儀，也可能是十歲男孩拿來騙八歲男孩的機器。

者巧妙地利用了一個簡單的心理技巧：透過一種類似宗教的醫療儀式，讓一個人相信他有某種疾病，如癌症。然後提出要用調諧儀治好他。很快，病人就愉快地擺脫了癌症這種他從來也沒得過的疾病。然後病人就可能會在朋友圈裡傳播這個消息。「我差點就要死了，你不會相信的。但是謝天謝地，我聽說有一種新療法叫做無線電療法。他們把我連上一部機器，噗一聲，我的癌症就消失了！」這證言非常強大，一個口碑營銷活動就這樣迅速地建立起來。

等到厄普頓・辛克萊也成為信徒，對無線電療法的狂熱崇拜一躍成為全國矚目的焦點。辛克萊是揭

露肉品加工行業黑幕的經典小說《魔鬼的叢林》的作者，一九二二年六月，他為《皮爾森雜誌》（Pearson's Magazine）寫了一篇名為〈奇蹟之家〉（The House of Wonders）的文章，為無線電療法背書之後，這名字變得家喻戶曉。在這篇文章裡，辛克萊對阿布拉姆斯和他的療法大加讚揚，極力宣傳：

我決定去舊金山看個究竟。原本我打算在那裡待一兩天，但我在那裡發現的東西讓我待了幾個星期，要不是有緊急任務必須回家，說不定我會待上幾個月甚至幾年……這位既熱情又容易激動的小個子猶太醫生若不是人類歷史上最偉大的天才，就是最偉大的瘋子。但只要你給他一個新想法，一個可以驗證或完善他工作的方法，他就會像貓一樣撲上去。尼采關於人類靈魂的名言：「人類靈魂渴望知識，如同獅子渴望食物。」他是這話真正的化身。沒有什麼實驗是他

不願意嘗試的……當我說，在阿布拉姆斯的診所裡待了一星期之後，我對肺結核、梅毒和癌症這三種可怕疾病的恐懼感完全消失了，我說的是毫無誇張的事實。

辛克萊的文章在全美和英國的雜誌上引發了各式各樣的回應。然而，隨著無線電醫學在大西洋兩岸越來越受歡迎，它也開始吸引懷疑論者批評的眼光。美國醫學協會就是其中之一。

無線電療法失去了訊號

美國醫學協會進行了一個絕妙的計畫，他們將一隻雄豚鼠的血液送到一位無線電療法醫生那裡進行檢測，並且為血樣編造了一個背景故事，聲稱這是一位「貝爾小姐」的血樣。檢測結果顯示，貝爾小姐得了癌症（檢測值足足有「六歐姆」那麼高），而且左額竇感染，左側輸卵管也感染了鏈球菌。

《科學人》緊追其後，對無線電療法理論展開了長達一年的調查。這本雜誌從一九二三年十月到一九二四年九月，每個月都有新進度。調查結果是：

本刊委員會發現，以阿布拉姆斯電子反應為代表，以及一般的電子治療所宣稱的主張，並未得到證實；我們認為，這些說法沒有事實依據。在我們看來，所謂的電子治療是沒有價值的。

一份受人尊敬的出版物發表了措辭嚴厲的拆台文章，緊接著，一個英國委員會也發表了類似的報告，認為這種做法「在科學上無根據」而且「在倫理上不正確」。報刊上還刊登了一個案例，一位老人去梅約診所就診，診斷出無法手術的胃癌。這位可憐的老人求助於無線電療法，用了調諧儀之後，他們告訴老人，他已經「完全康復」了。他在一個月後過世。

而同時，辛克萊也迅速跳出來為阿布拉姆斯辯護，他寫道：

他做出了這個時代甚至其他任何時代最具革命性的發現。無論我

希望擁有什麼樣的聲譽，我都敢拿它來打賭，他已經發現了診斷和治療所有重大疾病的偉大秘密。

對辛克萊未來的名聲來說，幸好他還寫了一部社會正義的傑作，所以當他對肆無忌憚的騙子表達狂熱支持的時候，我們還能不太舒服地裝裝傻，視而不見。儘管辛克萊奮力辯護，但《科學人》的報告讓無線電療法失去了絕大部分可信度。然而，它的創始人已經不在人世，無法親眼見證它的消亡。

在無線電療法大獲成功之後不久，阿布拉姆斯在六十歲時死於肺炎，這時他已經是個非常富有的人。一九二四年，阿布拉姆斯的遺產價值兩百萬美元，這是人類容易受騙的可悲註腳。在一封信末奇怪的附語中，阿布拉姆斯聲稱自己可以用活力計預測一個人的死亡日期。他準確地預言自己將死於一九二四年一月。

無線電療法的未來

阿布拉姆斯死後留下了權力真空，各式各樣的庸醫模仿者迅速出現，爭奪「無線電療法」市場的大餅。這當中最成功的莫過於加州好萊塢的露絲·B·卓隆（Ruth B. Drown），她發明了自己的無線電治療儀，據說無論病人在世界哪個角落，全都能治好。

卓隆也為自己的江湖騙術找到了願意接受的聽眾，她一生中治療了大約三萬五千名病人，並且將她的機器廣為銷售，特別是賣給其他的邊緣醫學從業者。她也會在毫無提示的情況下接診。

一九五〇年代初，電影明星泰隆·鮑華（Tyrone Power）和妻子在義大利的一場車禍中受傷。卓隆用她的一台遠程無線電機器（如果有好奇的人想知道，這台機器的型號是「300」型）向他們發送治療用無線電波。而因為她的機器和阿布拉姆斯的活力計一樣，需要病人身上的某種樣本，卓隆用的是這對大人物夫妻的血樣，她聲稱這些

血樣早就存在她的「收藏庫」裡。（什麼？怎麼存的？怎麼回事？）

泰隆和妻子從車禍中復原，回到了美國的家。卓隆的無線電治療服務帳單已經在家裡等著他們了。

無線電療法一直都有神秘成分存在，儘管所有的科學證據都譴責這個理論，但它還是設法留住了一些信徒。時至今日，你還是可以找到散佈在美國各地的無線電療法從業者。然而，治療焦點已經轉移到將你的思想放大到更大的宇宙意識中。透過無線電療法，據說你可以把你的意志強加給世界。你可以利用這種能力來改善你的健康、找到一個情人，或者得到一個棒呆了的股票消息大賺一筆。你甚至可以製作自己的無線電裝置。在谷歌上簡單搜索一下就能找到一些免費的圖解。說不定哪一天，童子軍專科章（Boy Scouts badge）也會出現「無線電療法」這一項。

在此同時，傳統醫學顯然也會利用無線電波和調度人員以及護理人員通訊。但很多人並沒有意識到，無線電頻率驅動的熱能可以用來消融或燒掉有問題的組織。它可以治療某些類型的心律失常、腫瘤和靜脈曲張。

也許在某個地方，可憐的厄普頓・辛克萊也覺得他對無線電療法熱潮的熱情獲得了一點點平反。

 ## 害蟲不見了！

一九四九年，密蘇里州堪薩斯城的一位發明家T・蓋倫・赫羅尼姆斯（T. Galen Hieronymus）製造了自己的無線電設備。據說，這部「赫羅尼姆斯機器」可以檢測到「電光能量」（eloptic energy），據說這種能量來自所有的生命。赫羅尼姆斯機器用於農業，可以解決一切問題，特別是替代殺蟲劑。

如果你想找點樂子，可以問問你家附近從事有機農業的農民有沒有用過赫羅尼姆斯機器！

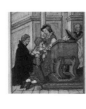

國王的觸摸

關於瘰癧、馬克白、國王觸摸儀式、神奇的馬、醫療用硬幣，和聖路易腐朽手臂的故事

中世紀是個活得很醜陋的時代。沒有現代醫學的幫助，各種可怕的、會毀容的疾病在歐洲平民中肆虐。甲狀腺腫大、腫瘤、皮疹、水腫、兔唇。但在英國和法國，最嚴重的其中一種皮膚病是瘰癧（Scrofula），當時更為人所知的稱呼是「國王之病」（king's evil）。

瘰癧（源於拉丁文scrofa，意思是繁殖期的母豬，因為當時的人認為母豬容易感染這種疾病）是一種結核病，會感染頸部的淋巴結，產生巨大而難看的腫塊，並隨著時間繼續擴大。它很少致命，卻極易毀容。瘰癧和其他許多神秘的皮膚病，通常被稱為「國王之病」，因為它需要國王的觸摸才能治癒。

所以，你知道，不必擔心。要是你脖子上爆出一個超大塊、而且還在持續增長的瘰癧，你需要做的就是找個國王。只要他摸了你，你就可以走了。再見了，毀容的腫塊。

至少，在十一世紀的英國和法國人民看來是這樣的，當時由國王觸摸患有瘰癧的農民，是一種合法的醫療行為。

為了展現他們神賜的治療能力，英格蘭國王懺悔者愛德華（Edward the Confessor，約一〇〇〇至一〇六六）和法國國王腓力一世（King Philip I of France，一〇五二至一一〇八）開始公開治療瘰癧。為病所苦的農民聚集在華麗浮誇的皇家典禮場上，讓國王觸摸，理論上，這樣就能治好他們。

國會議員塞謬爾·佩皮斯（Samuel Pepys）在幾百年後的一六六〇年描述了這樣一場儀式，當時查理二世坐在王座上：

陛下按照慣例，開始觸摸邪病，情況如下：國王陛下坐在宴會廳的王座上，外科醫生將病人抬上或領上王座，他們跪在那兒，國王立刻用雙手撫摸他們的臉或雙頰，這時，一位牧師按照儀式程序，說：「他把手放在他們身上，治癒了他們。」

這沒有什麼壞處，就算不治療，有些瘰癧似乎也會自行緩解。或者，至少有某種發作頻率，可以讓國王的觸摸看起來像是治癒的主因——或者唯一的原因。

國王觸摸儀式在英國農民之間流行還有另一個原因，因為他們有機會獲得一枚特殊金幣，俗稱「天使」，因為金幣正面鑄有天使長米迦勒（St. Michael）的圖像。農民讓國王觸摸過之後，就可以得到這種特殊金幣，它於一四六五年首次鑄造。這些紀念品將成為珍貴的傳家之寶，而且人們認為這裡面還保留了一點點國王的療癒魔法。民眾會把金幣用特別的鍊子串起來戴在脖子上，生病的時候就用金幣擦一擦身體。

和國王（或者女王，視情況而定）有過了身體接觸，還收到一枚「神奇硬幣」，可能會在中世紀的農民之間激起極大的敬畏和驚嘆，這點不難想像。身陷在根深柢固的

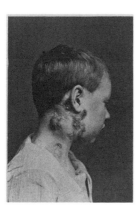

進行中的瘰癧。

農奴經濟中，又未曾受益於現代教育，這樣的一次經驗很可能會產生強大的安慰劑效應，說不定有助於瘰癧的症狀消退。

但同時，國王和皇后們似乎並不擔心自己會染上瘰癧。當然，如果你是國王，在其他人意識到你有這種病之前，你就能輕易地把自己治好，你知道的，只要摸摸自己就行了。但你能想像，如果一個國王做了觸摸儀式，卻讓自己染上了瘰癧，那會是怎麼樣的一場公關惡夢嗎？由於這種做法在我們瞭解傳染病如何傳播之前就停止了，所以我們可以有把握地假設，參加儀式的國王和皇后們是真的相信，他們絕不會從自己的臣民身上感染到

瘰癧。這真的只是歷史上一個幸福的僥倖（至少從君主制的角度來看），顯然他們當中確實沒有一個人染過病。

以觸摸獲得國王的合法地位，或者由於太合法而不能不幹

君王的觸摸甚至出現在莎士比亞的《馬克白》中，一位醫生告訴馬爾康（Malcolm）和麥克德夫（Macduff），懺悔者愛德華國王此刻正忙著觸摸瘰癧病人：

馬爾康：「請問醫生，王上出來了嗎？」

醫生：「出來了，殿下；有一大群不幸的人們在等候他醫治，他們的疾病使最高明的醫生束手無策，可是上天給他這樣神奇的力量，只要他的手一觸，他們就立刻痊癒了。[1]」

事實上，君王的觸摸正是馬爾康和麥克德夫爭取懺悔者愛德華國王協助他們推翻馬克白的其中一個原因——愛德華國王是個「真正的

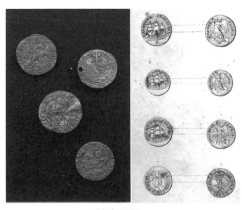

神奇硬幣。

國王」，因為他擁有神賜的治癒能力。莎翁這裡絕對取材自真實事件：在歷史上，國王的觸摸能讓一個國王的統治在民眾眼中擁有合法地位，具有非凡的政治優勢。

在十一世紀的懺悔者愛德華和腓力一世之後，按手治療瘰癧的能力被視為神聖的繼承，只有「真正的國王」才能做到。可以預見的是，這種能力似乎是透過親子間的嚴格家族血統傳承下來的，因而有助於維持王朝對於王國的控制。

神聖的統治權有部份藉由國王觸摸的治癒能力展現，成為國王合法性很重要的一面，正因為如此，英國統治者將這個儀式保持了七百年，法國統治者保持了八百年。可能有人會認為，你可以透過一個君主政體對皇室合法性的堅持程度看出它受歡迎的程度。幾乎每次國王需要提高支持率的時候，就會想辦法讓民眾想起君主的觸摸。這點很有意思。

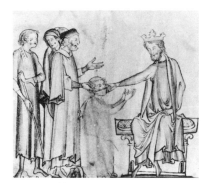

國王的觸摸。

以英格蘭為例。除了著名的亨利四世（他在某次儀式上觸摸了一千五百名病人）之外，統治者對於國王的觸摸都不怎麼有興趣，每年只會摸寥寥幾個病人，直到十七世紀才出現了一個人數高峰。接著，情勢變得嚴峻起來。查理二世大開觸摸之門，在他統治的二十五年裡，他觸摸了大約九萬兩千名瘰癧患者，平均每年三千七百人。

為什麼他要觸摸這麼多人呢？嗯，那段時間，君主制的根基相當不穩。查理的父親查理一世在一六四九年英國內戰期間被斬首。隨後，查理二世於一六五一年在戰鬥中被奧立佛·克倫威爾（Oliver

---

1.引自朱生豪譯文。

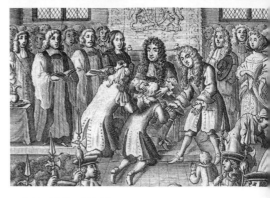

「國王觸摸」雕版畫。

Cromwell）擊敗，越過英吉利海峽逃往安全的歐洲大陸。之後，英格蘭花了九年時間玩弄英國聯邦，直到克倫威爾死後，國家陷入動盪，才在一六六〇年邀請查理二世結束流亡，返回英國。

就這樣，這位國王有了一個清晰明確的合法工作目標，瘰癧病人大排長龍，他幾乎沒辦法讓他們快點通過皇宮大門。就像二十世紀末的吟遊詩人MC哈默（M. C. Hammer）那首睿智的歌名說的，查理二世確實太合法了，由不得他不幹[2]。

然而，當安妮女王於一七一四年去世，即使窮全世界所有瘰癧患者之力，也無法阻止查理的斯圖亞特王朝覆滅。這個好鬥的家族絕不會甘心流亡，也不會讓漢諾威王朝打倒他們。他們堅持自己擁有英國王位，在十八世紀發動了好幾次詹姆斯黨（Jacobite）叛變。他們的追隨者還散佈謠言，說斯圖亞特家族依然能展現國王觸摸的奇蹟。（「看哪，我們的王還是可以用觸摸治好瘰癧。上帝眷顧他，他有坐在英國王位上的神聖權力，這不是很明顯嗎？」）這沒什麼用：儘管詹姆斯黨的所有叛變都和醞釀中的蘇格蘭民族主義觀念浪漫地糾纏在一起，但最後都以失敗告終。

與此同時，法國則把「國王觸摸」儀式做到了極致。從中世紀後期開始，這種儀式就納入了法國國王的加冕儀式中，這是種從一開始就鞏固神聖統治權的好方法。

國王的觸摸在十七世紀的法國達到了人氣頂峰———一六八〇年復活節，路易十四不是在凡爾賽宮找彩蛋慶祝（派對！），而是觸摸了一千六百名瘰癧病人。儘管這種做

2.指《Too Legit to Quit》，一九九一年發行。

法在十八世紀逐漸式微，路易十五還是為延續這個火種盡了自己的一份力量，他將一場國王觸摸的人數記錄推高到驚人的兩千四百人。

這和女王伊莉沙白二世坐在車隊裡和人群揮手還是有點不同的，不是嗎？

碰不到真國王？試試這些仿冒品吧！

身受國王之病折磨的農民面對的問題非常現實：如果你得了一種只有國王才治得好的病，你幾乎唯一能仰賴的就是見到他。除非你能去倫敦或巴黎參加國王的觸摸儀式（那可是易捷航空（EasyJet）或瑞安航空（Ryanair）出現之前的年代），否則你就只能自認倒楣了。要是你天生好命，瘰癧的症狀可能會自行緩解。或者，你說不定能找到替代國王的治療師。像是，馬。

蘇格蘭非國教主義者亞歷山大‧希爾茲（Alexander Shields）在一六八八年的日記中寫道，蘇格蘭的安南達爾（Annandale）地區有一匹特殊的馬，只要讓它舔舐腫塊就可以治好瘰癧：「有個親眼見過的人告訴我，在安南達爾谷地或附近有一匹馬，讓它舔舐腫塊就可以治癒國王之病，大批大批的鄉下人從四面八方來到這裡。」

對於幾乎沒有機會見到國王本人的偏遠蘇格蘭窮人來說，那匹舔人的馬簡直是天大的恩惠。而對於擁有那匹馬的農夫來說，那匹馬也是個天大的恩惠。那個農夫一定是個擁有庸醫精神的精明生意人，藉著讓人使用他的神奇馬兒獲得了可觀的利潤。（至於他是怎麼說服那匹馬去舔那些增生腫塊的，這件事已經被歷史遺忘了。）

去皇宮進行觸摸朝聖對愛爾蘭人來說也有點遠，所以他們在十七世紀中期有了自己的替代方案。一六六二年，一位愛爾蘭信仰治療師突然聲名鵲起，聲稱有

能力透過觸摸受苦的病人治癒瘰癧，他有個令人難以置信的名字：瓦倫丁‧格雷翠克斯（Valentine Greatrakes，也就是「觸摸者」（the Stroker））。儘管瓦倫丁很顯然不是國王，但由於愛爾蘭農民很難到倫敦覲見真正的國王（毫無疑問，傳統愛爾蘭共和黨人對君主制的普遍看法也助了一臂之力），所以呢，格雷翠克斯還是大撈了一筆。而且是海撈。三年間，無論他出現在哪裡，都吸引了滿坑滿谷的人，每個人都希望有機會讓他摸一摸。格雷翠克斯最後終於激怒了利斯莫爾（Lismore）主教法院，他們禁止他進行醫療行為，用的是「缺乏專門執照」這個古老的理由。

這並沒有阻止他。一六六六年，格雷翠克斯跳過小小的海峽來到了英國，在他周遊全國的過程中，他依然繼續觸摸瘰癧患者。最後，查理二世聽說了他的事，還召見他在白廳宮（Whitehall）展示他的能力。雖然查理二世對這位「觸摸者」的觸摸仍有疑問（儘管查理二世也對他個人的皇家觸摸能力充滿熱情），但他出人意料地並沒有禁止格雷翠克斯宣傳他的服務，還讓這位愛爾蘭信仰治療師繼續在英格蘭各地活動。這位國王還有更重要的事要擔心，比如說正打

 ## 國王的其他禮物

儘管英法兩國的統治者在歐洲君主政體中以治療瘰癧的能力獨樹一幟，但他們並不是唯一公認具有天生治療能力的貴族。據說奧地利的哈布斯堡王朝（The Hapsburgs）可以用親嘴治好你的口吃，西班牙卡斯提亞王國（Castile）的君主只要向上帝祈禱並且在你身邊劃十字，就能驅除惡魔。

所以，如果你是個被惡魔附身的口吃患者，還有嚴重的瘰癧，你只要簡單來趟歐洲旅遊，就能治好你所有的疾病。

這可能是我們聽過最棒的療法了。

得如火如荼的第二次英荷戰爭。

他的觸摸神力在英國媒體上引發了相當多的爭議（甚至連現代化學的奠基人物羅伯特·波以耳（Robert Boyle）都支持格雷翠克斯），之後，這位「觸摸者」於一六六七年回到愛爾蘭，在那裡成了一個農夫。

但是，假如你沒辦法找到一個愛爾蘭信仰治療師，或者一個活生生的國王，也許我們有樣東西你會有興趣……一個死國王，怎麼樣？法國人對這個儀式實在太著迷了，他們甚至相信，國王的觸摸即使從墳墓裡也能治好瘰癧。（我們在這裡稍微停一下，等待雷聲平息。）

路易九世（Louis IX）除了是位已故國王，還擁有已故聖徒的光輝加成，大家相信他腐朽的手臂保留了國王觸摸的治癒能力。深受鼓舞的歐洲各地朝聖者長途跋涉來到西班牙的一座修道院，國王就葬在那裡，他們心中只有一個永恆的願望：讓一位去世多年的國王用他已化為枯骨的手臂摸摸他們的瘰癧。

觸摸的消失

一六八九年威廉和瑪麗（William and Mary）即位之後，國王的觸摸徹底失寵。隨著強烈反天主教和反迷信的新教在英格蘭持續發展，新統治者拒絕批准國王觸摸的請求。這個慣例開始和天主教產生了負面的聯繫。威廉甚至很過份地用一句當時十七世紀的話羞辱了一個請求觸摸的瘰癧患者。你猜他怎麼回答的？「願上帝讓你有更好的健康……和更好的見識。」

唉喲。這就是某個得了瘰癧的可憐蟲渴望從國王那裡聽到的話。

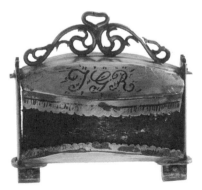

安妮女王在儀式上使用的磁石，當她不想直接接觸農民時就用這個。

安妮女王在她短短的統治期間曾經有一小段時間重新恢復了觸摸。一七一二年三月，安妮最後一次舉行這項儀式，這裡可以在歷史註腳中列在「奇特的巧合」標題底下，最後一個接受安妮觸摸的瘰癧患者不是別人，正是一個叫塞謬爾・約翰遜（Samuel Johnson）的幼童。是的，就是那個塞謬爾・約翰遜，那個後來因為編寫了第一本現代英語辭典而出名的人。唉，隨著斯圖亞特王朝（以及他們為了讓自己對王位的要求合法化所做的努力）終結，「國王觸摸」的習俗也從英國消失了。

而與此同時，在法國，這種做法也在十八世紀開始衰落。沉浸在啟蒙時代光輝中的法國民眾開始懷疑國王觸摸的效力。科學革命將理性推上了「評估你周遭世界的方式」榜首，在法國，啟蒙運動（Siècle des Lumières）讓反對絕對君主制的勢力快速增長。伏爾泰是一位風趣的觀察家，他提到路易十四有個情婦死於瘰癧，儘管她「被國王觸摸得很徹底」，這也是對國王力量的懷疑態度在不斷上升的一個例子。

偶爾還是有君主會繼續重現這項傳統，直到一八二五年，查理十世在加冕典禮上觸摸了一百二十一名瘰癧患者，這是法國君主最後一次公開進行這個儀式。說白了，因為法國的君主制就要終結了。

雖然法國的君主制不復存在，但我們還是可以對英國懷抱希望。也許哪天威廉王子繼承了王位，說不定會決定在二十一世紀重新推行這個儀式。到時候會有大批粉絲心甘情願讓自己染上瘰癧，就為了這個讓他摸摸的機會。

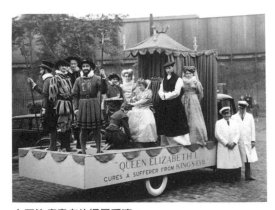

女王治癒患者的場景重演。

完美的視力是罕見的奇蹟；世界上許多人都在對抗近視、遠視、散光或老花。儘管最近流行用眼鏡和鏡框作為時尚宣言，但是對我們許多視力不好的人來說，最希望的，就是早上起床時不用伸手拿眼鏡就能看見床邊的鬧鐘。

許多精明的商人意識到這種強烈的願望，於是出現了庸醫產品和理論，聲稱可以簡單地（有時甚至是幽默地）解決複雜的視力問題。而就像大多數江湖郎中的例子一樣，唯一從這些產品和理論中受益的人只有製造商或推銷員自己。

貝茲眼睛保健法

紐約的眼科醫生威廉‧霍拉蕭‧貝茲（William Horatio Bates）不顧所有的相反證據，認為對視力有問題的人來說，戴眼鏡是個壞主意。要改善視力，只需要做一系列的眼部保健操就可以了，像是讓眼睛在兩個物體之間移動，用手掌蓋住眼球，想像「純黑色」等等。貝茲保健法在一九二〇和三〇年代大受歡迎，在它之後產生了無數庸醫，並且莫名其妙地在納粹德國引起了盲目崇拜。幸運的是，貝茲眼睛保健法並沒有被DMV（美國車輛管理局）採用。

和赫胥黎一起用鼻子寫字

《美麗新世界》（Brave New World）的英國作者阿道斯‧赫胥黎（Aldous Huxley）是熱中於採用貝茲保健法的其中一人，他一生都為視力問題所苦。赫胥黎甚至寫了一本描寫他如何開始信仰貝茲保健法的書《看的藝術》（The Art of Seeing），哈珀出版社在一九四二年勉強出版了這本書，這本書至今仍是赫胥黎文學經典中的問題兒童。赫胥黎還有其他荒謬的想法，其中一項是，他建議練習「用鼻子寫字」，也就是想像你的鼻子是支鉛筆，然後用你的鼻子鉛筆在空中寫出一個想像的簽名……以改善視力。

蓋洛德‧豪瑟的神奇食物

蓋洛德‧豪瑟（Gayelord Hauser）是個堅持不懈的自我推銷者、第一波名人飲食法創造者，也是追隨貝茲腳步較為有名的其中一個庸醫。豪瑟的《不戴眼鏡的敏銳視力》

（Keener Vision without Glasses）
一書，基本上就是將貝茲眼睛保健法
當成推廣和銷售豪瑟飲食產品的方
式。如果你好好做眼睛保健操⋯⋯並
且持續吃「神奇食品」就可以改善視
力，這些神奇食品在豪瑟自家的公司
都有賣喔，非常方便。（註：蓋洛
德・豪瑟認可的「神奇食品」包括優
格、啤酒酵母、脫脂奶粉、小麥胚芽
和黑糖蜜。）

電氣眼鏡

　　蒸汽龐克[1]的夢想成真了，大約出
現在一九〇五年的「電氣眼鏡」有深
綠色的鏡片和一支塑膠鏡框，底下藏
著一個帶電線的輔助金屬框。這款眼
鏡宣稱可以「向視神經輸送連續的電
流」，製造商認為它的好處對消費者
來說顯而易見。但對製造商來說，不
那麼顯而易見的是，視神經事實上並
不在眼球裡；它在眼球後面，頭骨深
處。（註：電擊你的眼睛可能會給你
帶來很多蒸汽龐克的名氣，但不會改
善你的視力。）

艾薩克・湯普森醫生的大名鼎鼎眼藥水

　　一七九五年，這款眼藥水由康乃
狄克州的艾薩克・湯普森醫生（其實
他並不是醫生）首次獲得專利上市，
直到二十世紀，這瓶治療眼部不適的

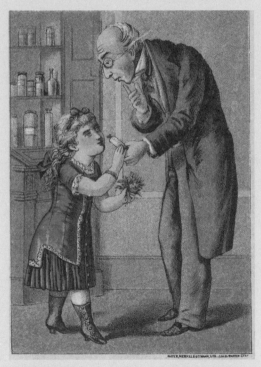

這沒什麼好看的，就只是一個色瞇瞇的老頭子
給一個天真的小女孩遞了一瓶怪怪的眼藥水。

1.蒸汽龐克（Steampunk）是一種流行於一九八〇年代至九〇年代初的科幻題材，顯著特徵是，故事都設定於一個
　蒸汽科技達到巔峰的架空世界，多以維多利亞時代為背景，將蒸汽的力量無限擴大，虛擬出一個蒸汽科技至上的
　時代。

萬能藥仍在銷售。然而，直到一九〇
六年《純淨食品和藥物法案》通過之
後，人們才真的知道它的成分。

它能受歡迎這麼久的真正原因是
什麼？

鴉片。

照照鏡子就行了

十九世紀，匈牙利醫生伊格
納茲‧馮‧佩切利（Ignaz von
Peczely）在一名斷腿男子……和一隻
斷腿貓頭鷹的眼睛裡觀察到類似的虹
膜圖案，於是「眼睛的虹膜可以用來
診斷病人」這個奇異的概念出現了。
為什麼佩切利沒有把這當作偶然，為
什麼佩切利一開始會有那隻貓頭鷹，
以及為什麼他會那樣專注地看著人和
鳥的眼睛，才讓他做出這樣的比較分
析，這一切都湮沒在歷史之中。

但不管怎樣，在佩切利的……發
現之後，虹膜學研究開始興起（而且
至今仍在發展壯大）。

癌症療法恥辱殿堂

癌症是一種彷彿改變了我們自身無法改變的恆常——我們的 DNA——的疾病。當我們自己的某個細胞不可逆轉地轉變成某種東西，停止正常的人體細胞行為時，癌症就這麼開始了。它不斷地繁殖，勢不可擋地不斷翻倍再翻倍，直到殺死我們。癌症不具傳染性；它不像病毒或細菌那樣，會尋找其他宿主傳播給其他人。它就是個單槍匹馬的刺客。

希波克拉底在西元前四世紀創造了「carcinos」和「carcinoma」這兩個詞來描述惡性腫瘤。這兩個詞指的都是「螃蟹」（crab），因為很多腫瘤有蔓生的突起物，像是從螃蟹中心向外伸出的蟹腿。有時腫瘤表面看起來像蟹殼，有時撕裂般的疼痛感就像蟹鉗。當塞爾蘇斯在西元前一世紀出現時，這個詞已經正式翻譯成現在的版本。

我們用過許多不幸的方式和癌症搏鬥。但因為我們還沒有找到所有的治療方法，於是庸醫們便不遺餘力地繼續獵捕絕望的人——只要看一些你永遠不會想嘗試的最糟療法你就知道了。

動物

在一長串「以同治同」的療法中，這一項可以說是「以蟹治蟹」的最佳展現。西元二世紀，蓋倫建議焚燒螃蟹，並且用羽毛將螃蟹灰和碎片抹在腫瘤上。但螃蟹並不是唯一的受害者。在中世紀，有療法建議用剛殺的兔子、小狗、小貓或小羊緊靠在腫瘤上。當時的想法是，癌症就像一隻貪婪的狼，要是這樣做，

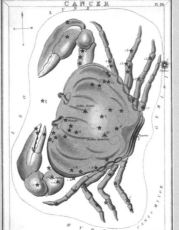

Cancer——是一隻蟹，一個星座，也是一種社會上的瘟疫。

它就會吃掉犧牲的動物，而不是吃掉人。可憐的小動物！到了十八世紀，這類療法還包括狐狸肺、蜥蜴血和鱷魚糞，以及常見但無用的方法，如水蛭放血。

葡萄

一九二五年，約翰娜‧勃蘭特（Johanna Brandt）推出他的葡萄療法。概念非常簡單——你先斷食幾天，然後使用灌腸劑，接著每天吃七餐葡萄，持續

兩週。另外她還推薦用葡萄汁灌腸、灌洗、當膏藥和漱口。美國癌症協會（American Cancer Society）先後四次駁斥了這種「juicy」的作法（註：這個字有三個意思：多汁、刺激有趣、有利可圖），就好像只罵一次不夠似的（最後一次是在二○○○年）。

鯊魚軟骨

你可能聽說過鯊魚不會得癌症。一九九二年，威廉·萊恩（William Lane）和琳達·科馬克（Linda Comac）出了一本書，書名就叫《鯊魚不會得癌症》（Sharks Don't Get Cancer），引起了廣大讀者的興趣。每個讀過這本書的人可能都會說：「對耶，沒錯，我從來沒聽過哪條鯊魚有癌症的！一條也沒有！」要是癌症病人使用鯊魚軟骨治療，而它擁有的神奇奧秘真的能治癒癌症，那全世界的腫瘤學家都要失業了。想知道幾項科學研究的結果嗎？（提示：腫瘤學家們仍有工作。）

無論如何，這確實是個有趣的想法，直到生物學家指出了一個悲哀的

事實：鯊魚真的會得癌症。

我就不用再說下去了。

微波殺蟲機

羅伊爾·雷蒙·萊夫（Royal Raymond Rife）是個發明家，他宣稱他的光束射線，也就是萊夫頻率產生器（Rife Frequency Generator），可以殺死微生物，他認為微生物是導致人類疾病的原因，包括癌症在內。他相信他可以瞄準這些微生物，（而微生物學家不知道的是）這些微生物顯然會振動，還會射出五顏六色的光環（聽起來就跟彩虹獨角獸一樣可信）。這部機器是一個巨大的黑色盒子，上面有幾個刻度盤和一個玻璃「射線管」，看起來像個從側面伸出來的燈泡。雖然這一切都是一九三○年代的事了，但現代的萊夫設備今天仍在市場上以數千美元價格銷售，有些賣家已經被判了健康詐欺重罪。

氰化物

一九七○年代，一種叫做扁桃苷（laetrile）的療法成了熱門新商品。扁桃苷有時也被稱為維生素B-17

（但它並不是維生素），是苦杏仁苷（amygdalin）的半合成形式，是一種在杏核和其他種子中發現的含氰化合物。扁桃苷的支持者聲稱，它可以用某種方式直接瞄準並殺死癌細胞，而不影響健康細胞。這種說法是錯誤的，在一項正式的臨床試驗中，服用這種物質的受試者最終出現了氰化物中毒。於是「癌症可能是缺乏維生素B-17」的說法也就到此為止了。謝謝你，但是不需要，人類不缺氰化物，我們也真的不想多來一點，真的。

扁桃苷在過去二十年間已經失寵，但對於那些維生素B-17的死忠愛好者來說，他們依然可以在網路和一些不正當的跨境診所買到它。

真正有效的東西

費城醫生班傑明·若許曾經說：「我傾向於相信，癌症解藥在植物界不存在。」但他可能會驚訝地發現，紫杉樹和長春花屬植物會成為兩種強力化療藥物——紫杉醇（paclitaxel）和長春花屬生物鹼（vinca alkaloids）的來源，這兩種藥物可以治療多種癌症。還有很多人

會震驚地得知，通常在危險和無用的古老秘方中才看得見的砷，現在竟成了某種白血病的重要療法。

今天，我們用包括標靶生物療法在內的化療來對抗惡性腫瘤。有針對荷爾蒙驅動性癌症的荷爾蒙阻斷，針對癌細胞的單株抗體，以及最近的定向免疫療法，能活化我們自己的免疫系統殺死癌細胞。多虧了消毒和對解剖學的現代理解，現在的外科手術更加精確，也更加安全了。儘管輻射會致癌，但當代放射腫瘤學家對輻射物理有敏銳的瞭解，他們運用改良技術，以精確的劑量瞄準治療區域。毫無疑問，我們還有很多工作要做，但我們已經不再生活在那些只能吃著葡萄，盼望得到最好結果的無助時代了。

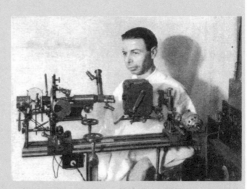

一九三一年，羅伊爾·萊夫和他發明的一部早期顯微鏡。

致謝

　　一個陽光明媚的早晨,在聖地牙哥的一家咖啡店裡,艾普爾・吉娜維芙・圖霍爾克(April Genevieve Tucholke)轉向我們,說:「你們應該一起寫本書。」在此特別感謝艾普爾,是她讓我們踏上了這段無比愉快的旅程。

　　感謝埃里克・邁爾斯(Eric Myers),我們這本書的經紀人,他看出了我們提案中的璞玉,感謝你讓這本書成為可能。

　　感謝我們的編輯山姆・歐布萊恩(Sam O'Brien),以及workman出版團隊的其他優秀成員,感謝你們為《荒誕醫學史》找到了一個家,並且把它打磨得晶瑩剔透。這真的很有趣。雖然偶爾也很怪,但很有意思。

　　特別感謝內布拉斯加大學醫學中心麥古根醫學圖書館(McGoogan Library of Medicine)的圖書管理員和工作人員。約翰・施萊徹(John Schleicher)為我們提供了精彩的歷史檔案之旅。瑪麗・荷姆絲(Mary Helms)為我們鋪平了前進的道路,並且對這個計畫給予了極大的支持。卡麥隆・波伊徹(Cameron Boettcher)和我們分享了一些令人驚嘆的照片。另外還有所有應要求搜索出包括「食人」和「砷中毒」等關鍵字文章的圖書管理員們——謝謝你們沒打電話給警察局。

姜允實(Lydia Kang)

　　感謝我最好的朋友兼人生伴侶,蘇柏寧(Bernie Su),他是我的免付費編輯和顧問。感謝我的孩子們,當我在寫這本書稿的過程中突然喊

出一些沒頭沒腦的怪東西時，他們從來沒嚇到過。謝謝姜昌旭醫師（Dr. Chang-Wuk Kang）和我的兄弟理查・姜醫師（Dr. Richard Kang），你們在工作和生活中都體現了優雅、智慧和力量。給我的媽媽，敬子（Kyong-Ja），您從未停止對我的照顧——我愛您。愛麗絲（Alice），謝謝你永無止盡、姊妹般的支持。給多娜（Dana）、五祥（Ohsang），永遠給你們最大的擁抱。還有我的一群姪女和姪子們——你們的阿姨很奇怪，但是你們完全不在乎，所以我超愛你們。給我所有蘇家的家人，你們的愛、支持和好奇心總是令我感激不盡。

我在醫學界有許多朋友，他們為我提供了建議和支持——安潔拉・霍金斯（Angela Hawkins）、克里斯・布魯諾（Chris Bruno）、蓋爾・埃瑟頓（Gale Etherton）和費迪亞・羅奇林（Fedja Rochling）等許多人。支持我診所的員工和我的同事們——謝謝你們和我一起用心照顧我優秀的病人。洛伊絲・柯爾本（Lois Colburn），謝謝你送我的庸醫書籍和你的熱情。給辛西亞・萊蒂琪・史密斯（Cynthia Leitich Smith），感謝你的時間和專業知識。西德妮・施密特（Sydnee Schmidt），感謝你在參考書目上給我的所有幫助，還有艾瑪麗・納皮爾（Emalee Napier），感謝你讓我身邊的世界井井有條。我還要向杜莎娜（Dushana）、湯雅（Tonya）、莫琳（Maurene）、辛蒂（Cindy）、安娜（Anna）、艾琳（Ellen）、阿莉亞娜（Ariane），以及在這忙碌的一年裡支持我的人們表達我的愛。致莎拉・芬恩（Sarah Fine），你是我的寫作支柱。搖滾吧，親愛的。

最後是內特，我這場惡性犯罪的搭檔——你是我認識最冷酷的傢伙，你棒呆了。我們盡快帶著我們各自的另一半一起吃個飯吧，好嗎？

內特・佩德森（Nate Pedersen）

姜允實——謝謝你驚人的效率、速度，和醫學準確性。你是完美的合著對象，有機會我們再合作一次吧。

保羅・柯林斯（Paul Collins）和史考特・卡尼（Scott Carney），感謝你們在我剛開始當自由撰稿人時慷慨提供建議。還有西蒙・溫徹斯特（Simon Winchester），謝謝你叫我不要作自由記者了，試試寫書吧。

感謝詹姆斯・丹奇（James Danky）多年來的支持。

《精品圖書與收藏》雜誌（Fine Books & Collections）的蕾貝卡・雷戈一巴里（Rebecca Rego-Barry），謝謝她對我的支持，給我編輯上的意見，並且為我的許多文章提供了一個家。

感謝德士丘特公共圖書館（Deschutes Public Library）。

感謝德士丘特縣歷史學會暨博物館（Deschutes County Historical Society & Museum）。

感謝凱莉・坎農—米勒（Kelly Cannon-Miller）的共同策劃。

感謝托瑪斯・佩德森（Thomas Pedersen）一直在我身邊，為我加油。

感謝艾普爾・吉娜維芙・圖霍爾克，因為要決定的事情實在他媽的太多了。

僅以此紀念埃納和貝拉・佩德森（Einar and Beulah Pedersen）、尼爾・懷黑德（Neil Whitehead）、諾曼・凱恩（Norman Kane），特別是我的母親，唐娜・佩德森（Donna Pedersen）。

索引

數字與英文

1-苯基丙-2-胺（1-phenylpropan-2-amine）258
J. B. L.小瀑布」（J. B. L. Cascade）170
Jell-O果凍（Jell-O）33
MC哈默（M.C. Hammer）304
N-乙醯半胱氨酸（N-acetylcysteine）129
R.W.托瑪斯（R. W. Thomas）59
T·蓋倫·赫羅尼姆斯（T. Galen Hieronymus）299

一劃

一個英格蘭鴉片吸食者的自白（Confessions of an English Opium-Eater）75
乙二胺四乙酸（Ethylenediaminetetraacetic acid（EDTA））36
乙醚日（Ether Day）200
乙醚狂歡（ether jagg）201
乙醚穹頂（The Ether Dome）200
乙醚遊戲（ether frolics）201
乙醯氨基酚（acetaminophen）129

二劃

丁尼生（Alfred Lord Tennyson）175
丁夏·P·加迪亞利（Dinshah P.Ghadiali）286
丁夏健康協會（Dinshah Health Society）289
二乙醚（乙醚）（diethyl ether）、199
二硝基苯酚（dinitrophenol）258

三劃

三一學院（Trinity Collegel）27
千禧年氧氣冷水機（Millennium Oxygenating Water Coolerl）181
千禧蟲危機（Year 2000 Probleml）53
大仲馬（Alexandre Dumas）108
大師排毒法（Master Cleanse）255
大痘病（Great Poxl）21
大衛·李·羅斯（David Lee Roth）161
大衛深夜秀（Late Show with David Letterman）124
小亞美尼亞（Armenia Minor）127
小塞內卡（Seneca the Youngerl）29

四劃

不只是感覺（More Than a Feelingl）290
不列塔尼庫斯（Britannicusl）38
不吃早餐計畫（The no breakfast Plan）252
不朽之石（the stone of immortalityl）74
不戴眼鏡的敏銳視力（Keener Vision without Glasses）310
中石器時代（Mesolithic timesl）145

五分錢合唱團（Nickelback）291
內分泌放射器（Radiendocrinatorl）60
內森·梅耶少校（Major Nathan Mayer）78
切除石頭／取出瘋狂之石（Cutting the Stone／The Extraction of the Stone of Madnessl）145
化身博士（Dr. Jekyll and Hyde）107
厄普頓·辛克萊（Upton Sinclair）256
反刺激（counterirritation（counterstimulation））35, 158
反僧侶（anti-monk）30
天仙子（henbane）74
天使長米迦勒（St. Michael）301
尤利西斯·S·格蘭特（Ulysses S. Grant）101
尤金·萊恩（Eugene Lane）46
尤納尼醫學（Unani）141
巴希爾·瓦倫丁（Basil Valentine）30
巴特·休斯（Bart Huges）144
巴特勒醫院（Butler Hospital）106
巴特溪（Battle Creek）285
巴特爾克里克（Battle Creek）245
巴斯德（Louis Pasteur）188
巴爾札克（Honoré de Balzac）186
巴黎慈善醫院（Hôpital de la Charité）85
巴黎綠（Paris Gree）44
心電圖（EKG，electrocardiogram）269
心臟電擊器（defibrillator）269
戈弗雷甜香酒（Godfrey's Cordial）71
戈特利布·布克哈特（Gottlieb Burckhardt）146
戈達德滴劑（Goddard's drops）224
手術刀（Lancet）135
文森·普里斯尼茲（Vincenz Priessnitz）173
日奎爾（DayQuil）93
木乃伊（Mummies）225
比爾·柯林頓（Bill Clinton）115
比魯尼（al-Biruni）126
水疱漿療法（phlyctenotherapy）162
水蛭素（hirudin）216
水療中心（hydropathic institutes）175
火灼術（actual cautery）154
火藥巷（Gunpowder Alley）32
王水（aqua regia）48

五劃

以同治同（like cures like）223
包法利夫人（Madame Bovary）266
北美醫蛭（Macrobdella decora）215
卡曼醫生（Dr. A. R. Carman）158

卡斯提亞（Castile）103, 306
卡爾‧林奈（Carl Linnaeus）95
卡爾‧科勒（Karl Koller）105
卡爾‧馬克思（Karl Marx）41
古列爾莫‧馬可尼（Guglielmo Marconi）290
古柯牛肉滋補液（Coca Beef Tonic）107
古柯屬（Erythroxylum coca）102
可口可樂（Coca-Cola）108
可可豆（The Cocoanuts）234
史丹利‧巴勒斯（Stanley Burroughs）255
史泰利亞（Styria）41
史特林格自療器（Stringer self-treating device）204
史蒂文森防自慰帶（Stephenson Spermatic Truss）204
右旋苯丙胺（Dexedrine）258
外科騙局（Surgical Humbug）195
奴佛卡因（novocaine）202
尼古丁（nicotine）93
尼古拉‧特斯拉（Nikola Tesla）288
尼古拉斯‧莫納德斯（Nicolás Monardes）93
尼可拉斯‧卡爾培柏（Nicholas Culpeper）49
尼爾斯‧呂貝里‧芬森（Niels Ryberg Finsen）284
布魯克林高地神學院（Brooklyn Heights Seminary）251
布蘭斯比‧庫珀（Bransby Cooper）189
弗列敦‧拜門蓋勒（Fereydoon Batmanghelidj）180
弗里德里希‧威廉‧亞當‧瑟圖納（Friedrich Wilhelm Adam Sertürner）76
弗朗茲‧弗雷德里希‧安東‧梅斯梅爾（Franz Friedrich Anton Mesmer）272
弗朗茲‧梅斯梅爾（Franz Mesmer）272
弗朗索瓦—約瑟夫—維克多‧布魯塞斯（François-Joseph-Victor Broussais）215
打蘭（dram）120
本都（Pontus）127
本傑明‧貝爾（Benjamin Bell）185
本篤十五世（Pope Benedict XV）203
瓦倫丁‧格雷翠克斯（Valentine Greatrakes）306
甘汞（calomel）15
甘娜‧沃爾斯卡（Ganna Walska）235
甘胺酸（glycine）83
甘迺迪家族（Kennedy family）142
生命之水（Soluto Vital）36
生理治療學博士（doctor of physiological therapeutics）253
甲烷（methane）196
白原市（White Plains）46
白廳宮（Whitehall）306
皮杜（Pidioux）86
皮耶‧路易斯（Pierre Louis）216
皮埃爾‧居里（Pierre Curie）56
皮埃爾‧富吉醫生（Dr. Pierre Fouquier）85
皮爾森雜誌（Pearson's Magazine）296

六劃
交感巫術（sympathetic magic）231
伊凡‧巴夫洛夫（Ivan Pavlov）230
伊布洛芬（ibuprofen）153
伊瓦爾‧哈格倫（Ivar Haglund）248
伊皮卡庫亞姑娘（The Girl from Ipecacuanha）35
伊西斯（Isis）72
伊帕內瑪姑娘（The Girl from Ipanema）35
伊格納茲‧馮‧佩切利（Ignaz von Peczely）311
伊格納茲‧塞麥爾維斯醫生（Ignaz Semmelweis）187
伊利莎白女王（Queen Elizabeth）142
伊利莎白‧史密斯（Elizabeth Smith）176
伊利莎白‧凱迪‧斯坦頓（Elizabeth Cady Stanton）176
伊斯頓糖漿（Easton's Syrup）88
伏爾泰（Voltaire）21
光浴（light baths）283
光療法：給學生和從業人員的光療實用手冊（Light Therapeutics: A Practical Manual of Phototherapy for the Student and the Practitioner）285
光譜色療研究中心（Spectro-Chromo Institute）286
冰錐腦白質切除術（ice-pick lobotomy）150
印度淡色艾爾啤酒（IPAs，India Pale Ale）89
吉布森亞麻仁甘草片（Gibson's Linseed Licorice）196
吉羅拉莫‧弗拉卡斯托羅（Girolamo Fracastoro）22
吐根（short for ipecacuanha）35
吐酒石（tartar emetic）32
多米尼克‧讓‧拉雷（Dominique Jean Larrey）185
多佛氏散（Dover's Powder）76
宇宙流（universal fluid）272
宇宙療法局（Bureau of Cosmotherapy）287
安布魯瓦茲‧帕雷（Ambroise Paré）127, 155
安吉洛‧馬里亞尼（Angelo Mariani）107
安妮女王（Queen Anne）138
安妮‧多默（Anne Dormer）225
安非他命（amphetamine）258
安南達爾（Annandale）305
安塔布司（Antabuse）36
安德烈‧貝爾霍德（Andreas Berthold）119
安德魯‧傑克森（Andrew Jackson）16
安德羅馬庫斯（Andromachus）128
托拉爾德‧索爾曼（Torald Sollmann）41
托馬斯‧多佛（Thomas Dover）76
托馬斯‧科根醫生（Thomas Cogan）97
托馬斯‧德‧昆西（Thomas De Quincey）75
托馬斯‧韓特‧摩根（Thomas Hunt Morgan）230
托瑪斯‧希克斯（Thomas Hicks）81
托瑪斯‧福勒（Thomas Fowler）40
托瑪斯錐體（Thomas Cone）59
托瑪斯‧魏克萊（Thomas Wakley）189
朵拉（Dora）248

死神桑納托斯（Thanatos）72
米哈伊爾·布爾加科夫（Mikhail Bulgakov）234
米特里達梯六世（Mithridates VI）127
米特里達梯萬用解毒劑（Mithridates）127
老少皆知的明白事實（Plain Facts for Old and Young）245
老火花（Old Sparky）45
老底嘉的泰米森（Themison of Laodicea）209
老鼠屎鴉片酊（laudanum）74
自由意志黨（Libertarian Party）53
自動固定直腸擴張器（self-retaining rectal dilators）169
自然養生（Natural Hygiene）250
自然療法的基本原理（The Fundamentals of Nature Cure）253
自體中毒（autointoxication）165
色彩療法的七個關鍵：實踐的完整綱要（The Seven Keys to Colour Healing: A Complete Outline of the Practice）287
艾肯滋補丸（Aiken's Tonic Pills）39
艾達·阿佩爾蓋特（Ada Appelgate）39
艾爾索普的艾爾啤酒（Allsopp 's Ales）89
艾德菲（Adelphi）270
血色素沉著症（Hemochromatosis）141
血液過多（plethora）134
西格蒙德·佛洛伊德（Sigmund Freud）105
西奧多·莫爾雷（Theodor Morell）88
西爾斯百貨（Sears）241
西維斯特·葛拉漢（Sylvester Graham）245

七劃
亨利·艾爾索普（Henry Allsopp）89
亨利·希爾·希克曼（Henry Hill Hickman）194
亨利·華茲華斯·朗費羅（Henry Wadsworth Longfellow）294
亨里克·易卜生（Henrik Ibsen）108
伯利恆聖瑪麗醫院（St. Mary of Bethlehem in London）137
伯特·愛德華·李（Robert Edward Lee）101
伯納·麥克法登（Bernarr Macfadden）253
佛瑞德·哈格雷夫斯（Fred Hargraves）52
你的身體需要水（Your Body's Many Cries for Water）180
克里斯蒂安·戈特利布·克拉岑斯坦（Christian Gottlieb Kratzenstein）264
克里斯蒂安四世（Christian IV of Denmark）224
克拉克·史丹利（Clark Stanley）228
克勞福德·朗（Crawford Long）201
克萊兒·威廉森（Claire Williamson）248
克萊爾莫爾（Claremore）64
克隆氏症（Crohn's disease）180
冷水療法（cold water cure）174
利他能（italin）83
利斯莫爾（Lismore）306

助你熱（Thermalaid）205
吡啶（pyridine）98
壯遊（Grand Tour）124
妙聞集（Susruta samhita）138
希波克拉底（Hippocrates）17
希羅多德（Herodotus）18, 165
庇護十世（Pius X）108
忒勒瑪科斯（Telemachus）73
忘川（Lethe）200
忘川水（Letheon）200
忘憂藥（nepenthe）73
我的腦白質切除術（My Lobotomy）152
戒酒硫（Disulfirm）36
李·史瓦森巴格（Lee Swatsenberg）255
李施德霖（Listerine）188
李斯特（Joseph Lister）188
李奧納多·費奧拉萬蒂（Leonardo Fioravanti）220
汞／水銀（Mercury／quicksilver）14, 19
汞中毒興奮增盛（mercurial erethism）18
沃夫岡二世（Wolfgang II）119
沃夫岡·阿瑪迪斯·莫札特（Wolfgang Amadeus Mozart）132
沃爾特·C·阿爾瓦雷斯醫生（Dr. Walter C. Alvarez）172
沃爾特·弗里曼醫生（Walter Freeman）143
沃爾斯泰德法（Volstead Act）118
沃德藥丸（Ward's Pill）33
沃德藥水（Ward's Drop）33
貝利鐳實驗室（Bailey Radium Laboratory）56
貝格塞（Bergasse）277
足量原力（odic force）265
身體不適（malaise）159

八劃
亞希莫夫（Joachimsthal）54
亞瑟·J·克蘭普博士（Arthur J. Cramp）172
亞瑟·柯南·道爾（Arthur Conan Doyle）108
亞歷山大三世（Pope Alexander III）136
亞歷山大·伍德（Alexander Wood）78
亞歷山大·克魯登（Alexander Cruden）137
亞歷山大·希爾茲（Alexander Shields）305
亞歷山大·漢彌爾頓（Alexander Hamilton）19
亞歷山卓·伏特（Alessandro Volta）264
來自新大陸的喜訊（Joyful News Out of The New Found World）93
刺胳針（The Lancet）98
咆哮的二〇年代（Roaring Twenties）55, 233
和諧社會（Societies of Harmony）278
夜奎爾（NyQuil）93
奇想病人（The Imaginary）168
奇蹟之家The House of Wonders）296
季默輻射器（Zimmer Emanator）59

居伊·帕坦（Guy Patin）31
屈身求愛（She Stoops to Conquer）27
帕加馬（Pergamon）111
帕拉塞爾蘇斯（Paracelsus）17
帕格尼尼（Niccolò Paganini）22
底野迦解毒舐劑（Theriac）128
征服者威廉（William the Conqueror）114
性療癒（Sexual Healing）237
所有產品無限公司（All Products Unlimited）87
拉（Ra）72
拉馬齊尼（Bernardino Ramazzini）140
拉傑普特人（Rajpoots或Rajput）86
拉撒路（Lazarus）202
放血刀（fleam）135
昆雅蘭妮·黛維（Kunjarani Devi）90
易捷航空（EasyJet）305
河狸香（castoreum）231
河狸香囊（castor sacs）231
治療與電氣研究中心（Therapeutic and Electrical Institute）268
法式古柯酒（French Wine Coca）108
法蘭西絲卡·奧斯特林（Franziska Oesterlin）274
法蘭克·克勞斯（Frank Klaus）235
波士頓醫學與外科雜誌（Boston Medical and Surgical Journal）43
波以耳（Boyle）198
波尼族（Pawnee）92
波吉亞家族（Borgia）39
波達利烏斯（Podalirius）209
注意力缺陷過動障礙（ADHD）83
狗心（Heart of a Dog）234
肢痛症（acrodynia）15
肯寧頓公地（Kennington Common）217
肱內靜脈（basilic vein）135
舍瓦利埃醫生（Dr. Chevallier）44
芥子毒氣（mustard gas）104
芬太尼（fentanyl）202
金手指（Goldfinger）54
金色軟膏（Golden Ointment）87
金施拉格酒（Goldschläger）48
金熱（Auric Fever）49
金質沉著症（chrysiasis）54
長生不老藥（elixir vitae）219
長春花屬生物鹼（vinca alkaloids）314
阿布拉姆斯電子反應（electronic reactions of Abrams）292
阿托品（Atropine）52, 129
阿朴嗎啡（Apomorphine）35
阿育吠陀（yurveda）129
阿育吠陀醫學（Ayurvedic medicine）254
阿拉瓦克人（Arawak）93
阿波馬托克斯法院（Appomattox Courthouse）101

阿得拉爾（Adderall）83
阿斯克勒庇俄斯（Asclepius）26, 209
阿斯特利·庫柏爵士（Sir Astley Cooper）144, 189
阿道夫·希特勒（Adolf Hitler）89
阿道斯·赫胥黎（Aldous Huxley）309
阿爾戈斯（Argos）238
阿爾伯特·尼曼（Albert Niemann）104
阿爾伯特·阿布拉姆斯（Dr. Albert Abrams）290
阿爾奇諾斯·伯頓·賈米森（Alcinous Burton Jamison）169
阿維森納（Avicenna）71
非洲可樂果（Kola nuts）109

九劃
俄亥俄電熱公司（Electro Thermal Company of Ohio）204
保羅·曼迪加札（Paolo Mantegazza）104
剃頭匠（tonsures）134
勃艮第公爵夫人（Duchess of Burgundy）169
咪達唑侖（Midazolam）202
哈布斯堡王朝（The Hapsburgs）306
哈希什（印度大麻）（hashish）193
哈里·麥克埃爾洪（Harry MacElhone）234
哈里森麻醉品法（Harrison Narcotics Act）80
哈羅德·福勒·麥考密克（Harold Fowler McCormick）234
威尼斯糖蜜（Venetian treacle）129
威利·布魯克斯（Wiley Brooks）254
威利·旺卡（Willy Wonka）32
威廉·S·巴勒斯（William S. Burroughs）246
威廉·史都華·豪斯泰德（William Stewart Halsted）105
威廉·吉爾伯特（William Gilbert）263
威廉·克伯特（William Cobbett）140
威廉·沃斯（William Worth）113
威廉和瑪麗（William and Mary）307
威廉·阿布斯諾·連恩爵士（Sir William Arbuthnot Lane）191
威廉·科貝特（William Cobbett）18
威廉·埃斯蒂公司（William Esty Co.）100
威廉·莫頓（William Morton）199
威廉·萊恩（William Lane）313
威廉·奧斯勒爵士（Sir William Osler）77
威廉·賴希（Wilhelm Reich）243
威廉·霍伊斯醫生（William Hawes）97
威廉·霍拉蕭·貝茲（William Horatio Bates）309
威爾斯的莎拉·雅各（Sarah Jacobs）250
威爾·羅傑斯（Will Rogers）64
封印土（terra sigillata）119
屍胺（cadaverine）167
屍鹼（ptomaines）167
思莫爾（s'mores）245
扁桃苷（laetrile）313

施鐳器 (radium applicators) 56
星期六晚郵報 (Saturday Evening Post) 143
柔滑鼻煙 (Creamy Snuff) 99
查特胡奇河 (Chattahoochee River) 101
查理二世 (Charles II of England) 138
查爾斯‧A‧泰瑞爾 (Charles A. Tyrrell) 169
查爾斯‧狄更斯 (Charles Dickens) 175
查爾斯‧固特異 (Charles Goodyear) 257
查爾斯‧波因 (Charles Poyen) 276
查爾斯‧威廉斯 (Charles Williams) 161
查爾斯‧達爾文 (Charles Darwin) 40
查爾斯‧羅姆利‧奧爾德‧賴特 (Charles Romley Alder Wright) 78
查爾斯‧羅斯 (Charles Routh) 71
柳葉刀 (刺胳針) (lancet) 35
洛洛 (Lolo) 24
洩液線 (seton) 163
活力計 (Dynamizer) 293
為明顯溺水死亡者提供立即救助的機構 (The Institution for Affording Immediate Relief to Persons Apparently Dead from Drowning) 96
珍妮‧基德‧特勞特 (Jennie Kidd Trout) 268
疫苗注射 (vaccination) 230
看的藝術 (The Art of Seeing) 309
科特‧柯本 (Kurt Cobain) 246
科斯特醫生抗脹氣片 (Dr. Koester's Antigas Tablets) 88
科學人 (Scientific American) 64
約書亞‧沃德 (Joshua Ward) 33
約瑟夫‧莫蒂默‧格蘭維爾 (Joseph Mortimer Granville) 241
約翰尼斯‧奧波里納斯 (Johannes Oporinus) 74
約翰‧弗里德里希‧迪芬巴赫 (Johann Friedrich Dieffenbach) 190
約翰‧弗蘭奇 (John French) 223
約翰‧甘迺迪 (John F. Kennedy) 142
約翰‧休斯‧班尼特 (John Hughes Bennett) 141, 216
約翰‧托爾德 (Johann Thölde) 31
約翰‧坎普 (Johann Kämpf) 167
約翰‧貝瑞‧海克拉夫特 (John Berry Haycraft) 216
約翰‧哈維‧家樂 (John Harvey Kellogg) 192
約翰‧威瑟斯 (John Withals) 249
約翰‧柯林斯‧沃倫 (John Collins Warren) 198
約翰娜‧勃蘭特 (Johanna Brandt) 312
約翰‧麥克勞德 (John MacLeod) 56
約翰‧彭伯頓 (John Pemberton) 101
約翰‧菲利普‧蘇沙 (John Philip Sousa) 228
約翰‧雅各布‧馮‧楚迪 (Johann Jakob von Tschudi) 42
約翰‧羅穆盧斯‧布林克利 (John Romulus Brinkley) 232
美味持久糖球 (Everlasting Gobstopper) 33
美國牛仔的生活與冒險：遙遠西部的生活 (The Life and Adventures of the American Cowboy: Life in the Far West) 229

美國食品藥物管理局（U.S. Food and Drug Administration (FDA)）9
美國素食黨 (American Vegetarian Party) 254
美國雷諾茲菸草公司 (R. J. Reynolds Tobacco Company) 99
美國癌症協會 (American Cancer Society) 313
美國醫學協會 (AMA) 151
美國醫學會雜誌 (JAMA) 107
美塔通 (Metatone) 88
美麗新世界 (Brave New World) 309
耶羅尼米斯‧博斯 (Hieronymus Bosch) 145
胖猴 (Chunky Monkey) 136
苦杏仁苷 (amygdalin) 314
苯二氮平類 (benzodiazepines) 202
苯齊巨林 (Benzedrine) 258
英國醫學期刊 (British Medical Journal) 90
范霍夫先生 (M. Vanhove) 85
迪奧斯科里德斯 (Dioscorides) 113
韋克菲爾德的牧師 (The Vicar of Wakefield) 27
韋斯特重力儀 (West Gravitiser) 169
食人習俗 (anthropophagy) 221
食土習俗 (geophagy) 121
食氣 (Breatharianism) 254
香腸式截肢 (amputation en saucisson) 184

十劃
哥倫布戰役 (the Battle of Columbus) 101
唐‧華金‧赫南德茲 (Don Joaquin Hernandez) 164
埃加斯‧莫尼茲 (Egas Moniz) 147
埃本‧拜爾斯 (Eben byers) 55
埃拉西斯特拉圖斯 (Erasistratus) 134
埃德加‧愛倫‧坡 (Edgar Allan Poe) 294
夏爾愛德華‧布朗塞加爾醫生 (Charles-Édouard Brown-Séquard) 159
宴會桌 (baquet) 271
家用產品公司 (Home Products) 61
家園頻道 (HGTV) 140
庫奇拉木隆 (kuchila molung) 84
庫珀學院 (Cooper College) 291
拿破崙 (Napoleon) 44
柴契爾夫人 (Margaret Thatcher) 269
格令 (grain) 88
格拉斯太太 (Mrs. Glass) 125
氣態研究所 (Pneumatic Institution) 197
泰‧柯布 (Ty Cobb) 203
泰隆‧鮑華 (Tyrone Power) 298
泰諾人 (Taíno) 93
浮華世界 (Vanity Fair) 268
海牙國際鴉片公約 (Hague International Opium Convention) 80
海因里希‧德雷澤爾 (Heinrich Dreser) 78
海洛英 (heroin) 79
消化不良苦精 (Dyspepsia Bitters) 87

消散 (extinction) 21
特拉松美利 (thalassomeli) 34
特魯索 (Trosseau) 86
班·布羅迪 (Ben Brodie) 98
班傑利 (Ben & Jerry's) 136
班傑明·若許 (Benjamin Rush) 17
班傑明·富蘭克林 (Benjamin Franklin) 263
真性紅血球增多症 (polycythemia vera) 141
砷凡納明 (Arsphenamine) 45
神經肌肉疲勞 (neuromuscular exhaustion) 280
粉紅症 (Pink's Disease) 15
納洛酮 (Narcan) 80
紐蓋特記事 (Newgate Calendar) 262
紐蓋特監獄 (Newgate Prison) 262
索拉努斯 (Soranus) 239
索拉嗪 (Thorazine) 152
般納 (普拉納) (Prana) 254
草原上的小木屋 (Little House on the Prairie) 166
衷醫學 (草本醫學) (Eclectic medicine) 172
起泡 (blistering) 160
起泡劑 (起皰劑) (vesicants) 162
酒糟鼻 (rosacea) 115
馬文·蓋 (Marvin Gaye) 237
馬克·安東尼 (Mark Antony) 112
馬克西米利安·赫爾 (Maximilian Hell) 273
馬克斯兄弟 (The Marx Brothers) 234
馬克斯·葛森 (Max Gerson) 171
馬里亞尼酒 (Vin Mariani) 108
馬拉加 (Malaga) 289
馬爾西利奧·費奇諾 (Marsilio Ficino) 219
馬爾庫斯·波爾基烏斯·加圖 (Marcus Porcius Cato) 111
馬爾康 (Malcolm) 302
馬錢子 (Nux vomica) 90
馬錢子樹 (Strychnos nuxvomica) 84

十一劃
動物治療 (zootherapy) 230
唯靈論 (Spiritism) 251
啓蒙運動 (Siècle des Lumières) 308
國王之病 (king's evil) 300
國王滴劑 (the king's drops) 224
國際收割機公司 (International Harvester Company) 234
基本醫學 (Primitive Physick) 95
基利協會 (Keeley Institute) 46
基督教科學 (Christian Science) 276
專思達 (Concerta) 83
強心 (cordiality) 50
教宗英諾森八世 (Pope Innocent VIII) 220
教皇良十三世 (Popes Leo XIII) 108
曼德拉草 (mandrake) 193

梅約診所 (Mayo Clinic) 255
梅第奇家族 (Medici) 39
梅斯梅爾之家 (House of Mesmer) 271
梅蘭普斯 (Melampus) 238
畢達哥拉斯 (Pythagoras) 249
痔瘡 (痔瘡團) (hemorrhoids (piles) 156
硫侖 (二硫龍) (Disulfiram) 36
硫酸甜油」(Sweet oil of vitriol) 199
硫磺複方潤喉片 (Compound Sulphur Lozenges) 39
紳士雜誌 (the Gentleman's Magazine) 217
荷蘭琴酒 (genever、Jenever、Dutch gin或Hollands) 113
莫法特夫人一飛沖天解酒藥粉 (Mrs. Moffat's Shoo-Fly Powders for Drunkenness) 35
莫菲特醫生長牙藥粉 (Dr. Moffett's Teethina Powder) 15
莫德維教授生鬍水 (Professor Modevi's Beard Generator) 206
莫麗·范契爾 (Mollie Fancher) 251
野薑花合唱團 (gin blossoms) 115
釩酸鉀鈾礦 (carnotite ore) 59
雪琳·伍德利 (Shailene Woodley) 124
麥可·費爾普斯 (Michael Phelps) 141
麥克斯·畢爾邦 (Max Beerbohm) 39
麥克德夫 (Macduff) 302
麥角 (ergot) 15
麥角酸二乙醯胺 (Lysergsäurediethylamid，LSD) 144
麥酒 (malt wine) 113
麻醉 (anesthesia) 200
麻醉牛奶 (milk of amnesia) 202

十二劃
傑克·登普西 (Jack Dempsey) 203
傑姆斯 (Jems) 87
傑恩驅風油膏 (Jayne's Carminative Balsam) 71
凱利醫生 (Dr. Kelly) 201
凱特·布萊溫頓·貝內特 (Kate Brewington Bennett) 44
凱特·克里福·拉森 (Kate Clifford Larsen) 150
凱爾弗妮婭 (Calpurnia) 239
凱薩琳·德·梅第奇 (Catherine de'Medici) 94
博爾頓 (Bolton) 98
喬凡尼·阿爾蒂尼 (Giovanni Aldini) 262
喬凡尼·達·維果 (Giovanni da vigo) 157
喬·甘迺迪 (Joe Kennedy) 143
喬治國王 (King George) 142
喬治·福斯特 (George Forster) 262
喬納森·戈達德 (Jonathan Goddard) 224
喬納森·哈欽森 (P Jonathan Hutchinson) 40
堪薩斯城的折衷醫科大學 (the Eclectic Medical University in Kansas City) 235
帽匠顫 (hatter's shakes) 18
揚·巴普蒂斯塔·范·海爾蒙特 (Jan Baptiste van Helmont) 218

斑蝥（Lytta vesicatoria）160
斑蝥素（cantharidin）160
斯坦‧瓊斯（Stan Jones）53
斯帕鎮（Spa）277
斯特里加（Striga）122
斯基泰人（Scythian）266
斯圖爾特‧泰森（Stuart Tyson）26
斯諾格拉斯（J. E. Snodgrass）135
普雷斯頓（Preston）190
普爾弗馬赫（Pulvermacher）266
普爾弗馬赫電氣公司（Pulvermacher Galvanic Company）266
替代醫學、另類醫學、邊緣醫學（alternative medicine、fringe medicine、pseudomedicine或 questionable medicine）124
氯丙嗪（chlorpromazine）152
氯仿口含錠（Chloroform Lozenges）196
渴望直腸洗劑（eager colon cleanser）169
游離皮瓣重建手術（free flap reconstructions）216
游離輻射束（ionizing radiation beams）64
湯姆‧魏克萊（Thomas Wakley）135
湯瑪斯‧卡萊爾（Thomas Carlyle）175
湯瑪斯‧席登漢（Thomas Sydenham）74
湯瑪斯‧傑佛遜（Thomas Jefferson）18
湯瑪斯‧愛迪生（Thomas Edison）108, 284
無線電頻率（Radio frequencies）290
無瓣截斷術（chop amputation）184
焦糖（caramel）16
琳達‧哈札德（Linda Hazzard）247
琳達‧科馬克（Linda Comac）313
琴酒花（gin blossoms）114
番木鱉鐵（Nuxated Iron）203
番木鱉鹼（馬錢子鹼）（Strychnine）52
童子軍專科章（Boy Scouts badge）299
紫杉醇（paclitaxel）314
紫羅蘭光（violet ray）288
紫羅蘭魔杖（violet wand）288
腎下垂（nephroptosis）191
腎固定術（nephropexy）191
腓力一世（King Philip I of France）301
菲利普‧克蘭普頓醫生（Philip Crampton）212
菲利普‧莫里斯公司（Philip Morris）99
菲魯門努斯（Philumenus）35
菸草屬植物（Nicotiana）95
萊夫頻率產生器（Rife Frequency Generator）313
萊姆諾斯（Lemnos）120
萊昂哈德‧瑟內瑟‧贄‧圖恩（Leonhard Thurneysser zum Thurn）48
萊納德‧桑達爾（Leonard Sandall）83
萊斯利‧E‧基利醫生（Dr. Leslie E. Keeley）46
萊頓瓶（Leyden jars）263
著冠（Crowning）143
診斷和治療的新概念（New Concepts in Diagnosis and Treatment）291
象皮病（elephantiasis）220
費內斯‧帕克赫斯特‧昆比（Phineas Parkhurst Quimby）276
費尼斯‧蓋吉（Phineas Gage）147
費利克斯‧霍夫曼（Felix Hoffmann）79
費羅斯公司（Fellows & Company）87
費羅斯次磷酸鹽複方糖漿（Fellows' Compound Syrup of Hypophosphites）87
超脫樂團（Nirvana）246
跌倒病（the falling sickness）220
陽光中的藍光及天空中藍色的影響（The Influence of the Blue Ray of the Sunlight and of the Blue Colour of the Sky）283
雅各布‧科列奇卡（Jakob Kolletschka）187
雅各布‧魯伯特上校（Colonel Jacob Ruppert）118
雅克‧費朗（Jacques Ferrand）137, 160
飲用金（aurum potable　48
馮‧席林外科射線儀（Von Schilling Surgical Ray）287
黃金糖漿（golden syrup）129
黑夜女神倪克斯（Nyx）72
黑嚏根草（hellebore）238

十三劃
催眠（hypnosis）279
催眠術師（Mesmerist）279
嗎啡癖（morphinomania）78
嗎啡癮（morphinism）78
塞爾蘇斯（Aulus Cornelius Celsus）17
塞謬爾‧佩皮斯（Samuel Pepys）294, 301
塞謬爾‧約翰遜（Samuel Johnson）294, 308
奧古斯塔斯‧詹姆斯‧普利森頓准將（Brigadier General Augustus J. Pleasanton）281
奧立佛‧克倫威爾（Oliver Cromwell）304
奧西寧（Ossining）45
奧利弗‧戈史密斯（Oliver Goldsmith）27
奧利弗‧溫德爾‧霍姆斯（Oliver Wendell Holmes）200
奧姆布雷丹（Ombredanne）198
奧拉拉（Olalla）247
奧根（orgone）244
奧根能量箱（orgone box）244
奧茲‧奧斯本（Ozzy Osbourne）213
奧茲醫生秀（Dr. Oz Show）30
奧斯卡‧王爾德（Oscar Wilde）107, 294
奧爾德布蘭丁諾（Aldobrandino）117
愛蜜莉亞‧布盧默（Amelia Bloomer）176
愛德華‧布朗（Edward Browne）219
愛德華‧杜威（Edward Dewey）252
愛德華‧金納（Edward Jenner）230
愛德華‧泰勒（Edward Taylor）221
新英格蘭醫學雜誌（New England Journal of Medicine）36
新新懲教所（Sing Sing Correctional Facility）45

新鴉片製劑二乙醯嗎啡（diacetylmorphine）78
新灑爾佛散（Neosalvarsan）45
楊醫生（Dr. Young）169
溫斯洛夫人安撫糖漿（Mrs. Winslow's Soothing Syrup）70
滅鼠靈（Rough on Rats）42
菸草（tabacco）92
瑞安航空（Ryanair）305
聖西奧多（St. Theodul）224
聖李維娜（Saint Lidwina）249
聖修伯特鑰匙（St. Hubert's key）161
聖塞巴斯蒂安（St. Sebastian）224
聖詹姆斯發燒藥粉（St. James's Fever Powder）27
腦白質切除車（lobotomobile）151
腦白質切除術（leucotomy）147, 149
腦白質切斷器」（leucotome）148
葛拉芬堡水療所（Gräfenburg Water Cure）175
葛羅斯神經痛藥片（Gross's Neuralgia Pills）39
蜂牌白松及焦油止咳糖漿（Bee Brand White Pine and Tar Cough Syrup）196
詹姆斯一世（King James I）95
詹姆斯·加菲爾（James Garfield）188
詹姆斯·布雷德（James Braid）279
詹姆斯·瓦茲（James Watts）148
詹姆斯·埃斯代爾（James Esdaile）279
詹姆斯·庫克船長（Captain James Cook）32
詹姆斯·費羅斯（James Fellows）88
詹姆斯·楊（James Yonge）155
詹姆斯·楊·辛普森（James Young Simpson）195
詹姆斯·葛拉漢（James Graham）270
詹姆斯·羅林斯·強森醫生（Dr. James Rawlins Johnson）212
詹姆斯黨（Jacobite）304
賈比爾（Geber）48
路易九世（Louis IX）307
路易·巴斯德（Louis Pasteur）141
路易斯與克拉克遠征（Lewis and Clark expedition）24
達菲萬靈丹（Daffy's Elixir）71
鉍馬砷（bismarsen）45
雷酸金（雷爆金）（fulminating gold）50
電子肌肉刺激器（EMS）205
電生理學（electrophysiology）197
電光能量（eloptic energy）299
電療法（galvanism）262

十四劃
僧侶殺手（monk killer）30
劃痕器（scarificator）135
嘔吐杯（pucula emetic (calicos vomitorii)）32
嘔吐室（vomitorium）29
夢神摩耳甫斯（Morpheus，夢境）72
實證醫學（evidence-based medicine）216

截石術（lithotomy）189
摔角狂熱（WrestleMania）295
漸凍人症（ALS）179
瑪麗一世（Mary）128
瑪麗·弗朗西斯·克雷頓吧（Mary Frances Creighton）37
瑪麗·安東妮（Marie-Antoinette）138, 277
瑪麗·希爾（Mary Hill）62
瑪麗·貝克·艾迪（Mary Baker Eddy）276
瑪麗亞·特蕾西亞·馮·帕拉迪斯（Maria Theresia von Paradis）275
瑪麗·居里（Marie Curie）56
瑪麗·帕特森（Mary Patterson）276
瘋人院（bedlam）137
瘋狂（lunatic）53
瘋狂麥斯之超越雷霆穹頂（Mad Max Beyond Thunderdome）200
瘋帽匠病（mad hatter's disease）18
瘧疾（ague）166
睡神許普諾斯（Hypnos）72
睡蓮（Nymphaea genus）35
福樓拜（Gustave Flaubert）266
維他鐳（Vita Radium）61
維吉爾（Virgil）239
腐胺（putrescine）167
腐蝕劑燒灼術（potential cautery）154
蒸汽龐克（Steampunk）310
蓋伊醫院（Guy's Hospital）189
蓋洛德·豪瑟（Gayelord Hauser）309
蓋倫（Galen）17
蓋格計數器（Geiger counter）63
蓋烏斯·普林尼·塞孔杜斯（Gaius Plinius Secundus）34
裸體午餐（Naked Lunch）246
赫伯特·謝爾頓（Herbert Shelton）253
赫爾曼·布爾哈夫（Herman Boerhaave）51
赫羅尼姆斯·布倫施維（Hieronymus Brunschwig）157
銀質沉著症（argyria）53

十五劃
嘿！嫉妒（Hey Jealousy）114
墨丘利神（Mercury）25
墳墓監獄（Tombs prison）199
寬柳葉刀（Thumb lancets）135
慮病症（hypochondria）18
摩爾人（Moors）115
歐洲醫蛭（Hirudo medicinalis）210
歐梅（Homais）266
熱列茲諾沃德斯克（Zheleznovodsk）164
穀麥片（Granula）245
蔚藍（Ceruleo）287
衛斯理（Weasley）221
調諧儀（Oscilloclast）295

論古柯的衛生及醫學價值（On the Hygienic and Medical Values of Coca）105
銻（antimony）27, 30
銻的勝利戰車（Triumphal Chariot of Antimony）30
骷髏靈（spirit of skull）224
鴉片中的催眠之源（principium somniferum）76
鴉片罌粟（Papaver somniferum）72

十六劃
儒勒・凡爾納（Jules Verne）108
機電式震動器（electromechanical vibrator）241
燈籠褲（bloomers）176
瘰癧（Scrofula）300
糖蜜（treacle）129
糖漿塔（糖漿餡餅）（Treacle tart）129
錫耶納（Siena）117
霍夫曼滴劑（Hoffman's Drops）201
霍皮族部落（Hopi tribe）229
霍恩洛厄鎮（Hohenlohe）119
霍勒斯・弗萊徹（Horace Fletcher）258
霍勒斯・沃波爾（Horace Walpole）27
霍勒斯・威爾士（Horace Wells）197
霍華德・杜利（Howard Dully）152
靜脈切開術（phlebotomy）141
頭顱穿孔手術（trepanning，也叫trephining）144
頭顱穿孔術：精神病治療（Trepanation: The Cure for Psychosis）144

十七劃
嚏根草（hellebore）111
戴奧尼索斯（Dionysus）238
聯邦貿易委員會（Federal Trade Commission）62
薛西弗斯（Sisyphus）214
螯合療法（Chelation therapy）36

十八劃
謝勒綠（Scheele's Green）44
謝爾頓醫生健康學校（Dr. Shelton's Health School）253
謝爾蓋・沃羅諾夫（Serge Voronoff）232
鴻運香菸」（Lucky Strikes）99
黛西・哈格倫（Daisey Haglund）247
斷食療法（The Fasting Cure）256
斷食療病（Fasting for the Cure of Disease）247
斷頭臺式截肢術（guillotine amputation）184
瀉根（jalap）25
薩摩斯島（Samos）121
藍血人（blue-bloods）53
藍帶啤酒（Pabst Blue Ribbon）228
藍藥丸（blue Mass）20
藍礬（硫酸銅）（Blue vitriol（copper sulfate））34
醫用水蛭論（Treatise on the Medicinal Leech）212

醫典（Canon of Medicine）73
醫書（the Corpus）157
醫蛭養殖（Hiruculture）215
鎮靜催眠劑如異丙酚（propofol）202
雙蛇杖（caduceus）25
鯊魚不會得癌症（Sharks Don't Get Cancer）313

十九劃
瓊克（Junker）198
羅伊爾・雷蒙・萊夫（Royal Raymond Rife）313
羅伊德占柯鹼牙痛滴劑（Lloyd's Cocaine Toothache Drops）106
羅伯・柯霍（Robert Koch）141
羅伯特・弗拉德（Robert Fludd）218
羅伯特・李斯頓（Robert Liston）185
羅伯特・波以耳（Robert Boyle）307
羅伯特・路易斯・史蒂文森（Robert Louis Stevenson）107
羅素・特拉爾醫生（Russell Trall）240
羅馬牧神節（Lupercalia）239
羅傑氏古柯鹼痔瘡藥（Roger's Cocaine Pile Remedy）106
羅傑・培根（Roger Bacon）112
羅傑・麥克利斯（Roger Macklis）64
羅斯瑪麗・甘迺迪（Rosemary Kennedy）142
羅爾德・達爾（Roald Dahl 33
藤黃果瘦身法（Slendera Garcinia Cambogia）255
藥方學（Dispensatory）222
顛茄屬（nightshade）129
鯔魚頭（mullet haircut）205

二十劃以上
懺悔者愛德華（Edward the Confessor）301
蘇菲・海貝爾（Sophie Haibel）132
觸摸者（the Stroker）306
灌腸（enema（clyster））164
蘭吉利（Rangeley）246
蘭・杭特（Roland Hunt）287
鐳補（Radithor）56
鐳彈（radium bomb）61
鐳輻射器（Radium Emanator）59
鐳礦給水器（Revigator）59
露絲・B・卓隆（Ruth B.Drown）298
霹靂丸（Thunderbolts）24
驅蟲含片（Worm Lozenges）87
魔鬼的叢林（The Jungle）256
灑爾佛散（Salvarsan）45
體內噴泉浴（internal fountain bath）169
體液說（Humors）132
讓・尼科（Jean Nicot de Villemain）93
鹽（saltl）34
鹽膚木（sumac）103

圖像版權

Alamy Stock Photo: Lordprice Collection 第107頁; PNC Collection 第58頁; Rich Wheater/Aurora Photos 第224頁。

AP Photo: John W. Liston 第53頁。

Creative Commons: The following images from Wikimedia Commons are used under Creative Commons Attribution—Share Alike 3.0,Author: Bullenwächter 第222頁（全），第226頁。

Courtesy: "Ad for the Keeley Institute, Greensboro, N.C." The Edward Merritt McEachern Jr. Collection. Courtesy of East Carolina University Digital Collections, https://digital.lib.ecu.edu/15393 第51頁; Division of Medicine & Science, National Museum of American History, Smithsonian Institution 第135頁（右下）,第137頁; Lydia Kang 第16頁;Margaret Thatcher Foundation 第269頁; "Mrs. Winslow Soothing Syrup" from the Walter Havinghurst Special Collections, Miami University Libraries, Oxford, Ohio 第70頁; Gregg Olsen 第248頁; Nate Pederson 第89頁; The Trustees of the Boston Public Library 第64頁, 第310頁; Washington State Archives 第249頁; Kenneth Yu/Workman Publishing 第99頁。

Dreamstime: Kaiskynet 第255頁（檸檬）; Norman Pogson 第255頁（楓糖漿）。

fotolia:Ruslan Gilmanshin 第110頁; Jnjhuz 第231頁; jonnysek 第34頁; Juulijs 第215頁; Kenishirotie 第247頁; konstan 第19, 29, 41, 47, 57, 59頁（元素符號）; Morphart 第35, 162頁。

Getty Images:Bettmann 第151（大圖）, 239, 294頁; John B. Carnett 第56頁; De Agostini Picture Library 第210頁; Hulton Deutsch 第143, 233, 270頁; Florilegius 第259頁（右下）; Heritage Images 第237頁; Historical Picture Archive 第109頁; Imagno 第118頁; Lambert 第245頁; Museum of Science and Industry, Chicago 第281頁 New York Daily News 第37頁; NLM/Science Source 第146頁（全）; Paul J. Richards/AFP 第79頁; Science & Society Picture Library pp. 第142, 164, 242（左上）, 288頁; Underwood Archives 第290頁; Vintage Images 第100頁。

Library of Congress: Library of Congress LC-DIG-ds-00242 第312頁; Library of Congress LC-DIG-pga-04657 第103頁; Library of Congress LC-USZ61-215 第276頁; Library of Congress LC-USZ62-11916 第263頁; Library of Congress LC-USZC2-5353 第63頁; Library of Congress, National Tribune Sept 24, 1881 第265頁。

Public Domain: 第6, 12, 14, 15, 17, 20, 24, 26, 28, 40, 42, 46, 55, 66, 72, 82, 84, 85, 87, 90, 96（左）, 102, 105, 116, 127, 133, 135（右上）, 139, 170, 171, 173, 175（全）, 177（全）, 179, 180, 184（右上）, 195, 197, 201, 203, 206, 217, 229, 240, 241, 242（右上）, 243, 250, 251, 252, 257, 259（大圖）, 262, 264, 267, 268, 271, 282, 285（全）, 284, 292, 304, 314。

Science Source: Nigel Cattlin 第70頁; CC Studio 第193, 198（右上、右下）; Gregory Davies/Medinet Photographics 第76頁; King's College London 第213頁; Ted Kinsman 第101頁; Patrick Landmann 第144頁; Patrick Llewelyn-Davies 第221頁; Mary Evans Picture Library 第173, 176頁; Science Source 第23, 37, 49, 57（大圖）, 75, 77, 91, 92, 104, 110, 112, 114, 132, 149（上）, 183, 218, 235, 244（全）, 289, 296頁; John Serrao 第228頁; SPL 第13, 61, 185, 189（上）, 191, 198（左上、左下、右中）, 200（上）; Spencer Sutton 第149頁（下）; Charles D. Winters 第36頁（大圖）。

Shutterstock.com: Uncle Leo 第44頁。

The New York Public Library: 第136, 266頁。

Wellcome Images: Science Museum, London 第68, 81, 86, 119, 122, 123, 124, 127, 209, 302（左）, 307頁; Wellcome Library, London 第27, 31, 32, 38, 67, 69, 71, 74, 94, 96（左）, 97, 115, 120, 121, 135（左）, 151（右）, 153, 155（全）, 156, 158, 164, 166, 169, 186, 187, 188, 189（下）, 194, 208, 273, 275, 278, 300, 301, 302（右）, 303, 308頁。

國家圖書館出版品預行編目（CIP）資料

荒誕醫學史/姜允實, 內特.佩德森著；王聖棻, 魏婉琪譯. -- 初版. --
臺中市: 好讀出版有限公司, 2023.07
　面；　公分. --（圖說歷史；58）
譯自：Quackery : A Brief History of the Worst Ways to Cure
Everything
ISBN 978-986-178-672-8（平裝）

1.CST: 醫學史 2.CST: 通俗性讀物

410.9　　　　　　　　　　　　　112010061

好讀出版

圖說歷史58
荒誕醫學史 Quackery

作　　著／姜允實（Lydia Kang）、內特·佩德森（Nate Pedersen）
譯　　著／王聖棻、魏婉琪
總 編 輯／鄧茵茵
文字編輯／莊銘桓
行銷企畫／劉恩綺
發 行 所／好讀出版有限公司
　　　　　台中市407西屯區工業30路1號
　　　　　台中市407西屯區大有街13號（編輯部）
TEL:04-23157795 FAX:04-23144188 http://howdo.morningstar.com.tw
（如對本書編輯或內容有意見，請來電或上網告訴我們）
法律顧問　陳思成律師

讀者服務專線／TEL：02-23672044 / 04-23595819#212
讀者傳真專線／FAX：02-23635741 / 04-23595493
讀者專用信箱／E-mail：service@morningstar.com.tw
網路書店／http：//www.morningstar.com.tw
郵政劃撥／15060393（知己圖書股份有限公司）
印刷／上好印刷股份有限公司
如有破損或裝訂錯誤，請寄回知己圖書更換

初版／西元2023年7月15日
定價：460元

線上讀者回函
更多好讀資訊